策划　北京市丰台区人口和计划生育委员会

优生优育与中医孕产期保健

主编　彭　锦　张林平

编委　吴夏秋　施　展　陈仁波
徐　蕊　孟繁颖　张　玲
齐争平

中医古籍出版社

图书在版编目（CIP）数据

优生优育与中医孕产期保健/彭锦编著．-北京：中医古籍出版社，2008.12

ISBN 978-7-80174-674-0

Ⅰ.优…　Ⅱ.彭…　Ⅲ.①优生优育②妊娠病-中医产科学③产褥病-中医产科学　Ⅳ.R169.1　R271.4

中国版本图书馆CIP数据核字（2008）第181986号

优生优育与中医孕产期保健

彭　锦　张林平　主编

责任编辑　杜杰慧
封面设计　天水工作室
出版发行　中医古籍出版社
社　　址　北京东直门内南小街16号（100700）
印　　刷　廊坊市海翔印刷有限公司
开　　本　850mm×1168mm　1/32
印　　张　10.375
字　　数　258千字
版　　次　2008年12月第1版　2008年12月第1次印刷
印　　数　0001~4000册
ISBN　978-7-80174-674-0
定　　价　24.00元

前　言

人口问题关系到民族昌盛、国家富强、家庭幸福，成为当今世界各国政府和人民广泛关注的焦点。我国是世界上人口最多的国家，因此，我国政府提出了“既要控制人口数量，又要提高人口质量”的基本国策，优生、优育是实施这一基本国策的必由之路。著名遗传学家谈家桢院士曾指出：优生优育是中华民族生存发展、走向现代化，全面振兴的伟大历史性任务。一个民族没有科学的生育，没有健康的后代，将永无希望。每一个家庭都希望生育一个健康聪明的后代。

孕前—围产期是优生优育干预的重要时期，在这段时期，由于孕产妇生理的急剧变化，加之现代生活方式和社会环境的影响，使妊娠期间流产、糖尿病、高血压病、感染性疾病等发病率增高，早产及剖宫产增加，产后并发症增多，病残儿增多。现代医学的重点是“已病”的治疗，虽然我国围产医疗体系正在逐渐完善，医疗水平不断提高，但是由于孕前及围产期女性的生理病理特点，药物干预存在着明显的局限性。因此，基于中医传统养生理论的优生保健方法，越来越受到社会的关注。

优生优育思想在我国源远流长，经历代医家的实践，逐步形成了以中医理论为基础，综合天文、地理、教育、心理、音乐、哲学、文学等多学科的中医优生思想和方法体系。为了提高人口素质，保护母婴身心健康，促进家庭美满幸福，丰台区人口和计划生育委员会在深入学习和贯彻《中共中央国务院关于全面加强人口和计划生育工作，统筹解决人口问题的决定》基础上，组织实施了“幸福家庭系列工程”，开展了大量宣传活动，普及优生优育和预防出生缺陷的科学知识，并联合中国中医科学院临床所中医养生保健研究室的研究人员，在中医“治未病”思想的指导下，综合国内外的研究成果，编写了《优生优育与中医孕产期保健》一书。

本书针对孕前期、妊娠期及产后妇女的生理特点，从饮食、起居、心理等角度，对优生优育的知识和保健方法进行系统介绍，阐述简明扼要，理论联系实际，具有较强的指导性和实用性，适用于广大育龄夫妇，是一本用以指导优生优育的保健参考指南。

北京市丰台区人口和计划生育委员会

2008年10月

目　录

第一章　孕前期家庭保健指南

一、选择恰当的婚育年龄

《中华人民共和国婚姻法》规定：结婚年龄，男不得早于二十二周岁，女不得早于二十周岁。这是从男女两性正常生理发育和保证后代健康角度提出的。中医认为适时婚嫁，有利于子嗣的孕育。人的生殖功能正常与否，与肾气及肾的功能密切相关，而肾气的充盛和衰减是随着年龄而不断变化的。

成书于两千多年前的《黄帝内经》是中医史上的经典力作，在这部著作里面，对女性和男性各年龄段肾气的盛衰变化进行了描述。它指出："女子七岁肾气盛，齿更发长；二七而天癸至，任脉通，太冲脉盛，月事以时下，故有子；三七肾气平均，故真牙生而长极；四七筋骨坚，发长极，身体盛壮；五七阳明脉衰，面始焦，发始堕……"。"丈夫八岁肾气实，发长齿更；二八肾气盛，天癸至，精气溢泄，阴阳和，故能有子；三八肾气平均，筋骨劲强，故真牙生而长极；四八筋骨隆盛，肌肉满壮；五八肾气衰，发堕齿槁……"。意思是说，女子到了七岁，肾气开始充盛，到十四岁左右，月经按时而行，虽然已具备生育能力，但只有到二十一岁以后，肾气才能充盛使身体发育到最强盛阶段。同样，男性也是如此，在男子十六岁时，生殖机能已开始发育，虽已具备生育能力，但阴阳尚未完实，不是受孕的最佳年龄。由此可见，中医学认为，在 20～35 岁这个年龄段，是人生肾气最旺盛的时期，此时也是生育的最佳时期。

（一）早婚早育既有损自身健康，也不利于优生

对于过早婚育的危害，明代著名医家万全在《养生四要》中，从优生学和养生防病学角度进行了论证，指出未成年男女婚配不仅影响自身发育成长，且易早衰夭折。中医学认为，人体的健康有赖于精气血等物质的充盈，而过早婚育会严重耗损人体的精气血，如果这些物质缺乏，就会导致很多疾病的发生。

近代学者梁启超也坚决反对早婚，他在《早婚议》中举出五大害处：害于养生，害于传种，害于养豢，害于修学，害于国计。《褚氏遗书》记载：建平孝王，妃姬很多，却无儿女，孝王又选了未成年的民家子女入宫，也未生子。于是就问褚澄原因何在？褚澄解释说，男女必须在合适的年龄行房事才能怀孕生子，因为只有到了一定年龄，人的阴阳气血才能充盛，交合之后才能怀孕，孕后才能生子，生的孩子才能强壮健康长寿。宋代妇科专家陈自明倡导晚婚晚育，认为“男虽十六而精通，必三十而娶。女虽十四而天癸，必二十而嫁”。

（二）晚婚晚育也非越晚越好

但是是否晚婚晚育越晚越好呢？对这个问题想必大家都会给予否定的回答。有句俗语说的好，“男大当婚，女大当嫁”，就是说男女到了适当年龄就应该结婚生育。

事实也确实是这样，我们仍然引用《黄帝内经》的理论来阐述其原因。《黄帝内经》说：“女子五七阳明脉衰、发始堕”，“丈夫五八肾气衰，发堕齿槁”，“年四十而阴气自半也，起居衰矣。”说明女性过三十五岁，男性过四十岁，机体已有衰老的体征，出现“发堕”、“齿槁”，就是头发开始脱落，牙齿也开始松动掉落了，在这种情况下若再生儿育女，后代就难免出现先天不足、体弱、多病、寿短这些问题。所以，古代医家提出了“精

通必待三十娶，天癸二十始适人。皆欲阴道完实后，育子坚壮寿偏增”的理论。因此，我们说提倡晚婚晚育并非是越晚越好，而是应选择有利于优生的合适年龄。

当今社会生活压力逐渐增大，求学、工作、事业等沉重的负担压在每一位求上进的女性身上，很多人选择不结婚或者很晚才结婚，有些即使结了婚也要很多年后才想要孩子，导致现在高龄生育的女性越来越多。对于这样的女性，要特别谨慎。

据统计，高龄孕妇中，所生育的孩子先天性痴呆、某些先天性畸形等疾病的发病率显著增高。据国外临床资料统计显示，35岁以下的孕妇中，出生缺陷率大约在1/800以下；35~39岁的孕妇中，出生缺陷率就上升为1/250；40~44岁的孕妇中可达1/100，而45岁以上的孕妇中出生缺陷率可高达至1/50，可见随着年龄的增长，出生缺陷率也在迅速的增长，45岁以上孕妇孩子的出生缺陷率竟是35岁以下的16倍，如此显著的差距不能不引起我们的高度重视。

因此35岁以上的妇女在准备生育时，一定要做好怀孕前的准备工作，进行身体的系统检查，如发现不适合怀孕的健康问题，比如内分泌紊乱、雌激素水平下降等等，应首先进行治疗，然后再选择受孕。如果受孕，在怀孕后应定期到医院接受胎儿产前检查，一旦发现胎儿存在异常，应立即进行选择性流产，这对于实现优生优育具有重要意义。

（三）男女最佳生育年龄

1. **男性最佳年龄**：现代普遍认为男性在30~35岁时生育的孩子是最聪明的。法国遗传学家摩里士的研究成果表明，在这个年龄段的男人生育的后代是最优秀的，因为男性精子素质在30岁时达到高峰，而且能保持5年的高质量。国外学者做过这样的研究：搜集二千多名世界各国的天才人物（其中有科学家、哲学家、艺术家、诗人、学者等）出生时父母的年龄数，得出的结论是，当父亲的年龄在30岁以上，母亲的年龄在20岁以上时，生下的孩子最容易成才。因为孩子智力的遗传大多来自父亲，而30岁左右的父亲正是智力成熟的时期。

2. **女性最佳年龄**：专家认为，女性的最佳受孕年龄为24－30岁。此时女性的身体已经发育成熟，卵子的质量也高，受孕后胎儿发育好，早产、痴呆、畸形婴儿的发生率也低。从另一角度看，这个年龄段的女性精力也比较充沛，生活、工作经验丰富，有利于抚养下一代。如果女性年龄过小就怀孕，胎儿和母体都需要营养来促进自身的发育，必然会导致营养的相对不足，不仅不利于胎儿的成长，也不利于母体的健康，正如“未实之粒不可为种，未足之蚕不可为茧。”

二、选择合适的配偶

孩子是夫妻爱情的结晶，生育是男女双方共同的事情，那么只有夫妻双方具备了良好的身体素质，才有可能达到优生的目的。中医认为，男女双方阴阳的相合，才能受孕有子。父精为阳，母血为阴，阴阳交感而受孕。只有当父精和母血在健康、壮实、旺盛的情况下结合受孕，所孕胎儿的气质才完备，禀赋才壮实。禀赋气质的壮实完备与否，首先在于父精与母血的盛衰。因此，中医认为，种子之道，男子贵在养精，女子贵在养血，中医学从优生优育的角度，曾提出“五不女”、“五不男”，就是指患有五种类型生理缺陷的男人和女人不能结婚生育。结合现代遗体学和优生学的研究成果，在选择配偶方面应注意以下几方面的问题：

（一）避免近亲结婚

1. **怎么算近亲**：《婚姻法》规定：直系血亲和三代以内的旁系血亲禁止结婚。就是说直系和三代以内的旁系都算近亲。“近亲”血缘关系一般分为四等：一等指父女、母子之间的关系；二等指祖孙或同胞之间的关系；三等指叔舅或与侄女、侄甥之间的关系；四等指堂表兄弟姐妹之间的关系。

2. **近亲结婚对后代的危害**：我国民间一些地方在择偶时曾有“亲上加亲”的说法，亲上加亲主要是姑表、姨表兄妹或姐弟结婚，那么亲上加亲是真的亲吗？达尔文的家庭悲剧也许会给我们很多启示。我们都知道大生物学家达尔文对我们人类的贡献，但却由于近亲结婚而酿成了自已的家庭悲剧。达尔文与表姐青梅竹马，深深相爱，两人真挚的感情让达尔文不顾朋友的劝说而与表姐结婚，婚后夫妻生活十分和谐、幸福，但是悲剧却在后来发生了，当他们开始生儿育女时，近亲结婚造成后代遗传病的阴影笼罩着他们。他们一共生了 10 个孩子，其中有 3 个夭折，有 3 个孩子长大后没有留下后代，其余四个都患有不同程度的精神病。这是达尔文一生最遗憾也是最伤心的事，也给我们留下了血的教训。

我国古代对近亲结婚的危害已有认识，早在《左传》中就有“男女同姓，其生不蕃”的论述。考虑到近亲结婚出生的子女多智能低下，痴呆或患遗传性疾病等因素，影响后代健康和家族昌盛，在宋代甚至在法律上规定：“姑舅及两姨子女不得为婚”。

现代遗传学的研究结果也揭示，近亲结婚对所生育后代的严重危害。从遗传学角度看，人体细胞有 23 对染色体，共约有 6 万个基因，其中有一些属于致病基因。致病基因分为显性和隐性，由隐性致病基因引起的遗传病称隐性遗传病，有一千多种。在一般情况下，血缘越远的男女相结合，就越不容易造成同一种隐性致病基因相遇，因此后代患隐性遗传疾病的机会就小；相反如果是近亲男女相结合，就有很大的可能携带同样的隐性致病基因，从而容易导致后代出现隐性遗传病。因此，禁止近亲结婚，就能大大降低某些遗传病的发病率。

（二）一些疾病和生理缺陷者不宜婚配

哪些疾病不宜结婚生子？从夫妇双方的健康及子女健康的角度出发，患下列疾病的人要慎重考虑结婚生育的问题：

（1）可严重危害配偶的疾病，如麻风病未治愈就不能结婚；

（2）对配偶没有严重危害，但结婚后可能使对方染上疾病，或怀孕后对自身和胎儿都不利的疾病。如急性传染病，血液病，严重的心、肝、肾等重要脏器疾病；

（3）艾滋病。患有艾滋病的母亲虽然不影响怀孕，艾滋病也不会因为妊娠而发展，但艾滋病病毒会感染羊水和胎儿血液，有 40% 以上的机会传染给胎儿；

（4）生殖器官发育异常，婚后会影响性生活的病人。如隐睾、小睾丸、尿道下裂、先天性无阴道、处女膜闭锁、严重的性功能障碍、两性畸形等，未治好前不宜结婚；

（5）不危害配偶，但患有可能导致生出有严重缺陷后代的疾病者，即使结了婚也不宜生育。例如：夫妇一方染色体有异常、遗传性智力缺陷、遗传性精神病、遗传性身体疾患、遗传畸形等。

三、重视婚前检查

（一）为什么要做婚前检查

婚前检查是预防出生缺陷的重要环节，宋朝著名妇产科专家陈自明在《妇人大全良方》卷九《求嗣门》引陈无择“求子论”曰：“凡欲求子，当先察夫妇有无劳伤痼害之属，依方调治，使内外和平，则妇人乐有子矣。”什么意思呢？就是说凡是想要怀孕生子，应当首先检查夫妻双方有没有疾病，如果有就应当先调理治疗，治疗好了再考虑要孩子的问题。由此可以看出，我国古人就已认识到了婚前检查的重要性。

进行婚前检查，这是对新婚夫妇的健康负责，也是为其后代优生提供保障的一种方法。当前，一些新婚夫妇出于各种原因，不愿意进行婚前检查，这样做是不可取的。很多疾病，可能自身并没什么感觉，只有通过专业化检查才能发现。如通过婚前检查，能发现不适宜结婚的疾病及有碍优生的疾病。如果检查发现患有传染性疾病，应当先进行治疗，待其治愈后再结婚，否则会危及胎儿。例如肝炎病毒，它能通过胎盘传染胎儿，或在分娩时通过产妇感染婴儿，胎儿一旦感染后，可发生先天性畸形，或迁延不愈发展为慢性肝炎，因此，肝炎患者如果希望生育，应到医院治疗或接受医生的咨询和指导。如果检查发现患有生殖器疾病，如先天性无阴道，就需要进行手术治疗。

现行的《婚姻登记管理条例》取消了强制性婚前医学检查，导致各地的婚前医学检查率急剧下降，由此造成的后果正逐步显现，既不利于优生优育工作的开展，也不利于出生人口素质的提高。随着健康知识的普及和生活水平的提高，当前妇幼保健工作所面临的新课题，就是要满足在计划生育前提下，社会、家庭对优生优育服务日益增加的需求。其中一项重要任务就是通过健康宣教等工作，提高人们对于婚前检查重要性的认识，使人们意识到，婚前健康体检是优生的保障。

男女青年应在结婚之前，进行一次客观的、全面的、科学的检查，以彻底地了解男女双方的健康状况，如若发现不适合怀孕的疾病，要与医生做一次详细咨询，包括采取什么样的治疗措施、结婚后该注意什么、受孕后应怎样、如何在这种情况下尽量提高后代的健康质量等等，这对于保证后代的健康，维护家庭的幸福，具有重要意义。同时，婚前查体是一次性知识和生育知识普及、宣传的机会，可以了解到计划生育、避孕、优生等方面的知识，有利于婚后夫妻和谐的性生活和优生优育。

（二）婚前检查包括那些内容

婚检内容主要包括男女双方疾病史和家族史，以及系统的体格检查。

1. **家族史**：对三代以内直系、旁系亲属的健康状况进行询问，是否患有遗传病、精神病和传染病史等等。

2. **血缘关系**：了解是否为近亲结婚，婚姻法中规定近亲不能结婚。

3. **身体状况**：患有心、肝、肺、肾病或处于高血压急性期的患者，待病情痊愈后方可生育；糖尿病患者宜在血糖控制较好情况下再生育；患有先天愚型、严重精神病、麻风病、梅毒和红斑狼疮者禁止结婚生育。对这些要做全面系统的检查，了解是否存在异常。

4. **生殖器官**：判定是否有严重的生殖器官畸形和异常。患有无法矫正的生殖器畸形的人，不宜结婚生育。

5. **化验检查**：化验项目比较多，男女双方主要查血、尿常规和肝功（转氨酶、乙肝表面抗原），B 超、X 光检查等，女方还要检查白带。必要时检查染色体、精液等。

四、掌握正确的生殖生理常识

天地氤氲，万物化醇，男女构精，万物化生，此造化自然之理也。新生命的诞生，必须要由男女双方交合来完成。中医学房室术历史悠久，历代医家学者都有论述，它是健康的性医学，它反映了儒家、道家、医家从两性角度对社会道德、养生保健与民族繁衍的基本观点，其核心思想就是“养生保健，种子优生”。

（一）了解生殖解剖及生理常识

1. 女性生殖器官

女性生殖器官分为内生殖器官和外生殖器官两部分。

外生殖器官包括：阴阜、大阴唇、小阴唇、阴蒂、阴道前庭、前庭大腺和处女膜。

阴阜：位于女性前腹壁的最低部位，为一隆起的脂肪垫，有肥厚的皮下脂肪，上面长有阴毛。

大阴唇：靠近两股内侧，是一对纵长隆起的皮肤皱襞，前段与阴阜相连，后段逐渐变薄与会阴相连，大阴唇的外侧有阴毛。

小阴唇：位于大阴唇内侧，是一对狭长的皮肤皱襞，表面红润，无阴毛，富有弹性。其内含有较多的神经末梢，较为敏感，其内表面是性敏感区。兴奋时，小阴唇充血、水肿，可增大2~3倍。

阴蒂：阴蒂位于小阴唇上方，如豆状，由两个能勃起的海绵体构成，外面有纤维组织包绕。阴蒂是最强烈的性快感器官，性冲动时可以勃起，因为阴蒂上面分布着丰富的血管和神经末梢。

阴道前庭：它是两阴唇之间构成的菱形区域。内有两个口，上面有一个小口是尿道外口，是排尿的通道；下方较大的开口是阴道口。性刺激时可分泌黏液，以保持阴道滑润，有利于性交。

前庭大腺：位于两侧大阴唇后方阴道下端（阴道口两侧黏膜深部）深层的腺体，左右各一，腺体大小似黄豆粒，表面有球海绵肌覆盖。前庭大腺腺管细长，约为1~2厘米，管径很小，一般仅能插入细小的探针。其分泌物经排泄管开口于阴道前庭（小阴唇与处女膜交界的沟内，相当于小阴唇中1/3与后1/3交界处），可润滑阴道。

处女膜：是一层薄膜，形状因人而异，位于阴道口附近，中间有一小口。

内生殖器官包括：生殖腺（卵巢）、生殖管道（输卵管、子宫、阴道）

卵巢：在子宫两旁、输卵管的后下方各有一个，为两个杏核大小的组织，能周期性的产生并排出卵子，为生殖受孕最重要的器官。卵巢可分泌性激素，主要是雌激素、孕激素和雄激素等甾体类激素。雌激素对性器官、第二性征及卵泡和子宫内膜周期性发育与功能的维持都是很重要的。孕激素对子宫内膜的分泌期反应与孕卵着床是必须的。雄激素也参与对卵泡生长和卵细胞成熟的调节，以及性功能的调节。

输卵管：在左右腹部各有一条细长而弯曲的管，内侧与子宫相通，外端游离，与卵巢接近，全长大约 8~12 厘米。输卵管是卵子和精子相遇的场所，受精卵由输卵管向子宫腔运行。

子宫：是产生月经及孕育胎儿的场所。它位于骨盆中央，大小如鸡蛋，形状像一个扁平倒置的梨，中间呈三角形空腔。下部为向阴道凸出的子宫颈，是子宫与阴道相通的通道，精子就是从这里进入子宫和输卵管的。未婚女子的子宫较小，重约 50g。怀孕后，子宫随胎儿的生长而变大。

阴道：是连接内外生殖器的一个管道，上方连接子宫，下方为通向体外的阴道口。阴道大约长 10 厘米，有伸展性，是月经血外流和分娩的通道，也是性交的器官。阴道肌肉可以靠意识收缩和放松，不仅有利于和谐美满的性生活，也可保证分娩的顺利进行。

2. 男性生殖器官

男性生殖器官也分为外生殖器和内生殖器。

外生殖器包括阴茎和阴囊。

阴茎：主要功能是排尿、排精液和进行性交，是性行为的主要器官。阴茎是一个圆柱状的器官，头端蘑菇状的是龟头。阴茎皮肤极薄，皮肤下无脂肪，具有活动性和伸展性，阴茎海绵体的血窦可以流入血液，在无性冲动时，阴茎绵软，在性冲动时阴茎海绵体的血窦内血液增多，阴茎则膨大、增粗变硬而勃起，当流入的血液和回流的血液相等时，则阴茎持续勃起；阴茎头部神经末稍丰富，性感极强，在性交达到高潮时，由于射精中枢的高度兴奋而射精。

阴囊：为一松弛的囊袋，里面装有卵圆形的睾丸。阴囊皮肤极薄，呈深褐色，含有丰富的毛囊、皮脂腺等等，而且有调节温度的功能，利于产生健康的精子。

内生殖器有睾丸、附睾、输精管、精囊、前列腺和尿道球腺。

睾丸：悬于阴囊中，左右各一，卵圆形，主要功能是产生精子和分泌男性激素（睾酮）。前者与卵子结合而受精，是繁殖后代的重要物质基础，后者则是维持男性第二性征（副性征）的重要物质。睾丸内有许多曲细精管，是产生精子的场所。

附睾：位于睾丸的后上方，左右各一，形状扁平，主要功能是促进精子发育和成熟，以及贮藏和运输精子。精子从睾丸曲细精管产生，但缺乏活动能力，不具备生育能力，还需要继续发育至成熟，此阶段主要在附睾内进行。附睾分泌一种直接哺育精子成熟的液体，称为附睾液。

输精管：它是一条长 40～50 厘米的管道，左右各一，一端起于附睾，另一端开口于尿道。输精管具有很强的蠕动能力，是因管壁肌肉很厚，主要功能是运输和排泄精子。在射精时，交感神经末梢释放大量去甲肾上腺素物质，使输精管发生互相协调而有力的收缩，将精子迅速输往精液排泄管、射精管和尿道中。

精囊：主要功能是分泌一种黏液，既不产生精子，也不贮藏精子。精囊分泌物含黏液、磷酸胆盐、球蛋白、柠檬酸和苷糖等碱性胶状液，其中主要是柠檬酸（125mg/100ml）和苷糖（315mg/100ml），它们是精液的主要组成部分（约占 50%～

80%），射精时在前列腺液之后排出，苷糖在射精后提供精子活动的主要能源。

精索：主要功能是将睾丸和附睾悬吊于阴囊之内，保护睾丸和附睾不受损伤，同时随着温度变化而收缩或松弛，使睾丸适应外界环境，既保持精子产生的最佳条件，又保证睾丸不会随意活动。

射精管：主要功能是射精，射精管壁肌肉较丰富，具有强有力的收缩力，帮助精液射出，同时射精管位于尿道嵴的精阜处两侧开口，既小又狭窄，以保证射精时的应有压力，另一方面精液通过狭小开口，似乎有一种"挤出"感，通过神经反射，引发出射精的欣快感，从而达到性高潮期。

（二）掌握科学合理的交合体位

交合体位就是夫妻双方在行房事时采取的姿势，这是种子优生的关键。房事艺术丰富多彩，每个人可根据身高、体形以及有某些疾病来选择相应的体位，不同的体位姿态动作，不仅可提高房事交合的乐趣，增加夫妇天伦之乐，而且还能达到种子优生的目的。

很多新婚夫妇不能生育，其实很多时候并不是因为疾病引起，而是仅仅由于交合体位不得体导致的。不同的性交体位对受孕有一定影响，有的体位可以增加受孕机会，诱发女性性高潮，有利于精子进去子宫深处。那么利于受孕的体位大体有哪些呢？

1. **男上女下位**：这种姿势是最普通的性交体位，比较容易受孕，尤其是女方把臀部垫高一些可以防止精液外流，有利于受孕。

2. **屈膝体位**：性交时取男上女下，女性仰卧，用枕头将臀部垫高，两腿分开并屈曲抬起，把双脚放在男性肩上更好，男性阴茎作深部阴道插入。据研究证明，采取这种体位时，阴道后弯窿部和子宫角度减小，几乎成一直线，射精后精子能快速顺利的进入宫腔内，而且阴道壁距离缩短，使阴道口上抬，故精子不易从阴道流出，从而提高受孕机率。这种方法尤其适合有子宫后倾的女性。

3. **跪姿体位**：女方取跪姿，放低胸部，并抬高臀部，这种体位虽然阴茎不容易深入阴道，但后阴道腔的位置也很高，加之阴道张开，有利于精液的射入和储存，当然也有利于受孕了。

不管采用以上哪种体位，射精后，男性阴茎不要急于抽出阴道，坚持2~3分钟，女性原位仰卧30分钟以上，不急于起床活动；另外，性交结束以后，女方不要急着小便，最好在性交结束1小时后再解小便。

（三）避免房室过度

夫妻同房，原是婚后生活的一部分。房事不节，即性交过频，睾丸不能制造出足量的精液和高质量的精子，因而精液稀释，精子数量减少或者精子发育不成熟，则不利于受孕，即使受孕，所受之胎也孕而不育，育而不寿。正如宋代愚谷老人在《延寿第一绅言》中所言："寡欲乃有子，多欲则无子……士大夫欲得子，法当节欲。"万全在《万氏家传育婴》卷之一"欲养以培其元篇"中引丹溪语："无子之因，多起于父气之不足，岂可独归于母血之虚寒"，阐明"男之无子者，责精之不足也，女之无子者，责血之不足也……男子清心寡欲以养其精，女子忍性戒怒以养其血。"

祖国医学认为，男子精气充足，女子月事调和是受孕和保证胎儿质量的关键。凡欲求子者，必须节制性交次数，节制情欲既可以保持夫妇双方身心健康，又可使孩子聪明贤慧，体健长寿。现代医学也证实：新婚夫妇性生活过于频繁，往往容易使生殖器官及下尿路充血、水肿，以致感染而发生膀胱炎，出现尿频、尿急、尿痛等现象，甚至出现血尿，严重者上行感染可发生肾盂肾炎。因此，欲想交合怀孕前，可以选择分房一段时间以禁欲。《寿世保元》曰：“夫妇必各相保守，旬日之间，可使精血俱盛。”据医学研究证实，精子的密度、精液量、精子总数，在禁欲时间少于12小时条件下，3项指标减至对照组的一半，精子总数只为对照组的28%，而在禁欲24小时，就能使精子储备迅速增加。那么如何掌握间隔的时间呢？有专家建议在排卵前禁欲10天左右，排卵期隔日性交1次为宜。

（四）注意精神因素对性生活的影响

男女性生活的精神情志与优生密切相关，只有在两心相汲、两情相悦的情况下，结合孕育的新生命才会健康聪明。《诸病源侯论》说：“良霄佳境，夫妻心情平和舒畅，交媾而孕者，其后代不仅长寿，而且智慧过人。否则，处险悲环境，怀异惧之情，或大醉大饱而交媾，不仅无孕，更当虑后代智劣短命”。说明精神愉悦是性生活顺利和优生的保证，只有男女双方神和气顺，爱情的结晶才能健康聪明，反之，若神伤气惫精亏或情志不畅，则为后代的健康种下了祸根。

性爱是男女双方的事情，只有双方在心理和身体等各方面有了充分的准备，才能有利于增加受孕的机会。正如《广嗣纪要》云：“男女情动，彼此神交，然后行之，则阴阳和畅，精血合凝，有子之道也。若男情已至，而女情未动，则精早泄，谓之孤阳。女情已至，而男情未动，女兴已过，谓之寡阴……孤阳寡阴即不中……谓之不能生育也”。我们都知道，女性性高潮对身体是有益的，那么对受孕是否也有益呢？答案是肯定的，而且不仅对受孕有益，性高潮对后代的智商也有很大关系。美国一项性科学研究表明：女性在达到性高潮时，血液中氨基酸和糖分能够渗入阴道，使阴道中精子的运动能力增强，成千上万的精子经过激烈竞争，强壮而优秀的精子与卵子结合，这样就能孕育出高素质的后代。我们也常听说，恩爱夫妻生下来的孩子健康、漂亮、聪明，这种说法是相当有道理的。但现实生活中，很多男性对男女双方的性生理差异不甚了解，其实男性比女性兴奋的快，所以不顾女性的感受自己急于交合，这样做是不可取的，不仅不利于女性性高潮的获得，而且也不利于增加受孕的机率。

五、调理月经与优生助孕

女性月经与受孕的关系是非常密切的，中医早在《黄帝内经》中就有关于这方面的论述，“女子七岁，肾气盛，齿更发长；二七而天癸至，任脉通，太冲脉盛，月事以时下，故有子；三七，肾气平均，故真牙生而长极；四七，筋骨坚，发长极，身体盛壮；五七，阳明脉衰，面始焦，发始堕；六七，三阳脉衰于上，面皆焦，发始白；七七，任脉虚，太冲脉衰少，天癸竭，地道不通，故形坏而无子也。”从这段原文就可以看出月经的重要性。新婚夫妻了解正常月经的特征，就可以根据月经判断妻子是否怀孕或是否有其他的妇科疾病。

（一）女性正常的月经周期

1. **什么是月经**：月经是指女性有规律的、周期性的子宫出血，是一种正常的生理现象。

2. **月经机理**：到了青春期，在脑垂体前叶促性腺激素的作用下，不成熟的卵泡逐渐发育，同时合成雌激素。当卵泡成熟并排卵之后，经过一系列变化形成黄体，它不仅合成雌激素同时还产生孕激素。随着卵巢的变化，子宫内膜受其影响也发生相应的周期性变化。最初雌激素使子宫内膜增厚，内膜细胞增多、增大，变得更加迂曲，呈螺旋状，称为增殖期。排卵后，由于雌激素和孕激素的共同作用，子宫内膜发生水肿，腺体产生大量黏液及糖原，内膜厚度由1毫米增到6毫米，称为分泌期。如果此时排出的卵子受精了，则受精卵经输卵管运送到子宫内发育，称为妊娠，妊娠组织合成一种绒毛膜促性腺激素，它支持卵巢黄体继续发育；如果卵子没有受精，在排卵后14天左右，黄体萎缩，停止分泌雌激素和孕激素，此时子宫内膜中的血管收缩，内膜坏死而脱落，引起出血，形成月经。

3. **正常月经**：月经周期大多数为28~30天，提前或推迟一周左右，均为正常范围，周期长短也是因人而异的。只要月经周期有规律性，即使缩短为20天或延长至35天，也是正常现象。月经持续时间，一般为2~7天，短于2天或长于8天，就应该考虑是否为病理性的。正常月经出血量，在20~100ml之间不等，大多人为50ml左右。月经血一般呈暗红色，其中含有子宫内膜碎片、子宫颈黏液、阴道上皮细胞等分泌物，并且，血液不凝固，经量较多时可有血块。

（二）揭开受孕的奥秘

女性怀孕，一个生命的诞生，需要精子和卵子的结合，这个过程发生在体内，靠肉眼是看不见的，那么这是怎样一个结合过程呢？又有什么样的奥秘？请看下面的介绍。

1. **男子射精**：当夫妻性交达到高潮时，男子阴茎就会在女子的阴道射精，精液量可达2~5ml，含有精子大约1.2~3亿个，这些精子靠着自身的尾巴在女性生殖道内游动，每分钟可向前游动2~3毫米的距离。因为精子需要游过阴道、穿过子宫颈，到达子宫腔内，最后进入输卵管同卵子结合，这个过程路途遥远，所以那些质量差的精子，就会死于半途当中，只有1%~5%的精子能到达输卵管，因此精子的淘汰率是很高的。另外，精子在女性生殖道内的寿命一般只有1~3天，在阴道内不超过8小时。

2. **女子排卵**：女子在排卵期时，体内雌激素水平会增高，子宫颈黏液变得很稀薄，量也很多，其中含有糖、维生素和盐等营养物质，能够提供精子所需的能量，维持精子的活力，有利于精子继续前进上行。所以只有女子在排卵期，精子才最容易通过子宫颈，也最容易受孕。女性卵巢排出卵子以后，卵子通过输卵管到达输卵管的壶腹部，那些能力强的精子也会游到这个部位与卵子相遇。

3. **受精**：精子在与卵子结合之前．首先要在女性生殖道中“获能”——获能是一个十分复杂的形态学和生物化学过程，许多问题至今还未彻底弄清。精子只有在获能后才具备了“钻入”卵细胞内的能力。精子聚集在卵子的周围，释放出一些特殊的酶，使卵细胞外围的附加细胞层（放射冠）分散，紧贴卵细胞表面的透明带局部溶解，此时若干精子即穿过放射冠和透明带而接近卵细胞表层。精子头部与卵细胞表面接触，在接触点之间的精子细胞膜和卵细胞膜破裂，精子的头和尾进入卵细胞内，而精子的细胞膜则融合于卵细胞膜上。尽管在穿入卵的透明带后，可有若干精子同时达到卵的表面，但通常只有一个精子能进入卵细胞内部与之结合并形成受精卵。这是由于一旦有一个精子与卵细胞融合后，就会通过一种尚未完全弄清的机制，阻止另外的精子侵入。

4. **受精卵着床**：受精卵开始进行细胞分裂，并由输卵管向子宫腔移动，受精4~5天后就可以到达子宫。受精卵到达子宫后，能分泌一种酶，分解蛋白质，侵蚀子宫内膜并埋在子宫的功能层中，迅速修复子宫内膜缺口，这个过程就是受精卵的着床。

男女在孕前了解这些知识是很有必要的，有利于夫妻双方掌握受孕的时间，并尽量创造良好的受孕环境和条件。

（三）了解女性生理周期，正确把握受孕之时

正确把握自身受孕之时，主要是从女性生理周期的角度来考

虑的。祖国医学早已认识到性交时间与受孕的关系。诚如《妙一斋医学正印种子篇》说："交合有时"、"夫天地生物，必有姻缊之时，万物化生，必有乐育之时。"这里的所谓"乐育之时"，就是指女子的排卵期，此时往往阴道分泌物突增，性感增强，这是排卵的征兆。对此古人也有描述，如《大生要旨》说："凡妇人一月行经一度，必有一日姻氲之候，于一时辰间，气蒸而热，昏而闷，有欲交接不可忍之状，此的候也，于此时顺而施之，则成胎也"。这就对女子排卵征兆进行了具体的描述，意思是说女子一月来一次月经，在月经周期内必有一天会感觉到浑身发热，有想与男子行房的感觉，如果这时候顺利交合就很容易受孕。

我们都知道，卵子的寿命一般是1～2天；精子在阴道酸性环境中至多能生存8小时，而进入子宫之后，则可生存2～3天。因为精子必须和卵子结合形成受精卵才能孕育胎儿，而卵子和精子的存活时间相对又很短，所以必须抓住这短短的时间，在每个月经周期中排卵的前后二天内性交，才能有受孕的可能。如果错过最佳时机，则易失去受孕机会。

把握女性排卵时机，可以提高受孕率。那么如何计算排卵期呢？这里向大家介绍三种方法，可根据自身具体情况选择应用。

1. **根据月经周期推算**：经期规则的女性，排卵期一般多在下次月经来潮之前14天左右。但并不是绝对的，排卵容易受生理、精神、疾病、环境等诸因素的影响，故准确性较差。

2. **观察宫颈黏液变化**：排卵期前后，受性激素的影响，宫颈黏液会增多，性状稀薄透明，如鸡蛋清样，能扯成拉丝，拉丝长度可达7～8厘米。此期，外阴部有湿润感。

3. **测定基础体温法**：此法实用易学，但需要坚持。清晨醒后起床前测定的体温即为基础体温。一般说排卵前体温较低，排卵日最低，排卵后体温上升0.3℃～0.5℃。从月经来潮第一天开始用口表测量5分钟，连续记录一个月，绘成体温曲线图。据此可推出排卵时间。要反复测量几个周期，找出规律，方可推断下一次的排卵日期。

（四）月经不调的中医调理方法

月经的周期、经期和经量异常，或伴随月经周期出现明显不适的情况，称为月经不调。女性内分泌及排卵与月经现象密切相关，而有月经不调的女性多有排卵障碍及内分泌失调，调查也发现，绝大多数患有不孕症的女性，或多或少都有月经病的症状，这并不是说月经病导致了不孕症，而是月经病是不孕症的信号，例如，输卵管障碍型不孕症患者，常常表现为经行血块比较多，经色黑暗，血行不畅，西医认为病因多为输卵管堵塞不通，中医则多辨证为气滞血瘀；卵子生成障碍型不孕症患者，常常伴有月经量少色淡、经期错后或继发性闭经，西医认为是卵巢功能障碍，中医学认为大多是胞宫虚寒，气血不足；子宫肌瘤或者内膜异位导致的不孕症，常常表现为月经提前，经量大，流血不止，严重的痛经等，中医学认为这些症状多见于血热血瘀或者气不摄血者。妇科炎症（盆腔炎、附件炎、宫颈炎等）型不孕症患者月经常常量多、色鲜红、质浓稠、有腥臭味，西医认为是感染所致，中医则认为是湿热下注、热迫血妄行导致的。从以上例子可以看出，各种各样的月经问题是影响正常受孕的关键，我们可以从月经的问题入手来分析月经病与不孕证的共同病因，然后针对病因进行治疗，中医称之为“调经种子”。因此，对于希望受孕的女性来说，孕前调经对于优生优孕具有重要意义。以下就几种常见月经不调的中医调理方案进行阐述：

1. 月经先期

月经周期提前 7 天以上，经期基本正常者，称为“月经先期”，中医根据证候特点分为以下几种情况进行调理。

（1）脾气虚型

表现：月经提前，量多，色淡质稀，气短乏力，小腹空坠，舌淡红，苔薄白，脉缓弱。

1）食疗方

当归粥：当归15g，用温水浸泡片刻后加水200ml，先煎浓汁约100ml，去渣取汁，入粳米50g，红枣5枚，砂糖适量，再加水300ml左右，煮熟，每日早晚餐空腹，温热顿服，10天为一疗程。

参芪白莲粥：人参6g，黄芪30g，大枣15枚，莲子去心60g，粳米60g。先将人参、黄芪用清水1000ml在文火上煮余汁200ml，去渣，大枣去核，与莲子，粳米共煮为粥。一日一料可持续一周。

人参蒸乌鸡：人参10g，乌鸡一只，精盐少许。将鸡去毛及内脏，洗净待用，人参洗净切片后装入鸡腹，放入砂锅内，蒸煮（隔水）2小时至鸡烂熟。食鸡与饮汤，分数次服完。

参芪大枣瘦肉汤：党参20g，黄芪20g，大枣8枚，猪瘦肉100g，加适量水煎汤。吃参、枣、肉及饮汤，每周一次。

参豆红糖饮：党参9g，黑豆、红糖各30g。三味一起加水煎汤，至豆烂饮服。月经前每天1剂，可连服6~7剂。

黑木耳红枣茶：黑木耳30g，红枣10枚。上2味共煮汤服，2次/日，频频服之。

2）常用中成药：补中益气口服液、人参归脾丸、益气养元丸。

（2）阴虚血热型

表现：经期提前，量少，色红质稠，咽干口燥，手足心热，舌红，少苔，脉细数。

1）食疗方

青蒿丹皮茶：青蒿6g，丹皮6g，茶叶3g，冰糖15g。将青蒿、丹皮洗净，置茶杯中用鲜开水将青蒿、丹皮、茶叶泡浸15~20分钟，入冰糖溶化，当茶饮，不拘时，不拘量。

生地粥：生地30g，粳米30～60g。将生地洗净切片，用清水煎煮两次，共取汁100ml，将米煮粥，候八成熟时入药共煮至熟。食粥，可连服数日。

莲根茶：墨旱莲30g，白茅根30g，苦瓜根15g。上药洗净切碎，水煎，入冰糖适量调味，当茶饮。

2）常用中成药：大补阴丸、清经颗粒、固经丸、知柏地黄丸。

(3）阳盛血热型

表现：经期提前，量多，色紫红，质稠，渴喜冷饮，小便黄少；大便秘结，舌红，苔黄，脉滑数。

1）食疗方

芹菜藕片汤：鲜芹菜120g，鲜藕片120g，生油15g，精盐少许。先把芹菜、藕片洗净，芹菜切成约8厘米长。将锅放在旺火上，下生油烧熟，放入芹菜、藕片，调入精盐适量，颠炒5分钟，再调入适量味精即成。上为一次量，可连服3～5次。

鲜荸荠汁：鲜荸荠150～250g，洗净捣烂，用干净纱布包裹取汁，每日1次，连服4～6次。

芹茶饮：干芹菜500g，加水1000ml煮成500ml。每日一剂，常饮服。

2）常用中成药：清经颗粒。

月经先期的穴位按摩

1. 摩腹：用手掌在小腹部做顺时针按摩3～5分钟。

2. 按揉气海、关元、中极、子宫、血海、三阴交穴分别2分钟。

3. 实热者：加按揉太冲、曲池各1分钟。虚热者：加按揉太溪、涌泉、太冲各1分钟。肝郁者：加按揉地机、行间各1分钟。气虚者：加按揉足三里、内关、脾俞、肾俞各1分钟。

月经先期的日常起居注意事项

（1）适当节制房事，保养身体。

（2）少吃辛辣刺激助热食物。

（3）调节情绪，少生气。

（4）注意劳逸结合。

2. 月经后期

月经周期延后7天以上，甚至错后3～5个月一行，而经期正常者，称为“月经后期”，中医根据证候特点分为以下几种情况进行调理。

（1）肾虚型

表现：经期错后，量少，色淡黯，质清稀，腰膝酸软，头晕耳鸣，带下清稀，面色晦暗，舌质淡黯，舌苔薄白，脉沉细。

1）食疗方

木耳冰糖饮：黑木耳30g，冰糖15g。将黑木耳用微火炒香，加水一碗煮熟，入冰糖调服。

四味薯蓣膏：淮山药240g，枸杞120g，鹿胶60g，胡桃肉240g，冰糖60g。鹿胶用蛤粉炒脆研末，余四味文火蒸熟至极烂，入鹿胶粉拌匀共捣为膏，防腐备用。每日3次，每次30g。

核桃莲子粥：核桃肉60g，莲子30g，粳米100g，煮粥食用。

2）常用中成药：金匮肾气丸。

（2）血虚型

表现：经期错后，量少，色淡质稀，小腹空痛，头晕心悸，舌淡苔薄，脉细无力。

1）食疗方

团鱼阿胶汤：团鱼1只，阿胶30g。将团鱼洗净，去内脏及头，用砂锅清炖至烂熟。将团鱼甲取出，文火焙干研成细末，3g一包分装备用。鱼汤中加入精盐少许调味，以热汤烊化阿胶10g，冲服甲末3g，分3次将团鱼肉及汤吃完。

田七鸡：田七 6g，枸杞 30g，子鸡一只。上三味，常规整理后同炖至鸡肉熟烂，食鸡肉饮汤。

人参营血膏：人参 30g，白术 60g，山药 60g，当归 30g，枸杞 30g，熟地 60g，制首乌 60g，大枣 60g，砂仁 15g。上药洗净，用水煎煮 3 次，每次取汁不少于 1000ml，去渣，再将药汁置文火上熬膏，每服一匙。

乌鸡丝瓜汤：乌鸡肉 150g，丝瓜 100g，鸡内金 15g。将上述各物洗净，共煮为汤，加盐少许和味精、生姜等调料即成。每日一料。

鸡血藤大豆汤：鸡血藤 30g，大豆 30g。二味共煮，去鸡血藤药渣，吃大豆及汤。

2）常用中成药：四物合剂，八珍颗粒、十全大补丸、乌鸡白凤丸、八珍益母丸、归脾丸、人参养荣丸。

（3）血寒型

表现：经期错后，量少，色淡质稀，小腹隐痛，喜热喜按，腰酸无力，小便清长，舌淡，苔白，脉沉迟无力。

1）食疗方

豆豉生姜煮羊肉：羊肉 100g，豆豉 50g，生姜 15g，食盐适量。加水煮至烂熟，加盐调味服用。于月经前 10 天开始，每日 1 剂，连用 3～5 剂。

归地烧羊肉：羊肉 500g，当归 15g，生地 15g，干姜 10g。将羊肉洗净入砂锅中，加入洗净的药材及适量的酱油、食盐、糖、黄酒、清水，红烧至肉烂即可食用。

米酒煮鸡蛋：黑豆 60g，鸡蛋 2 枚，米酒 120g。将黑豆、鸡蛋用文火共煮（鸡蛋熟后去壳取蛋再煮），加入米酒饮服。

艾姜煲鸡蛋：艾叶 10g，生姜 15g，鸡蛋 2 只，水适量。鸡蛋连壳放入煮熟后，去壳取蛋，放入再煮，煲好后，饮汁吃蛋。

茴香酒：小茴香 15g，青皮 15g，黄酒 250g。前二味洗净入黄酒中浸泡3天，每次饮药酒15～30g，1日2次。如不耐酒，可以醋代之。

姜艾红糖饮：生姜6g，艾叶6g，红糖15g。将生姜，艾叶洗净，与红糖煎煮为饮，1日2次，每日一料。亦可用保温杯鲜开水泡15～20分钟服食。

桂姜红糖饮：桂枝10g，生姜10g，红糖15g。如上方法制作服。1日2次，每次一料。

2）常用中成药：艾附暖宫丸、女金丹、少腹逐瘀胶囊、七制香附丸、金匮温经丸。

（4）气滞型

表现：月经延后，经量或多或少，经色黯红，有血块，胸胁、乳房、小腹胀痛，舌黯红，或尖、边有瘀点，苔薄白，脉弦细。

1）食疗方

白术猪肚粥：白术30g，槟榔10g，生姜10g，猪肚1枚，粳米100g，葱白三茎切细，盐少许。将前三味药粗捣筛，猪肚洗净去涎滑，纳药于猪肚中，缝口，以水煮猪肚至熟，取汁，将粳米及葱白共入汁中煮粥，并入食盐，空腹服食。

香艾散：香附250g，蕲艾叶125g，醋适量。前二味洗净，用醋炒黄，研为细末。每次9g，1日3次，醋冲服（忌油腻和生冷食物）。

桔叶苏梗茶：鲜桔叶20g，苏梗10g，红糖15g。上三味，放保温杯中加盖，鲜开水泡15分钟，不拘时服。

香附当归酒：香附30g，当归15g，白酒或黄酒250g。上二味切碎泡于酒中3天，每次15～30g，1日2次。

2）常用中成药：逍遥颗粒、七制香附丸、元胡止痛片、舒肝保坤丸。

（5）痰湿型

表现：经期错后，量少，色淡，质黏，头晕体胖，脘闷恶心，带下量多，舌淡胖，苔白腻，脉滑。

1）食疗方

薏米根饮：薏米根30g（鲜根60g），水煎服，每月经周期前服3～5剂。

大蒜橘皮糖水：大蒜1头，鲜橘皮40g，红糖适量。将3味水煎服。月经前每日1剂，分2次服，连服3～5天。

2）常用中成药：橘红化痰丸、人参健脾丸。

月经后期的穴位按摩

（1）腹部按摩：用手掌在小腹部做顺时针按摩3～5分钟。

（2）穴位按揉：分别关元、中极、归来、血海、三阴交、命门、八髎穴按揉2分钟。

血寒者：加按揉天枢、肾俞各1分钟。虚热者：加按揉太溪、交信各1分钟。血虚者：加按揉足三里、膈俞、神门各1分钟。气滞者：加按揉太冲、蠡沟各1分钟，按摩胁肋。

月经后期的日常起居注意事项

（1）月经后期的患者要注意饮食，保证定时定量，不宜暴饮暴食或过食肥甘油腻，如油条、肥肉、巧克力等；忌食生冷寒凉的食物，如雪糕、冷饮、冰冻水果等；忌食辛辣香燥的食物，如辣椒、烧炭制品等，以免损伤脾胃而导致生化不足，或聚湿生痰或凉血、灼血引起或加重月经后期。

（2）适度节制房事，保证劳逸结合。

（3）保持精神乐观，避免暴怒生气及情绪波动。

（4）经期应注意多食清淡而富有营养的食品，一旦出现月经异常，要及时调治。

3. 月经先后无定期

月经周期或前或后1～2周，并连续发生3个周期以上者，称为“月经先后无定期”。

（1）肾虚型

表现：经来先后无定，量少，色淡，质稀，腰酸腿软，头晕耳鸣，尿频，舌质淡，舌苔薄白，脉沉细。

1）食疗方

杞子淮山鸡汤：枸杞子30g，山药30g，黄芪20g，老母鸡1只。先将鸡去毛、去内脏并剥去鸡皮，将枸杞子、山药、黄芪纳入鸡腹内，煮沸后改文火炖，待熟时加盐少许。食肉，饮汤，量随意。可每周煮食1只鸡。

木耳冰糖饮：黑木耳30g，冰糖15g。将黑木耳用微火炒香，加水一碗煮熟，入冰糖调服。

四味薯蓣膏：淮山药240g，枸杞120g，鹿胶60g，胡桃肉240g，冰糖60g。鹿胶用蛤粉炒脆研末，其他四味药文火蒸熟至极烂，放入鹿胶粉和拌，共捣为膏，防腐备用。每日3次，每次30g。

2）常用中成药：金匮肾气丸、右归丸、六味地黄丸、女宝、嫦娥加丽丸、定坤丹、鹿胎膏、乌鸡白凤丸。

（2）肝郁型

表现：月经周期先后不定，量或多或少，色黯红，夹有血块，或经行不畅，胸胁、乳房、小腹胀痛，精神抑郁或心烦易怒，嗳气食少，舌质正常，舌苔薄白，脉弦细。

1）食疗方

韭菜炒羊肝：韭菜100g，羊肝150g，葱、姜、盐适量。韭菜洗净切段，羊肝切片，加葱、姜、盐调味，共放铁锅内明火炒熟，佐膳食用。每日1次，月经前连服数日。

橘皮丝瓜饮：橘皮、杏仁、老丝瓜各10g。洗净后一同放入锅内，加适量清水，武火煮沸，中火煮15分钟，可加少许白糖，调味代茶，冬天热饮，春秋温饮，夏日凉饮。

2）常用中成药：加味逍遥丸、七制香附丸。

月经先后不定期的穴位按摩

(1) 摩腹：用手掌在小腹部做顺时针按摩3~5分钟。

(2) 穴位按揉：分别关元、子宫、三阴交穴按揉2分钟。

(3) 肝郁者：加按揉太冲、蠡沟、支沟、期门、肝俞各1分钟。肾虚者：加按揉命门、肾俞、太溪、水泉各1分钟。

月经先后不定期的日常起居注意事项

注意调节情绪，戒恼怒，节房事，适劳逸。

4. 月经过多

月经周期正常，经量明显多于既往或正常者，称为“月经过多”。

(1) 气虚型

表现：行经量多，色淡红，质清稀，气短乏力，小腹空坠，面色苍白，舌质淡，舌苔薄白，脉缓弱。

1) 食疗方

乌鸡黄芪汤：乌骨鸡250g，黄芪60g。乌骨鸡常法处理，去毛及内脏，与黄芪共入锅，加适量水煮烂熟，调味即可。食肉，饮汤。

黄芪粥：炙黄芪30g，粳米30~60g。先煎黄芪，去渣取汁，和粳米煮为粥。每日服一次。

黑木耳红枣饮：黑木耳30g，红枣20枚。将黑木耳、红枣洗净，红枣去核，二味加水煮沸，去渣服用。

2) 常用中成药：补中益气合剂、乌鸡白凤丸、人参归脾丸、定坤丸。

(2) 血热型

表现：经行量多，色鲜红或深红，质黏稠，口渴，心烦，喜冷饮，尿黄，大便秘结，舌质红，舌苔黄，脉滑数。

1) 食疗方

生地白萝卜汁：鲜生地60~90g，鲜白萝卜250g。上二味洗净共捣，用干净纱布包裹取汁，饮汁，每天3次，每次50～100ml。（如无鲜生地，用干生地煎水，与萝卜汁调匀服用，疗效相同）。

藕节瘦肉汤：老藕250g，猪瘦肉200g，绿豆50g。三者共煮汤，每日1次，连服3～5日。

生地粥：生地30g，粳米30～60g。生地水煎取汁，与粳米共煮为粥。每天服1次。

2）常用中成药：止血片、加味逍遥丸、荷叶丸。

（3）血瘀型

表现：经行量多，色紫黯，质稠，夹有血块，经行腹痛拒按，血块排出后痛减，舌质紫黯或有瘀点，脉细涩。

1）食疗方

益母草粥：益母草15g，生地15g，藕汁约50ml，生姜6片，小米50～100g，蜂蜜适量。先煎益母草、生地，生姜，去渣，入小米煮粥，将熟时，加入藕汁及蜂蜜，稍煮即可。每日分三次服，可补虚调血。

益母草饮：鲜益母草250g，冰糖适量。将益母草洗净捣烂取汁，加入冰糖及少量开水服用。

三七粥：三七10g，大米30g，山药30g。先将三七切片后煮30分钟，再将大米、山药共煮为粥，分2次服。

槐花粥：槐花30g，粳米30～60g。槐花洗净煎水，去渣取汁，与粳米共煮为粥。每日一剂，可连服3～5天。

地榆酒：地榆60g，甜酒适量。将地榆研成细末，每次6g，甜酒煎服。

月季花酒：月季花12朵，黄酒适量。将月季花烧灰存性，黄酒送服。

黑豆汤：黑豆50g，益母草15g，砂仁5g。先将黑豆研碎，余药洗净后与黑豆共煎取汁，加红糖适量，每日3次。

2）常用中成药：益母草颗粒。

月经量多的穴位按摩治疗

（1）运摩腹部：妻子仰卧，丈夫用手掌吸定于腹部，施以摩法。一般以小腹为中心，由中心向四周快速运摩，以局部温热为度。

（2）点按穴位：取劳宫、少府、大陵、神门、阴陵泉、三阴交、中极、血海、复溜、太溪、足三里、上巨虚等穴，用拇指点按，每穴1分钟，以得气为度。

（3）推拿经穴：丈夫用拇指推法分别作用于督脉旁开1.5寸，足太阳膀胱经，以及脊柱正中在腰背部督脉循行部位，反复治疗数次；再改用三指拿法提拿肝俞、脾俞、肾俞、关元俞等穴。

月经量多的日常起居注意事项

（1）保持心情愉快、情志舒畅。

（2）保证月经期及平时良好的卫生习惯，注意会阴部的卫生。

5. 月经量少

月经周期正常，经量明显少于既往或正常，经期不足2天，甚或点滴即净者，称“月经量少”。

（1）肾虚型

表现：月经量少，不到一日即净，或点滴即止，血色淡黯，质稀，腰酸腿软，头晕耳鸣，小便频多，舌质淡，舌苔薄，脉沉细。

1）食疗方

枸杞粥：枸杞子20g，大米适量。枸杞子、大米洗净，入锅加水适量共煮粥。每周2~3次。

四味薯蓣膏：淮山药240g，枸杞120g，鹿胶60g，胡桃肉240g，冰糖60g。鹿胶用蛤粉炒脆研末，余四味文火蒸熟至极烂，放入鹿胶粉和拌，共捣为膏，防腐备用。每日3次，每次

30g。

2）常用中成药：左归丸，乌鸡白凤丸、六味地黄丸。

（2）血虚型

表现：经来量少，色淡，质稀，头晕心悸，面色萎黄，舌质淡，舌苔薄白，脉细无力。

1）食疗方

当归粥：当归15g，用温水浸泡片刻后加水200ml，先煎浓汁约100ml，去渣取汁，放入粳米50g，红枣5枚，砂糖适量，再加水300ml左右，煮熟，每日早晚餐空腹，温热顿服，10天为一疗程。

母鸡木耳红枣汤：老母鸡500g，木耳30g，红枣10枚。老母鸡常法处理，去毛及内脏，与木耳、红枣共入锅，加适量水煮烂。吃鸡肉，饮汤。

丹参煮鸡蛋：丹参30g，鸡蛋2枚。共煮两个小时，吃蛋饮汤，本方可连续服用。

十全大补糕：党参500g，白术500g，茯苓500g，当归500g，黄芪500g，白芍500g，川芎300g，熟地500g，肉桂100g，甘草300g。上药洗净烘干，粉碎成面粉样（筛去纤维部分），加黄豆粉，炒麦芽粉，面粉各500g，白糖1000g，和匀做成似饼干样，再烘干备用。每次30g，每日3次，饭前1小时服用。

鸡血藤大豆汤：鸡血藤30g，大豆30g。二味共煮，去鸡血藤药渣，吃大豆，饮汤。

2）常用中成药：四物合剂、八珍颗粒、当归红枣颗粒、妇康宝口服液、人参养荣丸、八珍丸。

（3）血寒型

表现：经行量少，色黯红，小腹冷痛，得热痛减，畏寒肢冷，面色青白，舌质紫黯，舌苔白，脉沉紧。

1）食疗方

艾叶粥：艾叶干者15g（鲜者30g），煎取浓汁去渣，选用南粳米50g，红糖适量，再加水同煮为稠粥。月经过后三天服，月经来前三天停。每日两次，早晚温热服食。

当归生姜羊肉汤：当归15g，生姜30g，山羊肉250g。前二味洗净切片，与羊肉同炖至熟软，服羊肉与汤（上方中可以干姜易生姜，以增强温阳之力。阳虚甚者加肉桂6g同炖）。

2）常用中成药：艾附暖宫丸、田七痛经散、金匮温经丸

（4）血瘀型

表现：经行涩少，色紫黑有块，小腹刺痛拒按，血块下后痛减，质黯有瘀点，脉细涩。

1）食疗方

大佛酒：大砂仁30g，大佛手30g，大山楂30g，黄酒或米酒500g。将前三味洗净置酒瓶中浸泡3－6天，视酒量大小，每次15～30g，早晚各一次。不善酒者可以好醋代泡，服用时加冰糖适量减酸。

王不留行炖猪蹄：王不留行30g，茜草15g，牛膝15g，猪蹄250g。上述药物与猪蹄共炖至猪蹄烂熟，服汤食肉，一日2次，连服5天为1个疗程。

牡丹花粥：牡丹花（阴干的）6g（鲜的可用10～20g），粳米50g，白糖少许。先以米煮粥，一二沸后，加入牡丹花再煮，粥热后入白糖调匀即可。空腹服。

三七炖鸡蛋：生三七3g，丹参10g，鸡蛋2枚。上三味加水同煮，鸡蛋熟后去壳再同煮，至药性完全煮出后，吃蛋，饮汤，每日服1次。

猪蹄炖牛膝：猪蹄250g，牛膝20g。上二味洗净入砂锅同炖至猪蹄烂熟，趁热加米酒20～50g，同服。

2）常用中成药：血府逐瘀胶囊，益母草颗粒，少腹逐瘀丸。

（5）痰湿阻滞型

表现：月经停闭数月，带下量多，色白质稠，形体肥胖，或面浮肢肿，头晕目眩，胸腹满闷，舌淡胖，舌苔白腻，脉滑。

1）食疗方

黄花当归煲瘦肉：黄花菜 24g，当归身 24g，猪瘦肉 150g。上述二药先用水煎，煎后滤水去掉黄花菜与当归渣，再用其水加瘦猪肉同煎，喝汤吃肉。

薏豆山楂粥：薏苡仁 30g，炒扁豆 15g，山楂 15g，大米适量。四味同煮粥食。每天 1 次，每月连服 7～8 天。

苍术粳米粥：苍术 30g，粳米 30～60g。先将苍术水煎去渣取汁，再入粳米煮粥，每日 1 次，可连续服食数天。

2）常用中成药：二陈丸、香砂平胃颗粒、五苓丸。

月经量少的穴位按摩

1. 推拿腹部：妻子仰卧，丈夫用掌根推法在腹部沿正中任脉用中等力度推行，反复 5 次；然后再用三指拿法在上述部位提拿，反复操作 3 次。

2. 揉按穴位：以拇指按揉穴位，取关元、气海、天枢、中脘、间使、内关、足三里、血海、三阴交、太溪、涌泉等穴，一般每次取 3～5 穴，上述各穴交替选用，以得气为度。

3. 摩擦腰脊：妻子俯卧，丈夫用掌擦法和侧擦法在腰背部治疗。摩擦重点在脊柱正中督脉和两侧足太阳膀胱经在腰脊的循行部位，以透热为度。

4. 点按穴位：用拇指点按腰脊部穴位，可取脾俞、肾俞、肝俞、腰俞、腰阳关、命门诸穴，每穴 1 分钟，必求得气。

5. 掌拍腰脊：丈夫用手掌轻拍腰脊，以畅达气血。

月经量少的日常起居注意事项

（1）经期注意卫生保健。

（2）不宜劳累过度和过食生冷辛辣的食品。

6. **经期延长**

月经周期正常，经期超过7天以上，甚或2周方净者，称为“经期延长”。

（1）气虚型

表现：经期延长，量多，色淡红，质稀，气短懒言，倦怠乏力，舌质淡，舌苔薄，脉缓弱。

1）食疗方

乌鸡炖参芪：乌骨鸡1只，黄芪20g，党参、茯苓各15g。先将鸡洗净，把药放入鸡腹内，用线缝后，放砂锅内煮烂熟，去药渣调味，分2次服完。

花生莲藕炖猪骨：莲藕带节250g，花生100g，红枣10个去核，猪扇骨500g，斩小块，齐入砂锅，加水煮沸，文火煮3小时，调味随意食用。

2）常用中成药：人参归脾丸、补中益气丸。

（2）血热型

表现：经行时间延长，量少，色鲜红，质稠，咽干口燥，手足心热，潮热颧红，舌质红，舌苔少，脉细数。

1）食疗方

芹菜茜草根汤：鲜芹菜30g，茜草根10g。共入锅内，加适量水煎汤，饮服，可常食用。

麦冬百合茅根饮：麦冬、百合各15g，白茅根12g，水煎，代茶饮。

2）常用中成药：止血片，知柏地黄丸。

（3）血瘀型

表现：经期延长，量多或少，色紫黯有块，经行小腹疼痛拒按，舌质紫黯或有瘀点，脉涩有力。

1）食疗方

益母草粥：益母草15g，生地15g，藕汁约50ml，生姜6片，小米 50 ~ 100g，蜂蜜适量。先煎益母草、生地，生姜，去渣，放入米煮粥，将熟，加入藕汁及蜂蜜，稍煮即可。每日分三次服。可补虚调血。

月季面点：鲜月季花瓣 100g，面粉 400g，鸡蛋 3 个，牛奶 200g，白糖 100g，精盐一撮，沙拉油 50g，发酵粉适量。将鸡蛋清、蛋黄中加入糖、牛奶，搅匀后加入面粉、油、盐及发酵粉，轻搅成面浆，蛋白用筷子搅打至起泡后兑入面浆、花瓣加糖清拌，和入面酱。汤勺舀面浆于五成热的油中炸酥。做早、晚餐或点心食。

韭菜炒鸡蛋：韭菜 150g，切粒，和 2 个鸡蛋调匀，加适量盐，用油煎炒熟，随意食用。

2）常用中成药：益母草冲剂。

经期延长的穴位按摩

（1）按揉腰脊：妻子俯卧位，丈夫用掌揉按腰背部，力度中等，反复数遍，在腰脊经络循行部位着力揉按。

（2）点按穴位：丈夫用拇指点按穴位，取腰阳关、命门、八髎、肝俞、脾俞、三焦俞、肾俞、气海俞、关元俞等穴，每次取 3 ~ 5 穴，点按得气为宜。

（3）掌摩腹部：取仰卧位，用掌摩法在腹部治疗，约 3 分钟，以使腹部温热舒适为度。

（4）推拿经穴：丈夫用掌推法在腹部正中的任脉部位推行，反复 3 次；再改用三指拿法，在腹部的关元、天枢、气海、中脘、归来等穴施术，得气为度。

经期延长的日常起居注意事项

（1）注意经期卫生，避免郁伤思虑和过度劳累。

（2）节制性欲，保持正常的性生活。

（3）不宜过食辛辣，宜食清淡富营养的食物。

7. **痛经**

凡在经期或经行前后，出现周期性小腹疼痛，或痛引腰骶，甚至剧痛晕厥者，称为“痛经”。

（1）肾气亏损型

表现：经期或经后，小腹隐痛喜按，月经量少，色淡质稀，头晕耳鸣，腰酸腿软，小便清长，舌质淡，舌苔薄，脉沉细。

1）食疗方

韭菜炒羊肝：韭菜150g，羊肝200g，洗净切小块，铁锅急火炒熟后佐膳食用，每日1次，连食一周为一疗程，行经前五天开始服用。

胡桃酒：将500g胡桃壳敲碎，置于容器内，并倒入黄酒1000ml，加盖密封2~3周后，滤取酒浆，再加红糖250g，煮沸溶化后装瓶备用，每次10ml，日服两次，7天为一疗程，行经前五天开始服用。

2）常用中成药：金匮肾气丸、当归调经丸。

（2）气血虚弱型

表现：经期或经后，小腹隐痛喜按，月经量少，色淡质稀，乏力，头晕心悸，舌质淡，苔薄白，脉细弱。

1）食疗方

北芪乌骨鸡：乌骨鸡一只（1000~1500g）去毛及肠杂，洗净。黄芪100g洗净，切段，置鸡腹中，将鸡放入砂锅内，加水1000ml，煮沸后改用文火，待鸡烂熟后调味服食，每料为5天量。月经前三天开始服用。

归芪酒：当归、黄芪各150g，洗净，切片，另加红枣100g，均罩沙布袋内，投入盛酒容器中，加盖密封。每次服10ml，日服两次，7天为一疗程，行经前五天开始服用。每料可用三个疗程。此方适宜饮酒妇女服用。

蠲痛饮：荔枝核烧灰存性15g，香附子末30g。二药和匀，每服6g，温水兑酒少许送服。

桂皮山楂饮：桂皮6g，山楂肉9g，加红糖30g水煎，分两次于月经来潮前温服。

2）常用中成药：四物合剂，八珍颗粒、宁坤养血丸、妇宝金丸、八珍益母丸。

（3）气滞血瘀型

主证表现：经前或经期，小腹胀痛拒按，胸胁、乳房胀痛，经行不畅，经色紫黯血块，血块排除后腹痛减，舌质紫黯，或有瘀点，脉弦或弦涩有力。

1）食疗方

山楂粥：山楂30~40g，粳米60g，砂糖10g，先用山楂放入砂锅内煎成浓汁，去渣后加入粳米、砂糖煮粥。

桃仁粥：桃仁10~15g（桃仁用量不宜过大，孕妇如果大便不稀溏不成形者，不宜服食），粳米75g。先把桃仁捣烂如泥，再加水研汁去渣，同粳米煮为稀粥，空腹服食。

王不留行炖猪蹄：王不留行30g，猪蹄500g。洗净二物入锅，加水适量共炖至猪蹄熟烂，起锅调味，食猪蹄肉并饮汤。

红花酒：洁净的红花100g放入细口瓶内，加60度白酒400g，浸泡一周，每日振摇一次。必要时服用10ml，饮用时也可兑凉白开水10ml和加红糖适量。

川芎煮鸡蛋：鸡蛋2个，川芎9g，黄酒适量，加水300ml同煮，鸡蛋煮熟后去壳置汤药内，再用文火煮5分钟，酌加黄酒适量，吃蛋饮汤，日服一剂，5剂为一疗程。每于行经前三天开始服用。

金橘饼合山楂糕：金橘饼150g，山楂糕500g，制成蜜饯，不必再予加工。上方为五天量，在行经前三天开始随意服用，以不影响日常饮食为限。若无山楂糕，其他山楂制品亦可代用，但需酌情改量。

月季花汤：开败的月季花 3－5 朵，洗净，加水两杯，小火煎至一杯，加冰糖 30g。晾温顿服。

2）常用中成药：血府逐瘀胶囊、调经活血片。

（4）寒凝血瘀型

表现：经前或经期，小腹冷痛拒按，得热痛减，经血量少，色黯有块，畏寒肢冷，舌质黯，舌苔白，脉沉紧。

1）食疗方

艾叶粥：艾叶干者 15g（鲜者 30g），煎取浓汁去渣，选用南粳米 50g，红糖适量，再加水同煮为稠粥。月经过后三天服，月经来前三天停。每日两次，早晚温热服食。

胡椒酒：白胡椒粉 1g，白酒 1 盅，烫热白酒冲服。

姜艾薏苡仁粥：干姜 10g，艾叶 10g，薏苡仁 30g，前二味煎水取汁，薏苡仁煮粥至八成熟，入药汁同煮至熟，一次温服。

姜枣花椒汤：干姜，大枣各 30g，将姜枣洗净，干姜切片，大枣去核，加水 400ml，煮沸，然后放入花椒 9g，改用文火煎汤。日一料，分两次温服，5 剂为一疗程，行经前三天开始服用。

姜艾煮鸡蛋：将艾叶 9g，生姜 15g 洗净，艾叶切断，生姜用刀面压碎，与两个鸡蛋一起放入锅中，加水 300ml 同煮，将鸡蛋煮熟后去壳，再放入原汤内煮 5 分钟，乘热饮汤吃蛋，日一剂为一疗程。行经前三天开始服用。

桂楂饮：桂皮 6g，山楂 10g，红糖 30g，水煎，于月经来潮前分两次服用。

姜糖饮：鲜姜 16g，红糖 30g，水煎服。

盐姜葱熨方：食盐 500g，生姜 120g，葱头 1 握。将姜、葱洗净切碎后，与盐共炒热，熨敷小腹。

2）常用中成药：艾附暖宫丸、少腹逐瘀丸。

（5）湿热蕴结型

表现：经前或经期，小腹灼痛拒按，痛连腰骶，或平时小腹痛，至经前疼痛加剧，经量多或经期长，经色紫红，质稠或有血块，平素带下量多，色黄臭秽，或伴低热，尿黄赤，舌质红，舌苔黄腻，脉滑数或濡数。

1）食疗方

丝瓜饮：干丝瓜1个，加水1碗煎服。

马齿苋粥：干马齿苋30g，大米适量，共煮粥食用。

薏米赤豆粥：薏苡仁50g，赤小豆50g，砂仁6g，共煮粥后食用。

鲜藕丝瓜汤：鲜藕、丝瓜、鲜蒲公英适量，调味品适量，做汤食用。

蚌肉冬瓜汤：冬瓜500g，河蚌肉250g，黄酒、葱、姜、盐、味精适量，炖汤食用。

2）常用中成药：妇科千金片，妇乐颗粒。

痛经的穴位按摩

（1）腹部按摩：摩腹：用手掌在小腹部做顺时针按摩3～5分钟。

（2）穴位按揉：按揉气海、石门、关元、中极、血海、三阴交、肾俞、八髎穴分别2分钟。

（3）随证加减：气滞血瘀：加按揉章门、期门、血海、三阴交2分钟。寒湿凝滞：加擦揉肾俞、命门，以透热为度，按揉血海、三阴交2分钟。气血虚弱：加按揉中脘、脾俞、胃俞、足三里2分钟。肝肾虚损：加按揉肾俞、命门、涌泉，以透热为度，按揉太溪2分钟。

痛经的日常起居注意事项

（1）本病的治疗多于经前1周开始，每日2遍，连续治疗3个周期。

（2）经期注意保暖，避免受寒，禁用冷水洗浴，禁止涉水、饮冷。

（3）调节情绪，防止过劳，避免生气、暴怒。

六、择时受孕

中医学从“天人相应”的整体观出发，不仅把人体看作一个完整而不可分割的整体，同时也把人体与自然联系起来成为一体。确实是这样，我们每个人不仅是社会的一员，也是整个大自然、整个宇宙的一部分。优生不仅与男女双方自身因素有关，也与外界复杂多变的气候、季节密不可分。因此，每一对想要孩子的夫妇应当注意择时受孕，即选择一个有利的时机怀孕，这样既利于成功受孕，又利于优生。

（一）择天气之时

择天气之时，也就是选择大自然的有利时机。风、雨、雷、电等气候变化是大自然中物候变化的一部分，人类作为自然环境中的一员，其生理功能必然要受其影响，虽然经过漫长的进化岁月，人类对自然界的气候变化已形成了相对的生理适应性，但是一些剧烈的变化仍会导致人体生理不适和病理反应，明代医学家万全对于极端天气变化影响优生的问题，就曾引《素女经》的一段话阐释：“天地震动，卒风暴雨，雷电交作，晦朔弦望……切须忌之，不可交合，犯之者……或若生男，令其丑貌怪相，形体不全，灾疾寿夭。”就是说在天气恶劣的时候，如大风、暴雨、电闪雷鸣等天气时男女不可行房事，如果确实在这些时候交合怀孕了，生的孩子就会相貌丑陋、身体也不会健康。这种说法虽然说的过于绝对，也没有确切的数字可以证明，但性生活中，确实应避开“非时之气”。现代有生物气象学家发现，特殊的气象条件对胎儿性别、神经系统、器官发育等，有着至关重要的影响。例如，人们发现雷电产生的 X 射线对生殖细胞染色体有畸变作用。在“晦朔弦望”，即月球引力场对地球的影响最大时，对受孕、胚胎的发育都有一定影响。此外，也有研究人员发现，土壤和饮水中的微量元素对胚胎也有很大影响，有人发现在久旱大雨后受孕生男者多，这是因为久旱之后土壤中堆积了大量的微量元素，大雨后雨水把土壤中积累起来的微量元素以相当高的浓度渗入到地下水里，然后通过饮用水摄入男女双方体内这些微量元素有利于精子或卵细胞内性染色体配对，可以增加生男性的优势。由此可见，天气变化对受孕和胎儿的发育确实存在较大的影响，在畸胎率有所增长的今天，古人的这些论述值得我们深思。

那么究竟应该在什么时机交合呢？《大生要旨》指出：“唯天日晴明、光风霁月、时和气爽之宵……不待择而得天时之正。”认为宜选择天气晴朗，时和气爽的时候受孕，此时得子，“非惟少疾，而且必聪慧贤明”。

（二）选择适宜的受孕季节

有人会问：季节对生育也有影响吗？当然了。从优生、优育的角度来看，选择合适的出生季节，可以把温度变化、疾病流行等不利因素降到最低限度，从而最大限度地发挥利于胎儿生长发育的有利因素。

一年有四个季节十二个月，哪个时候怀孕最好呢？不同的季节、月份出生的小孩有没有差别？相信大家都很关心这个问题，而关于最佳受孕季节的说法也是众说纷纭，下面介绍两种适宜受孕季节的方案：

1. 最佳怀孕期 3、4 月，即出生期为 1、12 月

众所周知，怀孕后要有丰富多样的营养才能满足母子的需要，妊娠期间除了要有足够的糖类、蛋白质外，还要有各种无机盐、维生素和微量元素。这些营养物质一部分可由动物性食物提供，但大部分还是要从蔬菜水果中摄取。3、4 月份怀孕，经历春、夏、秋三季，一直都是瓜果蔬菜收获的季节，可以保证孕妇摄入足够的天然营养素。同时孕妇可以获得充足的日照及温和的气候，胎儿可以避开冬季和早春病毒感染的高发季节，新生儿出生时可以避开酷暑的气候，这些都是极其有利于母婴健康的，所以说，3、4 月份是怀孕的较适宜的季节。

2. 最佳怀孕期为 8、9 月，即出生期为 5、6 月

人类胚胎学的研究表明：怀孕的头 3 个月是胎儿保健的关键时期，因为前 3 个月主要是受精卵分裂，分化成各种功能的细胞和形成器官的雏形，大脑组织的形成和分化也是在这个阶段完成的，并且这时的胚胎对内外环境的变化和影响都非常敏感。一般而言，冬春季节是自然环境中病毒性疾病的高发季节，严寒季节孕妇多在室内活动，呼吸新鲜空气少，接触呼吸道病毒的机会增多，容易感冒而损害胎儿。在 8、9 月份受孕，宫内胎儿较少受到病毒性感染，使其能够顺利安全的渡过早孕阶段的敏感时期，有利于胎儿大脑的正常发育和出生后婴儿智力的发展，且孩子出生的时间又恰逢春暖花开的季节，适宜新生儿生长。

我国幅员辽阔，东西南北气候差别较大，季节的选择不能一概而论。但不管身处何地，选择受孕季节的原则是最好避开炎热的夏天和寒冷的冬天。为了了解不同季节出生的儿童在智力水平上是否真的有差异，有人分别对诺贝尔奖得主和中国各界著名人士以及两院院士进行出生时间调查，结果各不相同。有的得出结论认为 9 月份为最佳怀孕期，有的又认为良好的受孕时期为 2、3、4 月份，而院士在 10、11、12 月出生的比较多。这说明，其实出生的月份并不重要。一年 12 个月，每个月都能生出优秀的宝宝，最关键的还是看父母对孩子的后天培育。

七、怀孕前体质的调养

中医在怀孕方面历来重视“基址”的选择，强调怀孕前男女双方必须要有一个好的身体基础，才能达到优生的目的。这就好比庄稼的栽种，首先必须有好的种子，但仅有好的种子，没有肥沃的土地，也是很难收获或收获甚少的，必须是良种播在良地上才有好的收获。因此，想要怀孕的夫妻双方在结婚前必须要做好生理上的准备，从了解自已的身体状况和体质类型入手，应用相应的中医养生方法进行适当调理。

你也许会问：“中医的体质是什么？怎样判断和调理呢?”针对这个问题，我们就先从中医对体质的认识谈起。中医理论说认为，体质是个体生命过程中，在先天禀赋和后天获得的基础上所形成的形态结构、生理功能和心理状态方面综合的、相对稳定的固有特质。不同的人具有不同的体质，我们可通过一些外在的表现将每个人的体质进行相对客观的分类，不同的体质类型对于疾病的发生、发展具有不同的影响倾向，而每个人的体质又具有可调性，可通过饮食、起居、药物等方法，使体质偏颇失衡状态得到改善。因此，我们了解判断自身体质的目的，在于根据不同的体质特点，选择和应用适合自身状况的中医养生保健方法，通过正确的调养，恢复和达到身体的最佳状态，从而有利于怀孕后母体与胎儿的健康。

（一）体质的分类及表现

人与人的体质是互不相同的，中医理论一般从寒、热、虚、实进行分类，但大部分人的体质类型都是重叠的，很难有单纯一种的，而且也会随着季节气候、环境、年龄等因素而变化，所以应以最近一个月身体所产生的症状来判断。

1. 阴阳平和型

此类型的人具有气血阴阳平衡、脏腑功能正常协调、身体抗病能力强的生理特征。这种体质的人不仅是因为先天禀赋良好，也是后天调养得当才能形成。这类体质人群具有如下表征：

①体格强壮，不胖不瘦，体型适中。

②脸色红润，精力充足。

③适应气候的能力强，不管冬天夏天很少感冒，有一定的抵抗力。

④喝水有度，不多饮或少饮。

⑤饮食正常，脾胃功能良好，不贪食、厌食，食后自我感觉好。

⑥大、小便通畅、有规律，无便秘现象。

⑦舌色淡红，苔薄白。

2. 阳气不足型

此类型人具有阳气偏衰、机能减退、热量不足、抗寒能力低弱的生理特征。此种体质的人大多由于先天禀赋不足或后天调养不当所致。这类体质人群具有如下表征：

①体格不胖不瘦，胖者呈虚胖的表象。

②面部常白中带青，灰暗无光泽。

③口唇色淡，常不觉口渴，喝水很少。

④一喝凉水或吃冷食就会引起胃痛、腹痛或腹泻，喝热水则觉得身体舒适。

⑤常感四肢寒冷。

⑥经常出汗，出汗觉得皮肤滑发凉。

⑦夜间小便次数多，尿色如清水状。

⑧清晨时大便急迫，便稀而泻快。

⑨常年耳鸣，60岁以上易耳聋。

⑩舌色淡白，舌边有齿印表痕。

3. 气血虚弱型

此类型的人大多是由于本身脾胃消化功能不佳，或大病、久病后气血不足所造成。这类体质人群具有如下表征：

①脸色苍白。

②常不多言语，讲话易疲劳且声音小。

③稍一劳动就出汗，但自己没有热的感觉。

④常显乏力，头晕目眩，有短暂失忆现象。

⑤手脚时常无原因麻木。

⑥心律不齐，记忆力低下。

⑦内脏有下沉之感，疲劳时此感更甚。

⑧女性月经色淡量减或经色不淡、经量增多，有时二三天即净；有时八九天才净。

4. 湿痰内蕴型

这类型的人多由于脏腑功能失调，代谢能力减退而致水液、痰湿停滞在体内。以形体肥胖的人最为常见。这类体质人群具有如下表征：

①体格肥大（也有较瘦的），脸色萎黄干枯。

②总觉胸满，呼吸时感梗阻，时而头昏目眩，时而恶心、呕吐。

③嘴中有黏腻的感觉，饭后时时觉得嘴里有甜味。

④口常干但又不想喝水、喝了水仍觉口干。

⑤大便一日数次，尿混浊且多泡沫。

⑥舌苔有厚有薄；颜色或白、或灰、或黄、或黑色。

5. 气滞血郁型

此类型的人主要表现为血行迟缓不畅，多半是因为情志长期抑郁、或久居寒冷地区，以及脏腑功能失调所造成，以身体较瘦的人为主。这类体质人群具有如下表征：

①面色晦暗，常显不净。

②眼周有黯黑或紫色的眼圈，面部黑色素斑点较多。

③皮肤粗糙、落屑、干燥，甚至如鱼鳞状；指甲面不平滑，有条状或白色花纹状；重者变得又厚又硬，如石灰状。

④脸上有扩张的血丝，手压即退，手放即现。如果中年妇女大腿内侧见到的丝状小静脉不属于此。

⑤胃脘部偶有饱胀感，时胀时消，手按时感到不适。

⑥头、胸、腹、背、腰或四肢部位有固定的疼痛，或感气胀，或感针刺。

⑦舌质呈现为青紫色或舌质暗。

6. 阴虚内热型

此类型的人大多是由于先天禀赋不足、后天调养不当，或久病不愈所致的体质，多见于体型较瘦的人。这类体质人群具有如下表征：

①体格消瘦者较多，眼有神而动作较敏捷，是急性子。

②脸色以深色为多，口唇、牙龈、鼻子也都红，牙龈有出血现象。

③时觉口干，但饮不解渴；咽鼻常干痒，尤其是晚上睡眠时。

④不爱喝热茶，爱喝凉水。

⑤手足心热，少眠心烦。人好动，心烦急，常失眠、易发怒。

⑥常年耳鸣，60 岁以上易耳聋。

⑦早上第一次小便色黄且量少。

⑧大便几日一次，干结，成栗子状，多伴有痔疮。

⑨舌质红而舌苔少。

以上我们已介绍了根据中医寒热阴阳理论划分的体质分型及其表现特点，根据列出的体质表征，每个人可以对自己的体质类型有个大体了解，并可根据自己的体质类型，选择适合的养生保健方法进行针对性的调养。但是由于体质不是固定不变的，而且常常是相互兼见的，对于缺少相关医学知识的人来说，不容易准确把握，应当向专业的中医师进行咨询，因为如若辨体不当，不仅调养不起作用，还有可能损害自己的身体健康。

（二）不同体质类型的饮食宜忌

食养食疗与药物、针灸、推拿、气功等疗法一样，都是中医学的重要组成部分，食物的作用，不仅体现在维持人体的正常生命活动，某种意义上讲它还具有补养作用。中医学认为“药食同源”，食物和药物一样也具有四气、五味和归经等不同特点，食物与药物的区别在于，食物的作用缓和、副作用小；药物的作用相对显著、副作用大。因此，在日常预防保健中，食疗更占有重要的地位。中医食疗学主张“因人施膳”，饮食的宜与忌实质是强调饮食的针对性，即根据不同的体质类型和病理情况，选择相适宜的食物进行调养。

1. 阴阳平和型

饮食调养原则：原则上各种饮食都可食用，通过适当的搭配达到五味调和、温凉适中，阴阳平补；饮食一般以清淡为主，平时要保持良好的饮食习惯，做到饮食有度，忌多食偏食。

饮食宜忌：常体人的饮食宜忌无特别规定。

2. 阳气不足型

饮食调养原则：以温补肾阳、祛寒暖体为目的；宜吃温热平性的食物，忌吃寒凉性的食物。

饮食宜忌

谷物类：粳米可多吃；绿豆性凉应少食或忌食。

蔬菜类：大蒜、葱、洋葱、韭菜、芥菜、香菜、香椿头、大头菜、芡实、蚕豆、辣椒等可多吃。丝瓜、黄瓜、茄子、百合、芹菜、菠菜、油菜、苋菜、马兰、甜菜、生菜等凉性蔬菜要少吃。茭白、草菇、莴苣、苦瓜、菜瓜、大白菜、竹笋、芦笋、番茄等忌食。

果品类：柠檬、杨梅、银杏、石榴、栗子、龙眼、荔枝、金橘子、槟榔、杏子、樱桃、核桃仁、木瓜、桃子可多吃。西瓜、甜瓜、柚、梨、猕猴桃、罗汉果、柑、柿、香蕉、芒果要少吃或忌吃。

畜、禽、鱼肉、海鲜类：羊肉、羊肚、羊脑、狗肉、牛肉、牛骨髓、麻雀肉、鸡肉、野鸡肉、黄鳝、猪肚、草鱼、鲢鱼、带鱼、河虾、海参、鲍鱼、泥鳅可多吃。兔肉、河蚌、鸭肉、蛙、蟹、田螺、驴肉、紫菜、海带要少吃。

蛋、乳、糖、油脂类：蛋类除鸭蛋外，其余都可选用；羊乳、牛乳可多吃；蜂蜜、蜂皇浆可多吃；红糖、饴糖可多吃；豆油、菜籽油、花生油、葵花子油可多吃。芝麻油、猪油要少吃。

调味料：丁香、桂皮、花椒、胡椒、米酒可多吃。

饮料：茉莉花茶、玫瑰花茶、玉兰花茶可多热饮用。决明子茶、绿茶、菊花茶、红茶要少饮用。

食谱举例

糯米益智仁粥

【原料】

益智仁末 5g，糯米 50g，盐适量。

【做法】

1. 将糯米淘洗干净，放入砂锅，加入清水，先用武火煮开，再用文火熬成稀粥。

2. 调入益智仁末和少量盐，稍煮片刻即可。

3. 每日早晚温热食用。

【功效】

益智仁性温，味辛，入脾、肾经，温补脾肾、固摄缩尿。此粥可以补肾固精、温脾止泻，对阳萎、早泄、遗精、尿频、夜尿多有食疗的作用。

【温馨提示】

糯米是家常食用的粮食之一，有补气暖胃的滋补作用。

肉桂鸡肝羹

【原料】

肉桂5g，雄鸡肝1具，葱、姜、盐、料酒、味精各适量。

【做法】

1. 将鸡肝洗净，切成4块。

2. 肉桂洗净切成小块。

3. 把鸡肝和肉桂一起放在碗内，加葱、姜、盐、料酒和清水，将碗放入锅内，隔水加热，炖至鸡肝熟烂，再加味精调味即可食用。烹制鸡肝前，可先用清水浸泡半个小时左右，以去掉鸡肝内可能留有的毒素。

【功效】

肉桂性温，味甘、辛，具有温肾补火、祛寒功效。与鸡肝同用，可以温补心肾、健脾暖胃。对心肾脾阳虚、气虚、阳萎不举、腰部酸冷、夜尿频多有食疗之效。

3. 气血虚弱型

饮食调养原则：以补益气血、健脾养肾为目的。宜吃温性和平性的食物，忌吃寒性和凉性的食物。

饮食宜忌

谷物类：黑大豆、玉米、粳米、黄豆可多吃；糯米、小麦、高粱、可适量选食。

蔬菜类：马铃薯、胡萝卜、番薯、南瓜、卷心菜、青菜、平菇可多吃。芦笋、番茄、草菇、莴笋、苦瓜、大白菜、芹菜、菠菜、油菜、苋菜、丝瓜、黄瓜、茄子、应少吃或忌吃。

果品类：枣子、葡萄、龙眼、椰子、橄榄、海松子、南瓜子、核桃仁、榛子、苹果、无花果、梅子、菠萝、菠萝蜜、甘蔗、桑椹、花生、莲子、葵花子、枸杞子、白果可多吃。甜瓜、柿、香蕉、西瓜、柚、梨、猕猴桃、杨桃、罗汉果、芒果等应少吃或忌吃。

畜、禽、鱼、海鲜类：猪蹄、猪肉、猪肝、猪皮、鹅、鹌鹑、鸽肉、银鱼、黄鱼、鲈鱼等可多选食。兔肉、河蚌、鸭肉、蟹、田螺、驴肉、紫菜、海带应少吃。

蛋、乳、糖、油脂类：蛋类中除鸭蛋外，其余可多吃；羊乳、牛乳、蜂蜜、蜂皇浆、红糖、饴糖、白砂糖、豆油、菜籽油、花生油可多吃。芝麻油、猪油应少吃。

调味料：桂皮、花椒、米酒可多吃。

饮料：桂圆大枣茶、牛奶、豆浆可多饮。绿茶、菊花茶、红茶应少饮。

食谱举例

清炖牛肉汤

【原料】

牛肉250g，料酒10ml，大葱、萝卜、生姜、白胡椒粉、味精各适量。

【做法】

1. 首先将牛肉整块放入开水中烫煮片刻去除血水，然后捞起用凉水洗干净，并切成细小的薄块；锅里重新放入清水，加姜几片，数段大葱，两大匙料酒，放进牛肉，烧开后撇去汤表面的杂质。

2. 转至文火熬煮90分钟后加入萝卜块，再炖半个小时左右。

3. 加盐、白胡椒粉等调味品，最后洒上葱花即可食用。

【功效】

牛肉性温，味甘，具有补中益气、健脾开胃、强筋健骨的功效。此汤滋补，尤其适合贫血女性食用。

【温馨提示】

炖牛肉汤时，要想汤清爽而不油腻，最后用牛腰柳肉。

雪蛤红枣甜汤

【原料】

雪蛤10g，红枣30g，冰糖50g。

【做法】

1. 将雪蛤先用热水浸泡3个小时，等到发胀后去掉黑丝以及杂质，用清水过滤、沥干。

2. 将水、雪蛤、红枣放入锅内，武火煮沸后转文火，煮15分钟左右，加入冰糖调味即可食用。

【功效】

雪蛤晶莹透亮，有润肤养颜的功效。红枣性温，味甘，有补脾和胃、益气生津、补阴养血的功效。两者合用，可滋阴养血，怀孕前女性宜多服用。此汤可以热饮，也可冰镇后饮用。注意要用热水浸泡雪蛤，而且时间要长。

4. 痰湿内蕴型

饮食调养原则：以提高肺、脾、肾功能，消除体内痰湿积滞为目的。宜吃温平食物，忌吃寒凉食物。

饮食宜忌

谷物豆薯类：赤小豆、白扁豆、黄豆芽、绿豆芽可多吃。

蔬菜类：萝卜、冬瓜、四季豆、豌豆、扁豆、荷兰豆可多吃。韭菜、荠菜、香菜、辣椒、芹菜、菠菜、油菜、丝瓜、黄瓜、茄子应少吃。

果品类：橄榄、南瓜子、核桃仁、枣子、葡萄、龙眼、苹果、无花果、梅子、菠萝、菠萝蜜、甘蔗、桑椹、花生、莲子可多吃。香蕉、西瓜、甜瓜、柚、梨、猕猴桃、杨桃、罗汉果、芒果、柿应少吃。

畜、禽、鱼、海鲜类：猪肉、鹅、鹌鹑、鸽肉、黑鱼、鲤鱼、青鱼、鲫鱼、白鱼、银鱼可多吃。兔肉、河蚌、鸭肉、海蜇、蟹、驴肉、紫菜、海带应少吃。

蛋、乳、糖、油脂类：蛋类中除鸭蛋外，其余可多吃；羊乳、牛乳可多吃；松花粉、蜂蜜、蜂皇浆可多吃；红糖、饴糖，白砂糖可多吃；豆油、菜籽油、牛油、花生油、葵花子油、可多吃。芝麻油、猪油应少吃。

调味料：桂花、花椒、胡椒、芥末、茴香、丁香、酒酿、米酒可选食。

饮料：玳玳花茶、玫瑰花茶、玉兰花茶可多饮。决明子茶、绿茶、菊花茶应少饮。

食谱举例

豆芽海带丝

【原料】

绿豆芽150g，海带丝150g，猪瘦肉丝50g，葱、料酒、盐、味精、色拉油各适量。

【做法】

1. 将绿豆芽掐去两头去中段部分，放入清水中浸泡；海带丝切成段，用清水漂净；葱切段。

2. 锅内放油烧热后投入肉丝炒至灰白色，放入适量料酒，倒入海带炒1分钟，再投入沥净水的绿豆芽，放入盐，至绿豆芽刚熟，放入味精，葱丝等，即可食用。

【功效】

绿豆芽消暑热，海带是化痰养生食品。此菜日常食用可补血养阴、清热化痰、行水消肿，对甲状腺肿、慢性支气管炎咳喘、水肿、肥胖症等具有一定的食疗效果。

【温馨提示】

选择干海带时，看其表面是否有白色粉末状附着，因为海带中含有丰富的碘和甘露醇，尤其是甘露醇呈白色粉末状附着在海带表面，没有任何白色粉末的海带质量较差。

豆瓣鲤鱼

【原料】

鲤鱼250g，豆瓣酱30g，葱、姜、蒜、淀粉、鲜汤、料酒、酱油、白糖、味精、色拉油、醋各适量。

【做法】

1. 将鱼肉洗净，切块。

2. 将色拉油倒入锅内，烧至油热时放入鱼块炸黄捞出。

3. 锅内留少许油，下葱、姜末、蒜末、豆瓣酱炒香，再放入酱油、料酒、白糖、鱼块、鲜汤入味，加味精，用淀粉勾芡，即可食用。

【功效】

鲤鱼性平，味甘，可利水消肿，为补益利水养生之品。本品味道醇香，营养丰富，特别适合虚弱体质、痰湿体质者食用。

【温馨提示】

炸鱼的油温度不宜太低，以免鱼肉破碎。葱、姜、蒜、豆瓣需要用油炸香再下其他材料。

5. 气滞血瘀型

饮食调养原则：这类体质类型的人饮食调养以活血化瘀、理气解郁为目的。宜吃温性和平性类食物，忌吃或少吃寒性食物。

饮食宜忌

谷物豆薯类：粳米、玉米、糯米、高粱、魔芋等可多吃。绿豆、淡豆豉应少吃。

蔬菜类：黑木耳、香菇、猴头菇、金针菜、油菜、洋葱可多吃。除蘑菇外，寒凉食性的蔬菜都应尽量少吃。

果品类：核桃仁、菠萝、香榧子、山楂、菱角、鲜藕可多吃，其它果品可选食。

畜、禽、鱼肉、海鲜类：猪心、海带宜多吃，其余也可适量选择，无特别禁忌。

蛋、乳、糖、油脂类：无特别宜忌，可以适量食用。

饮料：决明子茶、绿茶、菊花茶、红茶少饮，其余无特别禁忌，可适量饮酒（不宜大量或饮用高浓度的烈性酒）。

调味料：无特别禁忌，醋宜多用。

食谱举例

当归煮鸡蛋

【原料】

当归9g，鸡蛋2个，红糖50g。

【做法】

1. 将当归煎水取汁。

2. 将鸡蛋打入当归汁中，鸡蛋煮熟后放入红糖调匀，即可食用。

【功效】

当归性温，味甘、辛，入心、肝、脾经，补血调经、活血止痛、润燥滑肠。与鸡蛋、红糖同用，可以补血调经，尤其适合妇女血虚、月经不调或身体虚弱等症。

【温馨提示】

食糖分为白糖和红糖，红糖是未经精制的粗糖，颜色很深。

益母草炒荠菜

【原料】

鲜益母草30g，鲜荠菜30g，菜油30ml。

【做法】

1. 将鲜益母草、鲜荠菜洗净并切段。

2. 把铁锅放在武火上倒入菜油烧热，放入鲜益母草、鲜荠菜炒热，可以食用。

【功效】

益母草有活血、破血、调经的作用。而荠菜含荠菜酸，能缩短出血、凝血时间，从而达到止血的目的，对有妇科疾病的女性有益。

【温馨提示】

益母草非常适合女性食用，除具有活血祛瘀功效之外，还具有治疗雀斑、黑斑、黄褐斑的功效。

6. 阴虚内热型

饮食调养原则：以清其内热为饮食调养目的，宜多吃寒凉平性的食物，忌吃温热之性的食物。

饮食宜忌

谷物豆薯类：绿豆、粳米、粟米、大麦、薏米、荞麦、小麦可多吃。刀豆、魔芋、糯米、高粱、燕麦应少吃。

蔬菜类：番茄、苦瓜、菜瓜、竹笋、青菜、大白菜、荠菜、银耳、北瓜、山药可多吃；凉性蔬菜中宜选芹菜、菠菜、油菜、苋菜、马兰、丝瓜等多吃。韭菜、辣椒、香菜、大蒜、洋葱、芥菜少用，南瓜、大头菜、葱、生姜、平菇、金瓜、木瓜忌吃和少吃。

果品类：桑椹、柑、柿、香蕉、西瓜、甜瓜、柚、梨、猕猴桃、杨桃、罗汉果、芒果、桃可选吃，但不宜吃得过多。龙眼、荔枝、金橘、橘子、槟榔、杏子、樱桃应忌吃或少吃。

畜、禽、鱼、海鲜类：驴肉、鸭肉、兔肉、牡蛎、鳖、河蚌、海蜇、蛙、蟹、田螺、紫菜、海带可多吃。狗肉、野鸡肉、牛肉、牛骨髓、羊肉、羊肚、羊脑、黄鳝可多吃。猪肚、草鱼、鲢鱼、鳙鱼、带鱼、河虾、海参应少吃。

蛋、乳、糖、油脂类：鸭蛋、鹌鹑蛋、鸡蛋可多吃。牛乳、羊乳、蜂蜜、蜂皇浆可适饮；白砂糖、红糖可适量选吃；芝麻油、花生油、葵花子油、麦胚油可多选用。饴糖少吃；豆油、菜籽油、牛油少用。

饮料：决明子茶、绿茶、菊花茶、红茶，宜少量饮用，但不要太浓。忌酒、咖啡，少用茉莉花茶、玫瑰红茶。

调味料：花椒、胡椒、芥末、茴香忌用。

菜谱举例

豆芽生鱼片

【原料】

豆芽200g，生鱼片300g，葱段、姜丝、胡萝卜、糖、淀粉、生抽、酒、胡椒粉、麻油、盐各适量。

【做法】

1. 将豆芽洗净沥干水分，用少许油爆香姜片，放入豆芽炒至八成熟盛起。

2. 鱼肉洗净、抹干，切片，加入酒、盐、姜丝拌匀。

3. 油锅煮滚，放入鱼片煮至熟，加入豆芽、胡萝卜丝，武火快炒即可食用。

【功效】

豆芽性凉，味甘，入脾、胃、膀胱经，具有清热、解毒、消暑、利水等功效。鱼肉含丰富蛋白质，味鲜。此菜可清热、滋阴、去火。

【温馨提示】

无论黄豆、绿豆，发芽时产生的多种维生素都能够消除体内的致畸物质，并且促进性激素生成，有利于实现优生的目的。

八、孕前营养储备

人体在生长发育过程中需要很多的营养物质，但有时由于饮食的偏好，嗜食某种或几种食物，造成某些营养物质缺乏，尤其那些想要孩子的新婚青年，为了生一个健康聪明的孩子，应该从计划怀孕时就开始增加营养，避免饮食的偏嗜，要时刻观察自己或配偶是否缺乏某种营养物质。那些营养状况一般的女性，应从孕前 3 个月就开始注意补充；而对于那些体质瘦弱、营养状况较差的女性，孕前营养更为重要，补充营养的时间还应该提前，最好在孕前半年就开始进行，对于脾胃虚弱而致营养不足者，还应当首先从调理脾胃入手，才能使各种营养物质被身体所吸收和贮存。补充营养有很多好处，不仅可以利于受孕，而且受孕以后也有利于胎儿的健康发育，避免造成胎儿的畸形和智力发育障碍。

（一）孕前体重及营养状况评价

首先，在进行任何营养补充前，请先计算自己的体重指数，对你的营养状况作一个初步的评价。具体操作方法是用体重（kg）/身高^2（m^2）算出 BMI 值，按照以下标准判断自己的体重情况，如下表。消瘦者、超重者、肥胖者均应向正常者看齐，该增肥的增肥，该减肥的减肥。

BMI < 18.5	消瘦
18.5 < BMI < 23.9	正常
24 < BMI < 27.9	超重
BMI > =28	肥胖

目前很多女性崇尚节食减肥，每天限制饮食的摄入。但若想要怀孕，可千万不能过分的节制，要保证每天有足够的热量摄入，给正常怀孕打下一个良好的身体基础。

此外，脂肪也是人体必不可少的成分，是脑及神经的重要组成部分，其所含必需脂肪酸是构成机体组织细胞不可缺少的物质，增加优质脂肪的摄入对怀孕后胎儿的神经系统和各组织器官的发育均非常有益。

体重达到正常以后，再来考虑如何为怀孕做准备，以及提前补充营养素的事情。大家都知道，怀孕对许多营养素的需求量都会增大的，这其中某些营养素可以在体内储存，如能量、脂溶性维生素、某些微量元素（如铁储存在肝脏、钙在骨头），怀孕前就可以开始有计划地补充这些营养素，在体内储存着以备怀孕之用；而另有一些营养素不可以在体内储存的，如水溶性维生素、某些微量元素，即使孕前补充也无法在体内储存，只有在怀孕期间的日常饮食中保证足够摄入量。因此，孕前补充营养素要有针对性，具体哪些是适合在孕前就补充的呢？在下面的内容中我们会详细谈到。

（二）孕前营养储备

在怀孕之前，我们可以提早补充一些既能在体内积累，又可在孕期起到非常关键作用的营养素，以备突然怀孕和孕早期胃肠反应导致营养缺乏之需。请大家注意下列几种营养素：

1. 叶酸

叶酸是一种 B 族维生素，对细胞的分化及蛋白质的合成起着重要的作用。叶酸在孕期非常重要，尤其是孕早期的时候。它在胎儿的生长发育过程中是不可缺少的营养素。孕前若不注意补充叶酸，导致叶酸缺乏，很有可能造成胎儿大脑和神经管的发育迟缓，引起神经管畸形，严重者可致脊柱裂或无脑畸形儿。

所以孕前女性要多食用富含叶酸的食物，怀孕前开始注意摄入叶酸的目的是为使妇女体内的叶酸维持在一定的水平，以保证胚胎早期有一个较好的叶酸营养状态。可经常食用红苋菜、菠菜、生菜、芦笋、龙须菜、油菜、小白菜、豆类、酵母、动物肝、香蕉、橙汁等富含叶酸食物。适量的叶酸摄入可以保证您的孩子顺利出生，因此，建议所有妇女从有怀孕意愿时到孕早期三个月都应当摄入足够的叶酸。

下列食物中富含叶酸，可经常食用，每10g该食物所含的叶酸量：

名称	含量（10μg）	名称	含量（μg）	名称	含量（μg）
猪肝	236.4	菠菜	347.0	西红柿	132.1
鸡肝	80.0	红苋菜	330.6	花生	104.9
鸡蛋	75.0	油菜	148.7	核桃	102.6
豆腐	66.1	茴香	120.9	豌豆	82.6
黄豆	381.2	小白菜	115.7	豇豆	66.0
腐竹	147.6	茼蒿菜	114.3	桔子	52.9

适合孕前食用的富含叶酸的食谱

多味油菜心

【主料】

油菜心10颗（约500g）。

【配料】

四川豆瓣酱20g，花生酱20g，白糖15g，花生油50g，蒜、姜、葱、醋少许，味精适量。

【做法】

1. 将豆瓣酱、糖、醋、蒜、姜、葱、味精同放在一个容器内，拌匀，边拌边浇入熟花生油，然后再拌入用冷开水拌成糊状的花生酱。

2. 将每棵油菜心剖成四瓣，沸水煮至深绿色，捞出沥干，装入盘内。

3. 吃时用油菜心蘸第一部制成的调味酱即可。

【营养价值】

每100g油菜含叶酸30mg以上。四川豆瓣酱、花生酱也含有叶酸。另外，这道菜还含有较多的蛋白质、钙和维生素C。

小麦粳米粥

【主料】

小麦100g，粳米150g。

【配料】

大枣5枚，红糖适量。

【做法】

1. 将小麦洗净，捣碎，粳米和大枣也洗干净。

2. 将小麦、粳米、大枣放入沸水锅中，先用大火煮沸，然后用文火煮半个小时。

3. 最后，用适量红糖调味，即可食用。

【营养价值】

小麦、粳米都含有较多的叶酸。另外，小麦还含有很多的淀粉、蛋白质、维生素以及矿物质。大枣富含铁，是补气养心之品。此粥简单易做，妇女怀孕前宜多食用。

2. 钙

钙是骨骼和牙齿的重要组成成分，也是胎儿发育过程中不可缺少且需求量较多的一种成分。另外，钙也可以安定母亲的精神，防止疲劳。孕前未摄入足量的钙，易使胎儿发生佝偻病，孕妇也会因失钙过多导致缺钙抽搐和骨质软化症，所以孕前开始补钙，对孕期很有好处。

妇女怀孕后本身所需要的钙加上胎儿所需的钙要比平时多2倍，这些钙靠临时补充是不能满足的，必须提前储备。因为钙在人体内贮存时间比较长，这就使孕前补钙成为必须。所以孕前要多吃富含钙的食物，比如鱼类、牛奶、海带、虾皮、大豆及其制品、核桃仁等。

以下食物富含钙，可经常食用，每100g该食物所含的钙量：

名称	含量（mg）	名称	含量（mg）
芝麻酱	1170	荠菜	294
虾皮	991	黑木耳	247
发菜	875	雪里蕻	230
乳酪	590	黄豆	191
海带	348	豆腐（北）	138
牛奶	120		

适合孕前食用的补钙食谱

虾皮烧白菜

【主料】

大白菜500g，虾皮100g。

【配料】

葱丝、姜丝、精盐、豆油、味精适量。

【做法】

1. 将虾皮洗净，沥干。

2. 将大白菜洗净，切成宽长条，再切成斜方块，菜叶分放。

3. 将豆油放入锅内烧至八成熟时投入葱、姜丝和虾皮，炒出香味。

4. 然后放入白菜块炒片刻，烧至半熟时再放入白菜叶，加入精盐烧至菜熟，洒上味精拌匀即可食用。

【营养价值】

每 100g 大白菜含钙 45mg，蛋白质 1g，维生素 B_1 0.03mg，维生素 B_2 0.08mg，还有丰富的维生素 C。虾皮含钙也很丰富，每 100g 含钙 2000mg。此菜确为补钙佳品。

海带炖鲫鱼

【主料】

海带 250g，鲫鱼 1 条（约 300g），黄豆芽 200g。

【配料】

熟猪油 60g，精盐、酱油、料酒、醋、味精、姜末、葱段各适量。

【做法】

1. 将鱼去鳞、鳃、内脏、洗净、沥干水，两侧斜切十字花。
2. 海带洗净切成海带丝。黄豆芽洗净，沥水。
3. 烧开水约 1000ml，把鱼放进去过一下，捞起，沥干水。
4. 热锅以后，倒入猪油，烧热放进姜末、葱段、烧香，加入鲜汤、料酒烧沸。
5. 放入鱼、黄豆芽、海带丝，用文火烧 15 分钟后加入精盐，再炖几分钟，捞出来。
6. 吃时蘸酱油、醋、姜末、味精调成的汁即可。

【营养价值】

海带含钙较多，每 100g 干品含钙 445mg，铁 4.5mg，蛋白质 8g，胡萝卜素 0.57mg，维生素 B_1 0.09mg，维生素 B_2 0.36mg，每 100g 鲫鱼含钙 54mg，蛋白质 13g。每 100g 黄豆芽含蛋白质 11.5g，钙 68mg，胡萝卜素 0.33mg，维生素 B_1 0.17mg，维生素 B_2 0.11mg。此菜营养丰富，含钙丰富，是补钙的佳品，适合准备怀孕的夫妻食用。

3. 铁

铁是构成血色素的重要成分，它的作用是将肺中的氧气通过血液运送到各组织器官。宝宝的大脑和身体发育都需要铁和氧气。铁储存过少会导致贫血，这种情况下身体将无法获得足够的氧气来维持生长发育。胎儿生长发育非常迅速，每天约吸收 5mg 铁质，如果孕妇摄入不足，尤其在怀孕中期以后，容易发生贫血，会影响胎儿的正常发育；重度贫血还会造成母体心肌缺氧导致贫血性心脏病，降低产妇抵抗力，容易发生产褥感染而危及生命。

我国的缺铁性贫血发生率是 19.1%，所以，准备怀孕的女性要防患于未然，到了发现缺铁时再补那就晚了，为了防止妇女怀孕中期发生缺铁性贫血，就要在孕前开始有意识的补铁。那么，孕前多长时间开始补比较合适呢？一般认为，在孕前 3 个月开始补铁有利于母婴的健康，因为铁在体内可以贮存 4 个月之久。

铁的最佳来源是肉类，尤其是动物内脏。一些蔬菜（如绿叶蔬菜、豌豆）也都是铁的很好来源。为了更好的从蔬菜中吸收铁，可以和富含维生素 C 或酸性物质的食物（如水果、果汁、西红柿、发酵食物）搭配食用，以促进铁的吸收。需要特别指出的是，茶和咖啡会降低铁的吸收率，所以请在两顿饭之间喝茶或咖啡，而不要在餐前服用或餐后即喝。

适合孕前食用的补铁食谱

酸辣猪血羹

【主料】

猪血豆腐 250g，瘦猪肉 100g。

【配料】

精盐、味精、料酒、酱油、醋、葱、姜丝、蒜茸、胡椒粉、猪油各适量。

【做法】

1. 将血豆腐洗净切丁，猪肉洗净切碎，放入容器内，加料酒、酱油拌匀。

2. 锅放火上，放葱、姜、蒜煸香，放入猪肉煸炒熟，放入血豆腐，加水适量，放入料酒、酱油、精盐、醋，烧至入味。

3. 点入适量味精，撒入胡椒粉，出锅即可。

【营养价值】

每100g血豆腐含铁7.6mg，含蛋白质18.9g，维生素B_2 0.03mg. 每100g猪瘦肉含铁1.4mg，锌2.95mg，蛋白质20.5g，维生素B_1 0.21mg，维生素B_2 0.14mg，维生素E 0.2mg，钙8mg。此菜是补铁补钙的佳品。

红枣木耳汤

【主料】

红枣25枚，水发木耳70g。

【配料】

白糖适量。

【做法】

1. 将木耳洗干净，撕成小片。

2. 红枣洗净，去核。

3. 然后将木耳、红枣、白糖一起放入砂锅内，倒进适量清水，同煮至红枣、木耳熟透，即可食用。

【营养价值】

每100g红枣含铁1.9mg，钙70mg，蛋白质3.9g，维生素B_1

0. 05mg，维生素 B_2 0. 15mg，维生素 C 11mg。每 100g 木耳含铁 185mg，蛋白质 10. 6g，钙 357mg，胡萝卜素 0. 03mg。木耳有"含铁之冠"的美称。准备怀孕的夫妻可以食用此菜补铁，而且简单易学易做。

4. 锌

锌是人体一百多种酶或者激活剂的组成成分，对人体的新陈代谢活动有重大影响。缺锌会使味觉及食欲减退，减少食物的摄入，从而影响生长发育。锌对胎儿，尤其胎儿脑的发育起着不可忽视的作用。孕妇缺锌会引起胎儿生长发育迟缓，身材矮小，甚至导致胎儿畸形。锌对男性也同等重要，睾丸制造睾固酮需要"锌"，精子的制造和品质也和"锌"息息相关，如果缺锌可能导致不育。因此，锌不管对夫妇还是胎儿都至关重要。

成年人每天的锌需要量大约为 2. 2mg，如果按混合膳食中锌平均吸收率为 20% 来计算，则成年人每天应供给锌 11mg。美国有这样的规定，成年人每天供应锌的量为 15mg。对于准备怀孕的夫妻而言，每天摄入食物中锌的供应量应当有所增加。富含锌的食物有：海产品（牡蛎、贝、海带）、动物内脏、黄豆、扁豆、麦芽、黑芝麻、南瓜子等。

适合孕前食用的补锌食谱

枸杞炖牛肉

【主料】

牛肉 500g，枸杞子 40 个，胡萝卜 2 个，土豆 3 个，洋葱 2 个。

【配料】

奶油 50g，精盐、面粉、胡椒粉、酱油、味精、醋各适量。

【做法】

1. 将牛肉洗净，切成4厘米大小的块，加入精盐、胡椒粉、面粉拌匀。

2. 热锅后加入奶油，烧热后放入牛肉块炒至变色，再加入洋葱炒3分钟。

3. 然后加入枸杞，并加适量水烧开，改用文火，放入胡萝卜、土豆以及醋，文火煮一个小时。

4. 加入精盐、酱油、味精，最后用水淀粉勾芡即可食用。

【营养价值】

每100g牛肉含锌3.7mg，含蛋白质20g，维生素B_1 0.07mg，维生素B_2 0.15mg，还含有维生素A、钙、铁等。每100g胡萝卜含胡萝卜素1.35mg，蛋白质0.6g，钙19mg，铁0.6mg，维生素B_1 0.02~0.04mg，维生素B_2 0.04~0.05mg，维生素C 12mg。此菜是补充锌和维生素的佳品。

干煎牡蛎

【主料】

净牡蛎200g。

【配料】

植物油50g，料酒15g，鸡蛋1个，干面粉25g，味精、精盐、胡椒粉、葱、姜各适量。

【做法】

1. 将牡蛎洗净，用开水煮沸，捞出沥干，装入容器内，加入葱末、姜末、料酒、味精、精盐、胡椒粉拌匀，腌渍入味。

2. 将油倒入锅内烧热，将腌好的牡蛎逐个沾上干面粉，蘸鸡蛋糊，放入油锅内煎至两面呈金黄色熟透，即可食用。

【营养价值】

每100g牡蛎含锌9.4mg，含锌量非常丰富，还含有蛋白质

11.3g，钙 118mg，铁 3.5mg，维生素 B_1 0.11mg，维生素 B_2 0.19mg，这是一道补锌食品。

5. 碘

碘是人体合成甲状腺素不可缺少的原料，甲状腺素参与脑发育期大脑细胞的增殖与分化，因此，碘堪称智力营养素，对胎儿大脑的发育有关键作用。女性孕前或孕期缺碘，会造成婴儿发生呆小症，智力迟钝，运动失调，身材矮小，生长发育停滞。调查研究显示：经常补充碘的孕妇所生的孩子，其体重、身高及智商水平均高于未补碘孕妇所生的孩子。

因此，孕前女性最好做一下碘检查，以确定自己是否缺碘，缺碘者要在医师的指导下补充足够的碘，以满足机体需要。富含碘的食物有紫菜、海带、裙带菜、海参、蚶、蛤、蛏子、干贝、海蜇等。

适合孕前食用的补碘食谱

炝海红

【主料】

鲜海红肉 200g，水发木耳 30g，香菜茎 30g。

【配料】

料酒 10g，味精 2g，盐、酱油、葱、姜、花椒各适量，清汤 75g。

【做法】

1. 将海红用冷水洗净，放开水锅内煮熟后捞出，除去壳，剥出海红肉。

2. 香菜茎切成长 2 厘米左右的段，葱切末，木耳洗净，大的撕开。

3. 将木耳、香菜加盐、酱油、味精、料酒和少许清汤，调成味汁，浇入海红碗内，加上葱、姜末。

4. 再把烧沸的花椒油浇在葱、姜末上，用盘子扣好，片刻后拌匀即可。

【营养】

每100g海红中含碘120μg，蛋白质59.1g，钙277mg，铁24.5mg。木耳含钙丰富，香菜含维生素C丰富。这道菜是补碘的佳品，很适合准备怀孕的夫妻食用。

拌鲜海蜇

【主料】

新鲜海蜇250g，香菜茎30g，青椒30g。

【配料】

醋50g，麻辣汁、酱油、大蒜泥各适量。

【做法】

1. 将海蜇切成大约10厘米的方块，用冷水洗过后切成粗0.5厘米的丝，放入冷开水中浸洗后捞出沥干。

2. 青辣椒、香菜茎切成细末。

3. 将海蜇丝放入碗内，青椒和香菜末撒在上面，最后浇上麻辣汁、醋、酱油、蒜泥即可食用。

【营养】

每100g海蜇干品含碘132μg，含蛋白质2.5g，维生素B_2 0.07mg，钙137mg，铁6.3mg。另外，香菜和青椒富含钙和维生素C，此菜为补碘佳品。

6. 蛋白质

蛋白质是人类生命的基础，是脑、肌肉、器官最基本的营养素，蛋白质被人体吸收后会变成氨基酸，其中“精胺酸”被认为是制造精子的原料。妇女怀孕前蛋白质缺乏不仅不利于受孕，而且怀孕后由于蛋白供应不足，导致胚胎发育迟缓，甚至流产或胎儿发育不良，对怀孕女性来说有发生妊高征的危险。另外，从长远来看，孕妇蛋白质摄入不足，产后母体也不易恢复，可能出现分娩后身体一直虚弱，甚至引发很多并发症。

成年人每千克体重每天应摄入蛋白质1～1.5g，而那些准备生孩子的青年妇女需要摄入更多，应为1.5～2g，才能为怀孕做必要准备。

富含蛋白质的食物有很多，比如牛奶、鸡蛋、瘦肉、鱼、肝类、黄豆及其制品、大米、小米、花生等。

适合孕前食用的补充蛋白质的食谱

煎带鱼

【原料】

带鱼500g，酱油、豆油、香油、精盐、料酒、味精、葱、生姜、香菜、高汤各适量。

【做法】

1. 除去带鱼头，去掉内脏，洗干净，切成段，沥干水。生姜切丝，葱切段。

2. 在每段带鱼上划几道刀痕，洒少许盐拌匀腌渍半个小时左右。

3. 把豆油放入锅内烧至六成熟时放进带鱼段，直到煎至两面焦黄时出锅，放入碗内。

4. 将高汤、精盐、生姜丝、料酒、葱段、酱油放入碗内，蒸30分钟左右。

5. 取出后放入味精、香油、香菜段，即可食用。

【功效】

每100g带鱼含蛋白质18.1～18.9g，含维生素A 61μgRE，

维生素 B_1 0.02mg，维生素 B_2 0.06mg，维生素 E 0.88mg，铁 1.2mg，胆固醇 78mg，是准备怀孕夫妻补充蛋白质的营养佳品。

黄豆焖牛肉

【原料】

牛肋条肉 500g，黄豆 250g，精盐、酱油、料酒、白糖、葱、姜、八角茴香、花生油等各适量。

【做法】

1. 黄豆洗净去掉杂质，放入铁锅内用小火炒香。
2. 牛肉洗净，放入开水锅内煮半个小时，捞出洗净切成丁块。
3. 姜切片，葱切段。
4. 将花生油放入锅内烧热，放入牛肉丁炒至变色，加入精盐、葱段、料酒、酱油、姜片、八角茴香和适量的水，烧开，放入黄豆再烧沸腾。
5. 改用小火焖烧至肉豆烂熟，加入精盐、白糖调味，即可食用。

【功效】

牛肉含蛋白质很多，每 100g 中含有 20g 左右，维生素 B_1 0.07mg，维生素 B_2 0.15mg，钙约 7mg，铁 0.9mg，锌 6mg。每 100g 黄豆中含叶酸 210μg，蛋白质 35g，钙 367mg，铁 11mg，维生素 A 0.4mg，维生素 B_1 0.79mg，维生素 B_2 0.25mg。此菜用料富含蛋白质、铁、钙、维生素以及叶酸等，是准备怀孕夫妻的营养上品。

7. 维生素 A

维生素 A 是人体不可缺少的物质，它对胎儿生长发育以及孕妇本身都是必须的。对男性来说也很重要，是保证男性精子生成、精液增多的重要物质基础。因此，夫妻双方在孕前应该补充足量的维生素 A。

一般来说，正常成年人，每日需要维生素 A 大约 2200μgRE。当然，维生素 A 的补充并不是越多越好，补充过量反而会对人体有害，引起中毒。所以，必须要把握好尺度。

那么孕前应该吃些什么食物补充维生素 A 呢？富含维生素 A 的食物很多，比如动物肝脏，包括猪肝、牛肝、羊肝、鸡肝等，其它如牛奶、带鱼、菠菜、海带、紫菜、胡萝卜、荠菜、韭菜、南瓜等。

适合孕前食用的补充维生素 A 食谱

鸡蛋菠菜泥

【原料】

鸡蛋 4 个，菠菜 75g，面粉 15g，牛奶 50g，黄油 15g，精盐、辣酱油、胡椒粉、味精适量。

【做法】

1. 先将菠菜洗净后用沸水烫熟，切成泥。

2. 将砂锅烧热，放入黄油，加入面粉，炒大约 1 分钟后加入牛奶，再放上菠菜泥、辣酱油、精盐、胡椒粉以及味精拌匀，并烧开锅。

3. 将煮熟的鸡蛋去壳挖出蛋黄，填入菠菜泥，最后将蛋黄搓碎抹在鸡蛋清上即成。

【功效】

菠菜、鸡蛋黄、牛奶都含有丰富的维生素 A 或胡萝卜素。

糖酥丸子

【原料】

肥猪肉 100g，鸡蛋黄 60g，白糖 100g，面粉 75g，香蕉精适量，植物油 1000ml。

【做法】

1. 先把猪肉放在水中煮到半熟，凉后切成小碎块。

2. 将猪肉块和鸡蛋黄、面粉放在一起拌匀，做成肉馅，并把肉馅做成小丸子。

3. 用微火烧热油锅，将做成的丸子放进油锅炸成金黄色后，捞出控油。

4. 再将白糖倒入砂锅，加入适量香蕉精及水，把糖熬成汁，待快能抽丝时把炸好的丸子倒入糖锅，用勺慢慢搅动，使每个丸子都沾上糖汁，即可装盘食用了。

【功效】

每 100g 肥猪肉含维生素 A 46mg，钙 2mg，蛋白质 1.5g，铁 1.1mg，锌 1.1mg。每 100g 鸡蛋黄含维生素 A 159μg，蛋白质 12.7g，维生素 E 1.32mg，钙 59.3mg，铁 1.75mg，鸡蛋黄的营养成分含量比整个鸡蛋都要高。这道菜有利于补充人体维生素 A 以及钙、铁等。

8. **维生素** E

维生素 E 在人体内有很多的生理功能，主要有保护细胞不被氧化，促进血液循环，刺激分泌荷尔蒙，增强性功能，治疗内分泌失调的不孕症，提高精子数量、质量和活力。身体缺乏维生素 E 会出现生殖器官的多种损害，使之失去生殖能力，导致不孕不育。因此，对于准备怀孕的夫妇来说，补充维生素 E 就显得尤为重要了。每天要补充适量的维生素 E，注意不要补充过量，因为过量也会引起头痛、头晕、食欲下降、过敏反应、血栓形成、男性乳房发育等副作用。

富含维生素 E 的食物主要有植物油类、花生、马铃薯、芝麻、番茄、核桃、鸡蛋、牛肉等等。

适合孕前食用的补充维生素 E 食谱

拌三片

【原料】

马铃薯 100g，黄瓜 100g，番茄 150g，精盐、醋、味精、芝麻酱各适量。

【做法】

1. 将马铃薯洗净，蒸熟去皮切片。

2. 番茄去蒂，洗净，用开水烫过后剥皮去籽，切片。

3. 黄瓜洗净，切成菱形的小片。

4. 将精盐、味精、醋、芝麻酱拌匀后，倒在以上三片上，即可食用。

【功效】

马铃薯营养丰富，每 100g 含维生素 E9.7mg，番茄、芝麻酱也含有丰富的维生素 E，所以此菜是补充维生素 E 的佳品。

番茄蛋花麦片粥

【原料】

燕麦片 100g，鸡蛋 1 个，番茄酱 30g，精盐、花生油适量。

【做法】

1. 将少许花生油倒入锅内，油热后倒入番茄酱炒至出红汁时加入精盐，清水 500g。

2. 将番茄汤烧开，放入燕麦片，用文火煮 3~5 分钟。

3. 将鸡蛋打入碗内，搅匀，浇入汤内，待蛋花翻起时即可食用。

【功效】

每 100g 燕麦片含维生素 E 2.3g，每 100g 番茄含维生素 E

1.2mg，每100g鸡蛋含维生素E 1.6mg，每100g花生油含维生素E 11.6mg。此粥是补充维生素E的良好选择。

九、孕前日常起居及环境调养

中医很早就认识到人与自然的微妙关系，在养生保健中十分强调日常起居的调摄，对于准备孕育新生命的青年男女更应重视日常生活起居和环境因素对身体的影响，趋利避害，从而达到优生优孕的目的。

（一）饮食调养

1. 日常饮食调养原则

日常生活中，很多疾病都是因为不合理的饮食造成的，我们常说，“病从口入”，这句话意思不仅仅是说吃了不干净的食物易生病，更重要的就是指不合理的饮食。我们前面已经讲了很多关于辨体调养的方法，这里主要讲孕前饮食的总体原则。孕前合理饮食的原则可从以下几方面去把握：

（1）饮食营养要全面。孕前在饮食方面要调和五味，荤素结合，保证营养的全面，不能因为某种营养物质的缺乏而影响受孕或妊娠。对于具体营养物质缺乏的补充前面已有论述。

（2）五味不可偏嗜。中医营养观强调不管是平时饮食，还是孕前或者妊娠后饮食都应该适度，要适应机体需要应经常调换，五味不可过偏，过偏则易伤五脏，从而影响人体正常的生长发育和营养供应，更不利于孕后母体和胎儿的发育。

（3）宜清淡、可口，慎生冷、油腻。孕前饮食应以清淡为佳，怎样算清淡？清淡饮食应是低盐、低糖、不能太辛辣的饮食。俗话说“青蔬白饭亦能养人”，宜吃富于营养，易消化的食物，多吃蔬菜水果，还可以防治便秘，同时饮食应慎生冷、慎肥腻、无食腥，这些对人体保持健康是非常有益的。正如《达生篇》所说："饮食宜淡薄不宜肥浓，宜清轻不宜重浊，宜甘平不宜辛热。"

（4）三餐要定时定量。现代人生活节奏加快，生活很不规律，常常是饥一顿饱一顿，吃饭很没规律，这对身体健康是很不利的。一天三餐要定时定量，形成一个良好的习惯，让人体的胃肠系统也形成一个良好的消化规律。

（5）重视合理饮水。孕前饮食包括"饮"和"食"两部分。饮，既饮水。空气、阳光和水是生命赖以生存的三大要素，"人可七日无粮，不可三日无水"。水是人类的生命之源，一个正常的成年人，机体内大约有60%～70%的成分是水。没有水对人体来说是绝对不可以的。饮水对人体健康的重要性主要体现在以下几方面：①具有促进机体的新陈代谢的功能；②能够促进机体内有毒物质的排出。我们知道，肾脏排泄的尿酸和尿碱都是溶解在水中，随尿液排出体外的，没有水，这些人体产生的"垃圾"就不能排出体外，堆积在人体内会引起很多疾病；③能够稀释血液，防止血栓的形成；④饮水可以排出沉积物，防止结石；⑤饮水可以防治全身和局部的感染；⑥可以促进排便和软化大便，防治便秘；⑦饮水可以促进尿酸的排泄，防治痛风。

孕前调养中饮水也是非常关键的，不应仅在感到口渴时才喝水，通常情况下，人体一天应该主动饮水至少5次，总量大约1.5升。

2. 不利于优生的饮食习惯

要想孕育一个健康聪明的宝宝，夫妻双方必须首先保持身体健康，养成良好的生活习惯，改变那些不利于优生的生活方式。现代人生活五花八门，很多人追求新颖，只顾及自己的享受，随自己意愿行事，殊不知很多习惯是不利于怀孕，不利于优生的。下面简单介绍几种不利于优生的饮食生活习惯，以便给那些想要怀孕生子的新婚夫妇提出警示。

（1）忽略杂粮：现代人的生活水平大大提高，山珍海味应有尽有，不再是以前温饱问题都解决不了的年代了，这是社会的进步、人类的发展。很多人生活宽裕了，习惯于吃精制的米面食品，不再吃各种杂粮。据营养与健康状况的调查表明：有四成中国人不吃杂粮，中国人生活方式及饮食结构亟待改善。为什么强调杂粮的作用呢？因为精制米面在加工的过程中，往往丢失了人体所必须的微量元素和维生素，久而久之会造成机体微量元素和维生素的缺乏，前面已经介绍过微量元素和维生素缺乏的危害，这是很不利于怀孕生子的。中医早在《黄帝内经》中就强调“食五谷以养人”，说明杂粮可以起到益五脏、厚肠胃、实肌体、强力气的作用。由此可见，古人早就认识到各种食物中所含的营养素不同，只有做到各种食物合理搭配，才能使人体得到各种不同的营养，满足各种生理功能的基本要求。

如果想要孕育一个健康聪明的孩子，生活适当“艰苦”一些未必是件坏事，做到“杂食五谷，粗细搭配”，满足人体多方面的营养需要，避免偏食导致机体气血阴阳的平衡失调。

（2）偏爱方便食品：由于生活节奏加快，时间显得紧迫，很多人忙于上班工作，懒于自己动手做饭，所以常常选择那些方便食品解决问题，比如方便面、面包、各种罐头等等。这些方便食品确实给我们带来了很大方便，但是在给我们方便的同时，也有很多不良作用。方便食品含丰富的碳水化合物，但蛋白质、脂肪、矿物质、微量元素和维生素都不足，很难满足机体各方面的需要。另外，如果方便面、罐头等存放过久，或包装问题等原因，容易导致细菌等微生物繁殖，产生一些不利于精子和卵子发育的毒素。

所以，奉劝那些想要怀孕的夫妇，最好是在百忙之中抽出时间自己动手做饭，千万不要以那些方便食品为主食。这样不仅享受了生活的乐趣，更重要的是有利于自己的健康，更有利于自己将来宝宝的健康。

（3）嗜食肥甘厚味：生活水平的提高，使一些人习惯了那些大鱼大肉的生活，而对素食却不屑一顾。但是长期嗜食肥甘，容易导致脾胃损伤，运化失常，痰湿内蕴，造成机体肥胖，女子造成子宫肥厚而不孕。所以不要长期以肥甘滋腻食品为主，要结合素食，合理搭配。

（4）过食酸性食品：我国民间历来有用酸性食物来缓解孕期呕吐的做法，甚至用酸性药物止呕，这些方法是不可取的。为什么呢？据国外研究指出，酸性食物和药物是导致畸胎的元凶之一。研究人员分别测定了不同时期胎儿组织和母体血液的酸碱度，认为在妊娠的最初半个月左右，以不食或少食酸性食物或含酸性的药物（如维生素C、阿司匹林等）为佳。因为大量的酸性食品，可使体内碱度下降，容易引起疲乏、无力。长时间形成酸性体质，不仅容易使母体罹患某些疾病，更重要的是会影响胎儿正常、健康地生长发育，甚至可导致胎儿畸形。因此，在孕前或怀孕期间最后不要长期嗜食酸性食品。

（5）嗜食辛辣刺激食品：中医认为，辛辣刺激性的食品容易造成内火，变生它证，而且经常食用这种食品，容易便秘。本来孕后就容易发生便秘，经常吃辛辣食品就更容易出现便秘了。

3. 四季饮食调养原则

由于人的生理功能随着四时气候的变化而有所改变，饮食也必须考虑到这一点，宜根据季节气候的变化而做出相应的改变。祖国医学在饮食上十分重视气候变化与人体的关系，认为随着四时气候寒热温凉的变化，饮食的性（寒热温凉）、味（酸苦甘辛咸）及种类亦应随之变化。对于准备怀孕的夫妻，更应针对四季气候的变化，进行相应的食养。

（1）春季食养

春天，是从立春之日起，到立夏之日止，包括了立春、雨水、惊蛰、春分、清明、谷雨等六个节气。

春季，冰雪消融、万物新生，阳气升发，人体新陈代谢也开始旺盛，饮食宜选辛、甘、温之品，忌酸、涩；宜清淡，忌油腻生冷，少食酸味多食甘味的食物以扶脾。春为肝气当令，此季可适当补肝，宜食用猪肝、羊肝、鸡肝等动物肝脏；同时，初春阳气升发，辛甘之品可发散以助春阳之气，而温食也有利于维护人体的阳气。但是值得注意的是，大辛、大热之人参、鹿茸、附子之类，则非春季养生所宜。

春季食养，粮谷类可选用性温、味甘的糯米、黑米、黍米、燕麦等，蔬菜可选用性温、味辛的洋葱、芥菜、苤蓝、蚕豆、豌豆、南瓜、胡萝卜、菜花、莴笋、白菜等，肉类用清淡的各种鱼类，如鲤鱼、鲫鱼、白鲢、花鲢以及鸽肉、鹌鹑等，水果则可选用味甘的香蕉、生梨、甘蔗、樱桃或干果柿饼之类（味酸的新鲜水果不宜多食）。寒凉油腻之品易损脾阳，春季应注意少食。

春天主风，人体易发生因风邪而致的疾病，如感冒、风湿痛等。叶类的食物有轻扬升散的作用，有助于疏风散邪，可选用芹菜、荠菜、香椿、香菜等，但也不能矫枉过正，过用辛辣和发散，以免使腠理开泄过度，耗伤人体正气，给病邪打开方便之门。

春季不宜服用过多的补品，中医一般重视冬令进补，但自立春后滋补之品应逐渐减量，至春分断九而停止。因为此时天气渐暖，过多食用高热量食物，会出现虚汗、食欲减退等表现。清淡爽口的食物更利于春季养生。

（2）夏季食养

夏季气候炎热，人体阳气外发，阴气内伏，消化功能较弱，饮食宜多辛、温，少苦、寒，节冷饮，即少食苦寒的食物以免伤阳气，多食辛味食物以养肺气。饮食以温为宜，既不可过用热食，亦不可贪凉饮冷。

夏季食养，粮谷类可选用小麦、大麦、玉米、粟米、高粱，蔬菜如冬瓜、丝瓜、黄瓜、番茄、扁豆、豇豆、蕹菜、绿豆芽、黄花菜、金针菇、香菇等，肉类如鸭肉、兔肉、猪肚、鲫鱼、青鱼、黄花鱼、泥鳅、蛤蜊、田螺等，瓜果类如西瓜、甜瓜、椰子、枇杷、桃、杏、无花果、青果、酸梅汁等可随宜选用。盛夏酷暑，人体容易出汗，在大量汗出的同时，往往气随津泄造成气阴不足，故夏季食养应以清暑热、补气阴为主，可选食全鸭冬瓜汤、雪梨羹、绿豆汤、荷叶粥等。夏日虽热，但不能贪凉而暴吃冷饮、生冷瓜果等，以免冷热相搏而致腹疾；更不能过食煎炒炙煿之物，以免助热毒而发痈疽。同时，应特别注意饮食卫生，不吃腐败变质之物。

夏天主暑热和暑湿，人体易发生因暑热或暑湿引起的病证，如疰夏、湿阻（主要表征为口淡、口甜、胸闷、食少、苔腻等症）、痱子、疮疖之类。叶类、花类和部分瓜果类食物具有清暑化湿的功效，可选用苋菜、莼菜、茄子、西瓜、绿豆、绿豆芽、豆豉、豆卷等。夏天一般不用特意进补，以清暑利湿，保持正常的食欲和体力为宜，对于气血不足或病后体虚者，夏季食补也应采用清补原则，不能过于滋腻，以不影响食欲为度。

（3）秋季食养

秋季气候由热转凉，自然界的阳气由疏泄趋向收敛、闭藏，养生也应随之奉“收”，饮食宜酸润，忌辛散，即少食葱、姜等辛味食物，适当多食一些酸味果蔬，以平肺气，助肝气。秋季天气转凉，宜多温食，少食寒凉之物，以护肺胃之气。

秋季食养，粮谷类可选用稻米配入其它食品做成各种粥饭，如芡实粥、莲子粥、薏米粥、百合粥、栗子粥、豆浆粥、牛乳粥等，或选用燕麦、荞麦、莜麦等，蔬菜类如莲藕、萝卜、木耳、海带、紫菜、香菇、马齿苋、豆制品等，肉类如鸭肉，鹅肉、野鸡肉、燕窝、桂鱼、鲳鱼、甲鱼、蟹等，瓜果类如梨、甘蔗、葡萄、柿子、石榴、柠檬、桑椹、山楂、橄榄、白果、百合、菱角、莲子等均可选用。但须注意，立秋以后，切忌贪凉饮冷，或食用过多的瓜果，以防“秋瓜坏肚”。

秋天，由于天气不断肃敛，空气中缺乏水气，易出现秋凉而劲急干燥的气候，外界的燥气容易耗伤人体的阴津，使人出现“燥”象，表现为口鼻干燥、咽干口渴、皮肤皲裂、毛发不荣、大便秘结、小便短少等。元·忽思慧在《饮膳正要》中指出：“秋气凉，急食麻以润其燥”。故可常食具有滋润作用的食品，如芝麻、核桃、杏仁、香蕉、银耳、蜂蜜、乳品、糯米等，少食葱、姜、蒜、韭、薤、椒等辛散食品。自秋分或霜降后，体弱之人可开始进补，或做好冬令进补的准备。

（4）冬季食养

冬季是自然界万物闭藏潜伏的季节，阳气潜藏，阴气极盛，故养生亦必须避寒就温，敛阴护阳。饮食宜苦温，忌咸寒，即多食苦味食物，少食咸味食物以养心气。饮食宜进温热之物及血肉有情之品，切忌黏硬、生冷食物，以免损伤脾胃阳气；亦不可过食燥热食物，以免内伏的阳气郁而化热。

冬季食养，粮谷类如稻、麦、玉米、红薯等均可选用，多食黄绿色蔬菜如胡萝卜、油菜、菠菜、青菜、韭菜、豌豆苗及莲藕、马铃薯、山药、竹笋等。饮食可适当滋味浓厚一些，有较多量的畜肉类，如羊肉、狗肉、黄牛肉、鸡肉、黄鳝、虾等，瓜果可选食苹果、蜜柚、红枣、桂圆、猕猴桃、菠萝、荸荠等。

对身体虚弱或素有亏损之人，冬季是调养的最好时机，此时进补，其滋补之力易于蕴蓄而发挥效能，为来年的健康打好基础。所以，我国历来有冬季进补的传统。冬季进补，须根据人的体质而定：偏气虚、阳虚者，可选用羊肉、鸡肉、牛鞭、狗肾、鹿茸等；偏血虚、阴虚者，可选用鸭肉、鳖肉、海参、燕窝、鱼翅等。

4. 男性益肾补精膳食

夫妻双方要想顺利受孕，并且生下一个健康聪明的宝宝，精子的质量很关键，很多丈夫在这方面存在问题，例如：弱精、少精甚至无精，导致结婚很久还不能让妻子怀孕。为避免这种尴尬情况的发生，男人在孕前就应该有意识的进行益肾补精。

现代医学研究发现，精液中含有精氨酸、微量元素锌、多种维生素、激素、酶、胆碱及钙元素等50多种物质。平时可以靠饮食来补充这些营养物质，以保证精液产生的数量和质量。中医专家建议多吃些补肾填精、益气养血的食物，以提高精子的质量与活力，这对增加受孕的机会及保证受孕的质量尤为重要。

（1）常用的补精食品

枸杞：本品味甘，性平，有养阴补血、滋养肝肾、健肾固髓、益精明目的作用，是提高男女性功能的良药。历代中医著作多有论述，《药鉴》说："滋阴，不致阴衰，兴阳常使阳举。"《本草纲目》曰："枸杞子粥，补精血，益肾气。"民间也有"出家千里，勿食枸杞"之说，说明枸杞确有生精壮阳的作用。现代研究表明：枸杞子中含胡萝卜素3.39mg，硫胺素0.23mg，核黄素0.33mg，烟酸1.7mg，抗坏血酸3mg。

桑椹：桑椹是桑树的果实，味甘性寒，有补肾、益肝、滋阴养血的功效。王士雄的《随息居饮食谱》说："桑椹补肝肾，充血液，止消渴，利关节，解酒毒，祛风湿，聪耳明目，安魂镇魄。"《滇南本草》说桑椹："益肾脏而固精，久服黑发明目。"《本草经疏》："桑椹甘寒益身而除热，其为凉血、补血、益阳之药无疑矣。"桑椹营养丰富，其营养成分包括游离氨基酸、维生素、微量元素、矿物质、挥发性油、生物碱和黄酮类等。

羊肾：也就是羊腰子。其性温，味甘，能补肾气，益精髓。《名医别录》说其："补肾气，益精髓。"《本草纲目》："功同内肾而更优。治下部虚寒、遗精淋带、癥瘕疝气、房劳内伤、阳萎阴寒……"可以治肾虚劳损，腰脊疼痛，足膝痿弱，耳聋，消渴，阳痿，尿频，遗溺。营养成分为每100g约含蛋白质16.3g，脂肪3.2g，钙48mg，磷279mg，铁11.7mg，硫胺素0.49mg，核黄素1.78mg，尼g酸8.2mg，抗坏血酸7mg，维生素A140ugRE。

海参：中医认为，海参味甘性温，能补肾壮阳、滋阴养血，可治阳痿、早泄、尿频、贫血等症。海参，既是宴席上的佳肴，又是滋补人体的珍品。《本草纲目拾遗》说："味甘咸，补肾经，益精髓，摄小便，壮阳疗痿。"《本草从新》也说："补肾益精、壮阳疗痿"。其肉色青润，质地细嫩，含有高级蛋白质及人体所必需的多种矿物质和维生素。现代营养学研究表明，海参是高蛋白、低脂肪、低糖、无胆固醇的营养食品，每100g干品含蛋白质76.5g，脂肪1.1g，糖类13.2g，钙、磷、铁、碘等有益矿物质4.2g。

海红：性温，味甘咸，能补肾益精，壮阳敛阴。海红温而不热，补肝益肾，壮阳益精的功效显著，而且味道鲜美，滋补力强，对于男性精血衰少、阴虚阳衰的病人尤其适合。

（2）益肾补精药膳

下面再给各位男士推荐几种益肾补精的药膳，需要时不妨尝试一下。

枸杞子粥

【原料】

枸杞子30g，粳米100g。

【做法】

将上二者加水一起慢火煮粥。

【功效】

补肾养阴、滋肝明目，益精气，抗衰老。

【宜忌】

脾胃虚弱，经常泄泻者忌服。

芡实粉粥

【原料】

芡实粉50g，粳米100g。

【做法】

先将芡实煮熟，去壳、磨成粉、晒干备用，每取备用干粉，加粳米同煮粥。

【功效】

益肾固精，健脾止泻。

何首乌煮鸡蛋

【原料】

何首乌100g，鸡蛋2个，调料适量。

【做法】

首先将何首乌洗净，切成约10厘米长、2厘米宽的块。鸡蛋洗净，然后同何首乌一起放入锅内，再放入葱、姜、精盐、料酒、猪油等，武火烧沸后，用文火慢慢煮至蛋熟，取出剥去蛋壳，再放入锅内煮3分钟，调入味精即可食用。每天一次，蛋和汤都吃。

【功效】

补肝肾，益精血，抗衰老。

豆豉鹿角末饮

【原料】

豆豉30g，鹿角末1g。

【做法】

用200ml水煮豆豉，取汁约100ml，加入鹿角末拌匀，分2

次服用。

【功效】

补肝肾、益精血。

茯苓馒头

【原料】

茯苓粉10g，玉米面100g，大豆粉40g，面粉500g。

【做法】

先将面粉和玉米面掺在一起，逐渐加温水，慢慢揉和。面发好后，再掺入茯苓粉和大豆粉，再揉匀，然后做成馒头蒸熟即可。

【功效】

健脾和胃，补气益血。

补髓汤

【原料】

鳖1只，猪脊髓250g，生姜、葱、胡椒粉、精盐、味精酱油等适量。

【做法】

先将鳖用开水烫死，揭去鳖甲，去掉内脏和头爪；然后将猪脊髓洗净，放入碗中。把鳖肉放入温水锅内，加入适量的姜片、葱段、胡椒粉、酱油以及味精，用武火烧开，文火将肉煮熟，再放入猪脊髓并煮熟，最后加入适量味精即成。

【功效】

填精充髓，健脑益智。

（二）起居调养

中医养生学非常注重日常起居调养，要求做到起居要有规律，尤其是睡眠方面有很多论述。现在研究证实，睡眠可以使身体和大脑得到充分的休息和调整，使身体各组织和细胞得到更新和生长，睡眠还可以增强人的抵抗力，消除一天工作的疲劳，使全身充满活力，精力更加充沛。

我国古代把睡眠经验总结为“睡眠十忌”：一忌仰卧；二忌忧虑；三忌睡前恼怒；四忌睡前进食；五忌睡卧言语；六忌睡眠对灯光；七忌睡时张口；八忌夜卧覆首；九忌卧处当风；十忌睡卧对炉火。具体可以注意以下几方面，从而做到起居正常有规律。

1. **注意睡前饮食**。中医讲：“胃不和则卧不安”。胃不舒服就很容易影响睡眠，甚至造成失眠。所以睡前不宜吃的太饱，《抱朴子·极言》说：“饱食即卧，伤也”，《彭祖摄生养性论》也说：“饱食偃卧则气伤”，都说明了饱食即卧会造成脾胃不运，大伤阳气。太饱不行，那么饥饿呢？饥饿也是不行的，饥饿状态，胃中空虚，饥肠辘辘难以入睡。至于睡前饮品也要注意，不能喝兴奋性饮料，比如浓茶、咖啡等，因为这样很容易造成兴奋而失眠；睡前也不宜喝大量的水，饮水伤脾，水湿内停，夜尿增多，甚至伤肾。

2. **注意睡中禁忌**。睡眠时头不要对着窗户，以及其他通风的地方，因为容易受风引起面瘫、偏瘫等；睡觉时也不要对着炉火、暖气，这样容易造成火攻上焦，引起鼻子出血或者头痛。

3. **合理作息时间**。睡眠可有效地消除脑力和体力的疲劳，使人恢复旺盛的精力，调整新陈代谢，增强机体的免疫力。只有高质量的睡眠才能保证人体的精力充沛，精神状态良好，工作效率高。对孕前女性来说，保持良好的作息时间更为重要，那么什么时间睡觉合适呢？根据我国大多数地域的情况，6：00 左右起床，午休半小时，23：00 前睡觉，是较为合理的作息时间，为了提高睡眠质量，还应注意睡眠环境，最好是优雅宁静、光线柔和、空气清新、温度适中。

（三）运动锻炼

1. 运动有利于优生

体育运动应贯穿于人的一生当中，而孕前加强体育锻炼显得更为重要。常言道："好种出棵好苗儿，好爹好妈生个好孩子。"只有父母具有强健的体格、良好的精神状态，才能生育出体格健壮的后代。

随着现代医学技术水平的发展，已经有越来越多的证据表明，夫妻双方在计划怀孕前的一段时间内，进行适当的有规律的体育锻炼与运动，对夫妻双方以及他们的后代健康均具有较为明显的积极作用。女性积极参加健身运动，不仅可以促进体内激素的合理调配，确保受孕时体内激素的平衡与精子的顺利着床，避免怀孕早期发生流产或者死胎，而且可以促进孕妇体内胎儿的发育和日后宝宝身体的灵活程度；体育锻炼可以增强全身肌肉的力量，因此也使骨盆肌的肌力增强，有助于日后顺利分娩，减轻孕妇分娩时的难度和痛苦；运动还可消耗体内多余的脂肪，避免孕期因肥胖而导致的各种妊娠并发症。对男性来说，适当的运动锻炼可以强健体魄，增强体质，提高机体的适应性，使全身各器官、系统生理机能水平得到全面提高，确保精子的质量。有实验表明，经常参加体育锻炼的男子，其血睾水平显著高于一般男子，这对于男性生殖能力的提高具有积极意义。

2. 哪些人孕前尤其需要运动锻炼

对任何计划怀孕的夫妻来说，都应先进行适当的体育锻炼，尤其对那些平时缺乏锻炼，身体素质比较差的人来说更为重要，可以根据自己的身体状况，制定一份科学合理的锻炼计划。建议夫妻双方在计划怀孕前的三个月就开始进行锻炼，可以选择慢跑、柔软体操、保健操、游泳、太极拳等，以提高各自的身体素质，为怀孕打下一个坚实的身体基础。

特别是那些体重超标的女性，更应该在怀孕前三个月制定一个周密的减肥计划，并严格执行，同时应注意减少脂肪、淀粉和糖类食物的摄入，因为，过胖的女性在怀孕后极易出现孕期糖尿病，不仅对孕妇本人的身体造成危害，而且会造成胎儿在母体内发育或代谢障碍，出现胎儿高胰岛素血症及巨大儿。因此，体重超标的女性，应尽可能地通过运动锻炼，使体重恢复到正常标准后，再选择受孕。丈夫应帮助妻子树立信心，陪同妻子一起锻炼，帮助自己的妻子合理安排饮食，达到怀孕前身体素质的要求。

3. 中医养生保健的运动原则

中医从养生的角度认为，“小劳”才能长寿。运动并不是随心所欲的，要根据自己的身体状况选择合适的运动方式和运动量。很多人都错误地认为，运动只有达到大汗淋漓的状态才有效，这并不符合科学健身的原则，中医古代养生家大都主张运动要“小劳”，什么是小劳呢？就是运动量不要太大，让身体微微感到疲倦即可。因此，合理的健身运动应注意适量，以“小劳”为宜。

4. 体育锻炼小贴士

（1）应采取积极主动的锻炼方法，坚持循序渐进，量力而行的原则，以免对身体造成不必要的损伤。

（2）女性宜选择健美操、瑜伽、游泳、慢跑等运动，因为女性身体的柔韧性和灵活性比较强，而耐力和力量较差。

（3）采取多种运动方式相结合，交替锻炼的方式。

（4）最好在运动时结合音乐，这样容易提高趣味，将锻炼坚持下去。

（四）孕前审慎用药

很多新婚青年缺乏相关的医学知识，不懂得药物的药理作用及副作用，一有病就吃药，也不管会不会对怀孕有影响。临床上很多药物致畸的病例就是因为夫妇在科学用药方面的无知所造成的，孕期不注意审慎用药，等生下有病的婴儿才后悔莫及。

药物致畸是造成先天性畸形的一个重要原因。致畸的药物一般都能通过胎盘直接影响到胎儿，尤其在妊娠最初的三个月，胎儿最容易受药物的影响。如果孕前服用的药物在母体内有蓄积的话，也会对胎儿的发育产生影响，所以，女性在孕前几个月用药也必须要谨慎。

男性同样需要谨慎用药。研究证明，男性服用某些药物后，药物通过血液循环可以进入睾丸组织细胞，一方面药物可能直接损伤精子，另一方面也可随精液排出。性交时，精液中的药物又可通过阴道黏膜的吸收而进入母体血液循环，进而可对受精卵、胚胎和胎儿造成影响；还有很多药物可以干扰精子的形成，如常见的免疫调节剂，环磷酰胺、氮芥、长春新碱、顺铂等药物，其毒性作用强，可直接干扰精子 DNA 的合成，使遗传物质发生改变，产生染色体异常或形态畸形的精子。丝裂霉素、三胺三嗪、利福平等药物，也可降低精子的质量。还有一些药物，如吗啡、氯丙嗪、红霉素、利福平、解热止痛类药物、环丙沙星、酮康唑等，可通过干扰雄激素的合成而影响精子的受精能力，引起男性不孕，或即便是受精，也易于发生早期胚胎的发育异常或流产。因此，从计划怀孕前的 2～3 个月开始，丈夫用药也应当谨慎小心，如果有可能的话，最好在计划受孕前一段时间停用一切药物。

如果确实因某种疾病需要服用药物的话，新婚夫妇在孕前均应首先向专业医生咨询所用药物是否影响受孕，在体内是否会有蓄积效应而影响胎儿发育，是否会导致流产等等一系列问题，尽量选择对胚胎影响较小和相对安全的药物。一般情况下，如果不服药能行的话尽可能不要服药，“是药三分毒”，再好的药也有一定的不良作用。

（五）孕前应禁酒

中国有句俗话说：“酒后不入室”，祖国医学反复阐述了酒后受孕，妨碍优生。《黄帝内经·素问·上古天真论》说：“醉以入房，以欲竭其精，以耗散其真……故半百而衰矣。”所谓“醉以入房”，就是酒醉以后肆行房事。饮酒过量，经常达到醉的程度，对优生优育危害巨大。中医认为酒性慓悍酷烈，能助湿热，而湿热又是造成人体脏腑气血机能失调的一种危害甚大的病理因素，湿热能损伤肾精，遗毒给胎儿，导致不孕或先天畸形。现代医学研究也证实，大量饮酒可使生殖细胞受到损害，使受精卵质量下降，致胎儿发育迟缓，孩子出生后可引起“酒精中毒综合症”，出现体重轻、中枢神经发育障碍等一系列症状，可有小头畸形、前额突起、眼裂小、斜视、鼻梁短、鼻孔朝天、上口唇内收、扇风耳等怪面容，甚至还有心脏及四肢的畸形，这种孩子体力、智力明显低于正常孩子。男性如果达到酗酒的程度，可诱发前列腺炎，并使睾酮代谢加快，使睾丸萎缩，严重者出现阳痿。

我们常听说有“星期天婴儿”的说法，就是指周末或假日夫妇狂饮而后受孕，导致婴儿质量低下的例子。历史上也不乏这样的例子，我们都知道东晋诗人陶潜，唐代诗仙李白，从上小学开始就开始背诵他们的诗篇，有多少人为他们的才华而羡慕不已，我们也知道他们常以“斗酒诗百篇”为荣，从而受到后人敬仰。但有多少人知道他们的后代都是低能庸俗之辈？大诗人李白饮酒出名，有“百年三万六千日，一日须饮三百杯”的酒仙称号，结果4个儿子，皆是痴呆。陶渊明晚年也觉察到后裔愚钝，“盖缘于杯中物贻害”，然而，却悔之晚矣。

因此，准备怀孕的妇女不要饮酒，并劝阻丈夫也不要饮酒，受孕后也不适合。《景岳全书》说：“……故凡欲择期布种者，必宜先有所慎。与其多饮不如少饮，与其少饮犹不如不饮，此亦胎元之一大机也。”

（六）孕前应戒烟

吸烟可以说是有百害而无一利，不仅对自身的健康有害，对他人也是一种健康的侵害，如果想要怀孕生子，则更能直接影响胎儿的发育。大量研究显示，呼吸系统疾病发病率迅速上升、多种肿瘤的发病率提高、甚至在碘缺乏地区流产、早产、死胎、胎儿发育延迟和出生体重下降等发病率的提高可能均与吸烟有关。

烟草中含有20多种有毒物质，经常吸烟会影响男方精子及女方卵子的发育。据统计，每天抽烟20~30支，精子畸形率显著增高；超过30支，畸形精子更多，并且会影响精子活动力，严重者造成不孕不育。这些有毒物质中以尼古丁的毒性最大，它可以通过胎盘直接进到胎儿体内，使胚胎发育缓慢，引起胎儿畸形，甚至发生流产，即使顺利产下，发生先天性心脏病的几率也很高。不仅烟草的有毒物质有害，烟雾对胎儿也有损害，由于胎儿的肝脏解毒能力差，毒物进入胎儿体内，侵犯到胎儿大脑，大脑功能受到损害，会使胎儿的智力发育迟缓，甚至引起死亡。据统计，每天吸烟10支左右的孕妇，发生畸形儿的危险就增加10%；吸烟超过30支，则畸形儿发生率可增加到90%。

因此，对于那些准备怀孕的夫妻来说，如果双方有吸烟的习惯，奉劝都要戒掉，而且戒烟的时间越早越好。不仅如此，女性还要远离吸烟场所，因为“二手烟”同样不可忽视。无论是主动吸烟还是被动吸烟，香烟烟雾中的水溶性成分被育龄妇女吸收后，都会导致生殖能力下降，甚至导致不孕或不育。据说被动吸烟比主动吸烟带来的危害更大。

（七）孕前应避免与宠物亲密接触

每当清晨或傍晚时分，走在花园小道上，总看见很多有爱心的人后边跟着各种类型的小宠物，据说非常名贵，而且还有一个跟人差不多的名字。现在呼吁和谐社会，人与自然相和谐，当然人与动物也要和谐共处。

但这样一项研究结果不能不引起我们的关注：武汉大学人民医院精神卫生中心在武汉召开的中华医学会精神病学分会 2005 年学术会议上首次公布了孕妇养宠物，其后代比普通人更容易患精神病的结论。这项研究是通过对 1000 名精神病人及其母亲弓形虫抗体进行调查，发现他们的弓形虫感染率高达 15%～25%，明显高于正常人群 5% 的感染率，而且更重要的发现是大多数精神病人的母亲，在孕期与猫、狗等宠物有过密切接触。进一步在与人基因 99% 相似的小白鼠身上进行实验证实，孕妇感染弓形虫会影响胎儿神经发育，因为弓形虫感染破坏了小白鼠大脑神经发育，降低其记忆和理解判断能力，并造成精神活动功能下降。不仅弓形虫，在那些小猫、小狗或鸟儿身上，还生存着一些其他病毒、细菌和寄生虫，如果感染到孕妇，就可能导致胎儿神经系统或组织器官等受到损害，出现多种畸形。

因此，如果你正准备怀孕，一定要在怀孕前把你的宠物安置到其他地方，并且尽量避免与其他宠物的“亲密接触”。如果一旦接触了，马上要洗手，而且最好去医院进行抽血检查一下体内抗弓形虫抗体是否为阳性。这样既有利于家庭卫生，又能尽量避免为后代带来不必要的麻烦。

（八）远离有害物质的“骚扰”

现代工农业发展的同时，也带来了各种工业、农业废物，其中含有很多对人体有害的物质。科技发展日新月异，高科技设备、畅通无阻的通讯手段让人眼花缭乱，但由此带来的各种无形隐患也给我们的健康造成威胁。各种各样的有害物质不仅影响未来母亲的身体健康，同时也会影响胎儿的生长发育，是诱发胎儿畸形的重要因素。现代医学研究的结果表明，在妊娠前三个月，胚胎器官正处于迅速分化的阶段，这个时期对环境因素刺激最敏感，因此被称为“胚胎危险期”。所以，在这段时期，尤其要远离有害物质的骚扰。大体而言，孕前要注意以下有害物质：

1. **药物和化妆品等**：现在不少妇女在妊娠期，爱乱吃补品之类的药物或涂施美容之类的化妆品，这样会留下许多祸害。现已证明，有上百种药物可引起胎儿神经、四肢、五官的畸形。如服用大量维生素 A 可致胎儿外耳发育畸形、腭裂畸形等，因为维生素 A 药物来自维生素 A 醇。还有不少药物甚至可造成流产、死胎的危险，有的可造成胎儿先天性代谢疾病。因此，孕妇应在医生指导下服用药物。此外，切不可只贪一时漂亮而大量使用化妆品，因为，市场上的化妆品，所含的化学成分比补品药物更为剧烈，致畸率更大。

2. **病毒**：在妇女妊娠期，很多病毒可通过胎盘进入子宫感染胎儿，如风疹病毒和单纯疱疹病毒，可致胎儿白内障、中枢神经系统和心脏病变等。现已发现，流感病毒、巨细胞病毒、乙型肝炎病毒及水痘病毒等，都能影响胎儿发育。如果在妊娠期前三个月，尤其是在受精后的 15 天到 60 天被上述病毒感染，对胎儿的影响更大，约有 50% 的胎儿可能会发生小头畸形、无脑畸形、内脏畸形、脑积水和先天性聋哑等。因此，孕妇在怀孕早期，应尽量少去或不去公共场所，尤其是在传染病流行季节，更应注意。

3. **辐射**：随着人们生活水平的提高，一些高级家电，如电视、电脑、音响、游戏机、微波炉、电磁炉等等，都进入了家庭，这些家电的电离辐射接触久了，会给人体带来不良影响。另外，医院里面X线对人体的危害非常大，放射科工作者尤其要注意，越是妊娠早期，对射线越敏感，胎儿受害越重，甚至引起胎儿畸形，如无脑儿、脊椎裂、唇裂、腭裂等。所以，怀孕6周前要绝对禁止射线照射。

4. **有害金属**：如铅、镉、汞等。很多职业经常会接触到这些金属，日积月累会在体内积累，因此从事这类职业的人应定时检查体内有害物质是否超过正常标准，尤其在想怀孕前更应做一次严格详细的检查，一旦发现超标，应立即离开此类工作一段时间，等身体各项指标值正常后再考虑受孕。

（九）如何预防“乔迁病”

盖新房、搬新家本是一件很高兴的事情，但高兴的背后隐藏着一个无形杀手——装修污染。人们常常发现一些人在搬进新房以后，尤其是新婚夫妇，很快就出现一些异样的感觉，如头疼、头晕、失眠、关节疼、乏力、流泪，甚至出现心慌、抑郁、食欲不振等等，这些症状可能是由于搬进新家导致的，俗称“乔迁病”，医学界称为“建筑物综合征”。2006年我国曾爆发室内污染十大维权案。

为什么会出现这种情况呢？这是因为盖房用的砖、石、水泥、木材、胶合板、塑料、油漆、涂料以及新家具中有许多对人体有害的物质，如甲醛、氯乙烯、铅、石棉等，而且存在时间长达3～10年。再加上新建房屋中湿度比较大，容易使毒性物质和有害的粉尘颗粒滞留于室内，污染室内空气。如何避免装修污染带来的危害？从社会角度来讲，是一个漫长过程，需要各部门联合起来，从立法、市场准入、质量监管、检测认证等多个环节下手。从个人角度来讲，尤其那些要结婚生子的夫妇，如何才能有效防止“乔迁病”的发生呢？要从以下几方面入手：

（1）在选择装修材料时，不要轻易相信商家的“甜言蜜语”，使用无污染材料，最好找专业人士给予指导。

（2）装修完千万不要急着搬新家，要在装修完至少半年以后再搬，而且要定时给新家通风放气，保持室内空气流通。

（3）要等到新家内干燥和通风一段时间后再搬进去，以使毒性挥发物质含量降到最低点。

（4）在室内养殖有净化空气功能的花卉，如吊兰、仙人掌、常青藤等。

（5）尽量减少对新居的装饰装修，防止二次污染或加重新家的污染。

因此，那些住新房的夫妻千万不要急着怀孕，表面看来，这些有毒物质损害的是夫妻二人，但长远来看，如果夫妻刚住进新房就怀孕，毒素对胎儿的危害更大，甚至导致流产或胎儿畸形。据中国消费者协会负责人介绍，近几年，由于装修污染导致的各种病症，尤其是孕期婴儿致畸、儿童白血病的发病率呈不断上升趋势。

十、孕前的精神调养

中医历来重视精神心理因素在人体健康中的作用，认为人的情志虽然是人的不同心理反应，但情志过急或不足，均可导致人体生病。情志正常与否，与人体五脏六腑功能息息相关。而受孕必须以脏腑功能正常为前提，所以人的情志与生育有着非常密切的关系。

（一）保持愉悦情绪

我们都知道，很多不孕不育的夫妇，尤其是男性患者，本身并没有器质性的病变，大都是由于精神心理因素导致阳痿、早泄或无性欲，以致无法进行正常性生活而不孕。女方也会因性欲低下而致使阴道酸性较高，不利于精子的存活而不孕。有的书中介绍一种“精神性不孕症”，就是因为男女双方的精神问题，比如双方精神过度紧张或盼子心切、过度焦虑或所欲不得等导致的。所以夫妻双方要想正常怀孕，必须要保持双方的精神愉快，不能过于紧张，要在轻松欢快的状态下交合，正如古书籍《沈氏女科辑要》记载：“大约两情欢畅，百脉齐到，天癸与男女之精偕至，斯人任脉而成胎。”《秘本种子金丹》也说：“男女和悦，彼此情动，而后行之，则阳施阴受而胚胎成，是以有子。”

（二）避免不良刺激

现代生活节奏加快，竞争激烈，压在每一个人肩上的负担很大，为什么现在很多人感觉活的很累，就是因为这个原因。人不能完全自由，适当的压力对人的健康以及个人的发展是有好处的，但压力过大却会损害人体健康，对那些青年男女来说，就会影响正常生育。尤其女性，如果长期处于极大的压力下，就会使卵巢停止分泌女性荷尔蒙，甚至造成不排卵，月经周期也开始发生紊乱甚至无月经，最终导致不孕。

所以，面对如此多的精神因素刺激，新婚夫妻双方必须要懂得如何去避免不良刺激的影响，学会放松，缓解紧张的压力，可以利用周末完全避开工作上的烦扰，找个景点或单纯的去野外感受下大自然带来的美丽，也可多参加些体育活动，健健身打打球之类的。总之，找到适合自己的缓解精神紧张的方式，学会自我调节，必将给自己以及未来的孩子带来巨大裨益。

（三）具备积极态度

结婚怀孕生子，这是天经地义的事情，夫妻双方都要有一种积极的态度。现实中对待怀孕一事，有很多的心理反应，有人一切听之任之，有孩子是很自然的，不惊慌，不恐惧，心态平和；有人不愿意怀孕，又不愿意流产，这种无奈的心理是很不好的；但更多的人还是以乐观的心情迎接新生命的到来。

因此，要想怀孕生子，必须建立在稳固的家庭婚姻关系基础之上。夫妻双方都希望有个聪明的小宝宝，并愿意肩负起作父母的责任，这是最基本的条件，在此基础上，以欢乐祥和的态度迎接新生命的到来，并努力为怀孕生子创造一个融洽的家庭气氛。

（四）化解不必要担心

一些年轻女性在孕前抱有很多担心，因为没有生育的经验或者看到别人生育后的变化，再加上亲朋好友的热情相告，怕怀孕后影响自己优美的体型，又怕难以忍受分娩时产生的痛苦，还怕自己没经验不会带孩子。其实，这些顾虑是完全没有必要的，“车到山前必有路”，有了孩子，就会想方设法去好好培养他，多向别人请教，多学习。至于分娩时产生疼痛也是难免的，但这也只是暂时的，只要能够很好的按照医生要求去做，想想很快就有了自己的骨肉是一件多么奇妙的事，“痛并快乐着”，这样就能减少痛苦，以平安顺利的分娩。此外，怀孕后由于生理上的一系列变化，体型肯定会发生相应的变化，但只要坚持锻炼，产后体型也会很快得到恢复的。

（五）丈夫应如何调整心态？

作为丈夫，应如何做好心理准备呢？怀孕后，妻子由于生理上发生变化，心理上也会发生相应变化，比如变得烦躁不安、唠叨、容易发脾气、对感情要求过于强烈或冷淡，甚至不可理喻等。对于这些变化，丈夫要提前做好思想准备，要明白妻子的这种变化是暂时的，应当给予理解和体谅，并采取各种方法使妻子保持心情愉快，切不可对妻子发火动怒。除此之外，丈夫还要做好任劳任怨的思想准备，主动做家务，对妻子更加体贴，尤其怀孕后妻子对食物的要求千奇百怪，丈夫要有经常采购、挑选妻子喜欢的食物的准备。

十一、怎么判断是否怀孕？

育龄期妇女平时月经周期正常，近期有性生活史，如出现月经延期不来，应考虑到是否有怀孕的可能。如停经一段时间后出现恶心、呕吐、乏力、嗜睡、喜食酸食、厌食油腻、乳房发胀以及尿频等症状，则怀孕的可能性更大。当然，这些并非是怀孕的确证，因为某些环境、精神心理、身体健康状况，以及所患疾病等因素，也可引起前述症状。在有前述症状后，应进一步通过妇科检查、实验室检查（妊娠试验）和超声学检查（B 超），才能明确是否怀孕以及是否为正常怀孕。

（一）关于妊娠试验

妊娠试验是通过检测血或尿中是否存在高出正常值的绒毛膜促性腺激素而诊断有否妊娠的一种实验室诊断方法。绒毛膜促性腺激素是受精卵滋养细胞产生的一种糖蛋白类激素，最早在受精卵形成后约 10 天就可以从血或尿中测知。随着受精卵的发育，它在血和尿中的含量均逐渐增高。目前普遍采用的妊娠试验方法是以验孕试条（或称为“早孕试条”）对尿样进行检验，一般药店里就可以买到这种试条，在家里即可以进行操作。这种方法操作简单、方便又经济，且敏感度高，对月经周期正常的育龄妇女，在停止月经的 33 ~ 38 天时就可验出。当然，用这种方法进行检验时，有时可能会出现假阴性或者假阳性的结果，所以还应结合临床情况，作出准确的判断。

（二）关于验孕试条的使用方法

将试条的检测段浸入尿液中（最好取晨尿尿样），5 秒钟后取出，将之放置 5 分钟后，再观察试条上的观察端的显色情况：如仅有一道红线（即对照线），则结果判为阴性；如有两道红线，则结果判为阳性。阳性结果提示怀孕，但对于阴性结果，应结合临床其他情况进行综合判断，例如，在受孕时间较短的情况下，尿中绒毛膜促性腺激素含量较低，试条检验可能显示阴性结果，如果等待数天后再行检测，则会呈现阳性结果。此外，验孕试条检测只是给出定性结果，即或阴性或阳性，这佯的结果仅提示或未妊娠或妊娠，但并不能鉴别是否为宫内孕或宫外孕。

（三）验尿阳性能确定是正常怀孕吗?

尿妊娠试验呈现阳性，仅说明已经怀孕，但不能鉴别是否正常妊娠，故还需结合其他检查进行综合判断。通过妇科检查可了解子宫有否增大、变软以及盆腔有否异常，借助 B 超盆腔探测，可确定有否孕囊形成以及孕囊是否位于子宫腔内。简单而言，在尿妊娠试验阳性情况下，B 超检测证实孕囊存在于宫内，则为宫内妊娠；如 B 超检测未发现孕囊，则有 3 种可能，即宫内孕、宫外孕、或是妊娠试验为假阳性。在此情况下，应间隔数天后再进行 B 超检测，必要时尚应对血中绒毛膜促性腺激素进行定量动态检测，以确定是否怀孕以及是否为宫外孕。

第二章　孕期家庭保健指南

一、孕期女性及胎儿的生理特点

（一）孕期女性的生理变化

女性怀孕以后，身体各方面都会逐渐发生变化，很多没有生育经验的女性不了解这些改变的缘由，在面对这些变化时可能会感到恐慌，由此造成不必要的心理负担。所以，怀孕的女性一定要了解自身在孕期的生理特点，从整体把握“黄金十月”的发展过程，以判断自己在每个阶段的进展是否正常，出现异常情况时，及时采取有效措施。

下面就按孕月来描述孕后女性的生理特点及相应的变化。

1. 怀孕的最初两个月

即从发现怀孕到孕后第8周末。生理变化如下：

①大部分人孕后月经停止，但少数人第一个月尚有少量的月经样出血，也属正常现象；

②月经停止不久，就会出现恶心、呕吐的现象（俗称害喜），饮食嗜好发生改变；

③怀孕初期两个月，体型还没有明显变化；

④乳房发胀，乳头、乳晕变黑而敏感；

⑤两个月末，子宫如鹅蛋大小；

⑥因子宫增大压迫膀胱，导致小便频繁；

⑦阴道的乳白色分泌物会逐渐增加，故要注意保持阴部清洁。

2. 怀孕第三个月

即从孕后第 9 周到第 12 周末。

①到第 3 个月末，子宫约如成人的拳头大小；

②因胎盘尚未完成，这个时期容易引起流产；

③乳头色泽加深，胸部变化更为显著；

④从怀孕初期到现在，约有 50% 的孕妇会有害喜、呕吐的现象，尿频、便秘的情形也是常见的；

⑤月末“害喜”现象可消失，但是仍有极少数的孕妇有持续性害喜的现象。

3. 怀孕第四个月

即从孕后第 13 周到第 16 周末。

①这个月末的子宫有小孩的头大小，从耻骨联合上缘到子宫上端的距离（即“宫底高度”）约 12cm；

②子宫内胎盘持续发育，并逐渐稳定，以后比较不易流产；

③胎儿出现浮动及开始轻微胎动；

④子宫全部软化而有弹性；

⑤因子宫渐渐变大而引起腰酸、背痛。

4. 怀孕第五个月

即从孕后第 17 周到第 20 周末。

①这个月末的子宫约有大人的头大，子宫底高度约 16cm；

②腹部逐渐膨大，从外观可看出明显变化；

③子宫底（子宫上端）高度到肚脐下约 2cm；

④经产妇可感觉胎动，初产妇往往要到 6 个月才有感觉；

⑤虽然知道有胎动，但不到月末仍听不出胎心音。

5. 怀孕第六个月

即从孕后第 21 周到第 24 周末。

①到此月末，子宫底高度与脐平，约 18 ~ 20cm；

②初产妇到这个月有胎动的自觉，可以触知；

③这个时候是安定时期，流产的可能性最小，可以适当地运动；

④腹围继续膨大；

⑤下肢及外阴部可能有紫色浮肿的静脉瘤，这是由于怀孕使骨盆腔内血流量增加，下肢回流的静脉血不通畅所致，此时应避免长期站立，睡觉时可垫高双腿。

6. 怀孕第七个月

即从孕后第25周到第28周末。

①这个月末子宫底高约21~24cm，位于脐上方二横指处；

②腹部明显鼓起；

③因子宫增大压迫下肢静脉，下肢、外阴部静脉曲张会更明显；如有痔疮恶化的情形，需请医师治疗；

④如果是双胎，此时体重会急剧增加。

7. 怀孕第八个月

即从孕后第29周到第32周末。

①此月末子宫底高为25~28cm，接近于胸骨剑突（胸骨的下方）；

②长时间的站立下肢会出现浮肿，应避免长时间站立，睡觉时垫高双脚；

③这个时候容易发生子痫前症；

④乳房及下腹部会出现红色线条（俗称“妊娠线”），这是肌肉弹性纤维断裂所致，生产后会逐渐淡化为银白色的线条；

⑤乳房、下腹及外阴部的颜色加深。

8. 怀孕第九个月

即从孕后第33周到第36周末。

①此月末子宫底高为28~30cm；

②子宫底升高，导致胃被压迫，很容易有饱腹感，故应少食多餐；

③心、肺等器官受到子宫的推挤，会出现呼吸较急促的现象；

④腹部突出及胎儿增大会压迫腰部，因此有时会出现腰酸；

⑤如果是第一胎，此时胎儿的头会进入母体的骨盆中；

⑥这时乳腺偶尔会有乳汁排出，应轻轻用软布或棉花以清水擦拭，保持清洁。

9. 怀孕第十个月

即从孕后第37周到第40周末。

①这个月末子宫底高为32～34cm；

②胎儿位置下移至下腹部，准备出生，子宫降回8个月的高度，故胃的压迫感减轻，呼吸也较通畅；

③小便再度频繁，阴部分泌物增加；

④有时腹部会感觉不规则的紧张；

⑤怀孕末期的体重比怀孕前，以增加12～15kg为宜。

10. 怀孕十个月仍未分娩者

即孕后第40周以后。

①母体变化大致同第10个月；

②有些女性可能会因担心过期妊娠的问题，而变得焦虑、失眠、情绪急躁等神经官能性的变化。

（二）胎儿的生理变化

1. 怀孕的最初两个月

①受精卵着床后开始逐渐发育形成胚胎；

②身长约2.5～3cm，体重约4.5g；

③头部及身体分明，头部约占全身1/2，头部腮裂及腮弓突起；

④已经能够辨别手、脚、眼睛、口唇、鼻梁、嘴巴；

⑤心脏开始搏动；

2. 怀孕第三个月

①身长约7~9cm，体重约30g；

②小嘴会开合，有吞咽的动作；

③头部、脸部的各个特征已形成；

④手脚成形，稍可活动，出现骨核；

⑤这个月已经形成外生殖器的雏形，但无法辨认性别；

⑥羊膜腔的羊水开始包围胎儿；

⑦由超声波可听到胎儿心跳。

3. 怀孕第四个月

①身长约15~18cm，体重约100~118g；

②胎儿已完全成形，可分辨性别；

③皮肤呈透明渐带红色，表面可看到很细的血管，同时长有胎毛；

④开始有胎动，但母亲尚未感觉；

⑤到4个月时胎盘终于发育完成，胎儿与母体之间由胎盘和脐带联结；

⑥初期肾脏开始排尿。

4. 怀孕第五个月

①身长约25cm，体重约225~300g；

②头部约占总体长的1/3，头上出现少许头发；

③骨骼快速发育，手臂与腿成比例；

④这个月有胎便出现；

⑤全身的皮肤生有胎毛；

⑥皮下脂肪长出，皮肤变成不透明；

⑦胎动较明显，母亲可有感觉；

⑧由听诊器可听到胎心音。

5. 怀孕第六个月

①身长约32cm，体重约600~700g；

②头发、眉毛、睫毛开始生长；

③骨骼坚硬，胸骨形成；

④皮下脂肪渐渐增加，但皮肤还很薄且多皱，并且为皮脂腺分泌物（胎脂）和胎毛所覆盖；

⑤胎儿浮动于羊水中，容易变动其位置；

⑥胎儿会吸吮手指，握紧拳头，胎儿的运动强壮而有力。

6. 怀孕第七个月

①身长约36~40cm，体重约1000~1200g；

②皮下脂肪开始沉积，皮肤呈红色皱褶；

③男胎到这个时期睾丸已进入阴囊内，但还不完全；

④女胎大阴唇的发育还不完全；

⑤胎儿活动频繁，胎位仍会改变，有睡眠与活动交替的现象，对外界声音有反应；

⑥眼睛已经可以睁开，手脚可自由伸展摆动。

7. 怀孕第八个月

①身长约42cm，体重约1800~2300g；

②胎儿皮肤呈淡红色，较少褶皱，指甲长出，皮肤长满胎毛；

③胎儿的活动能力变强，运动强而有力，在外面都可察觉，从这个时候起，大多胎儿头部向下（正常胎位）；

④骨骼已发育完全，但很柔软，体重迅速增加；

8. 怀孕第九个月

①身长约48~50cm，体重约2700~3200g；

②皮下脂肪的发育良好使身体的皱纹减少，体重增加的速率大于身高；

③胎毛逐渐消除，指甲长好，皮肤变平滑，男女性器官完成；

④胎儿的循环、呼吸、消化等器官发育成熟；

⑤由于空间愈来愈小，胎儿的活动也减少；

9. **怀孕第十个月**

①身长约 50cm，体重约 3200g，近年来超过 3500g 的胎儿逐渐增多；

②皮肤光滑圆润，除双肩四周外，皮肤无胎毛；

③头发约 2 ~ 4cm；

④颅骨坚硬，耳鼻软骨发育充分；

⑤胎脂布满全身，特别是腋下及腹股沟；

⑥胎盘开始逐渐钙化，表示已经成熟；

10. **怀孕十个月仍未出生者**

①超过预产期后，羊水会逐渐减少，脐带被压迫的机会增加，容易造成胎儿窘迫，严重时有胎便吸入的危险，同时胎心跳会因羊水减少、脐带受压而减慢；

② 30% 的过期妊娠者，胎儿会出现皮下脂肪减少、皮肤干皱、胎脂缺少、毛发增多、指甲变长等现象，称为过熟综合征。这种综合征，若合并羊水过少及胎盘功能退化，死亡率及出生缺陷发生率均会增加；

③过期妊娠同时胎盘功能不佳者，胎盘分泌的激素会减少，引起胎儿生长迟滞，体重减轻，这样的婴儿，尤其是体重小于 2500g 者，预后非常不好；

④过期妊娠而胎盘功能良好者，胎儿会继续生长，容易变成巨大儿，这样易导致在生产过程中发生难产、颅内出血、锁骨骨折等合并症。

二、孕期膳食保健

（一）孕期饮食营养常识

当医师告诉您怀孕了，随之而来的各种怀孕症状会使得第一次当妈妈的人担心腹中的胎儿营养不够，因此不顾一切的疯狂乱补。让宝宝赢在起跑点，是每个妈妈的期待。那么，怀孕期营养该注意哪些呢？

1. **体重的控制**

体重要控制在标准体重范围内。一般建议怀孕期体重增加约12公斤（或10～14公斤），如果把怀孕分成三期，则体重增加以2、5、5公斤分配，即怀孕前期增加2公斤为宜，中期增加5公斤为宜，后期增加5公斤为宜。原本体重过轻的妇女不妨借助此机会增加营养摄取，但肥胖妇女不要在此时减重。怀孕初期对总热量的需求与孕前相同，所以在怀孕初期不用刻意增加热量摄入，只要营养全面均衡即可，以免得不偿失。因为过食后累积的脂肪等到生产后再消除就很困难了。

2. **各种营养素的需要**

①蛋白质：为了满足胎儿及母体需要，每日蛋白质摄取量应增加6～12g。其中最好有一半是来自含优质蛋白质的动物性食物，如蛋、牛乳、鱼、肉等。植物性蛋白质可从豆浆、豆腐等豆制品中摄取；

②钙：孕妇对钙的需求量很高。孕妇缺钙会引起自身腰酸背痛、手足麻木、肌肉抽搐、牙齿松动、骨盆疼痛，甚至并发妊高征，同时也会造成新生儿发生骨骼病变、生长迟缓、佝偻病或新生儿脊髓炎等病。为了满足孕妇自身对钙的需求，以及保证胎儿骨骼正常发育，从孕中期起，孕妇每天应补充1000mg钙，晚期可达1500～2000mg。但是，我们每天从食物中摄入的钙仅有400mg，因此，除了建议每天喝1～2袋牛奶（可补充钙250～500mg）外，还需要补充一定量的钙剂。

③铁：怀孕至生产期间，每天要额外补充30～50mg的铁质，以弥补怀孕及分娩失血的损失，含铁高的食物有蛋黄、动物肝脏、肉类等，有研究表明，食物摄取时若能荤素搭配，则有利于提高铁的吸收率，若3餐中常吃柑桔、番茄等维生素C含量丰

富的食物，铁的吸收率可加倍。对于一些缺铁较重的孕妇，为达到适足量，医师会给予铁剂治疗，但要注意避免食物对铁剂的结合作用而影响铁的吸收率，应在饭前一小时或饭后2小时与水或果汁一起服用，不要和牛奶、茶一起服用。另外，盲目过量的补铁会减少锌的吸收，反而妨碍胎儿体格与智能发育。故孕妇宜坚持平衡膳食的原则，不要盲目偏食高铁食物，更不要滥用补铁剂。

④碘：足够的碘能制造更多的甲状腺素，以满足怀孕时调节基础代谢率所需；食物来源主要为海产品等

⑤维生素A及C：为生长需要，应多摄取维生素A及C。维生素A食物来源为蛋黄、奶油、肝脏、胡萝卜、番茄、南瓜、菠菜；维生素C的食物来源为新鲜蔬果，如柠檬、橘子、柳丁、番石榴等；

⑥维生素B族：人体产生能量及促进蛋白质代谢，需要维生素B族。食物来源为大豆、牛奶、肝脏等；

⑦叶酸：怀孕前三个月至怀孕六周特别需要叶酸。因其为胚胎神经管发育所需，并能避免神经管发育不良。食物来源主要为菠菜、肝脏、酵母等；

⑧多元不饱和脂肪酸：根据研究，多摄取多元不饱和脂肪酸，对胎儿的脑力及视力均有帮助。如果想要有聪明的宝宝，不妨从怀孕初期开始多吃鲔鱼、秋刀鱼、鲭鱼、鲑鱼等含丰富DHA的鱼类。

（二）孕期饮食安排

受精卵在母亲体内需经过40周左右的孕育过程逐渐成为一个成熟胎儿。整个孕期，需要由母亲提供足够的能量和营养素，方能满足胎儿生长发育的需要。在胎儿生长发育的各个时期，由于生长速度不同，孕妇对能量和各种营养素的需求也各有特点，下面就根据孕早、中、晚期孕妇的生理特点分别提出一些建议，

供大家参考。

1. 孕早期（受孕开始到怀孕3月末）特点

此期的胎儿主要是以器官的分化、成形为主，尚不需要过多的能量来帮助生长发育。但由于子宫内胎盘所产生激素的作用，常常会影响孕妇的胃肠功能，出现如食欲不振、恶性呕吐等现象，临床称为早孕反应。

建议：此期不必强调过多的热能和营养素的摄入，膳食情况基本同怀孕前即可。但为了保证各种维生素、微量元素和其他无机盐的供给，此时要特别注意膳食中的营养均衡，不要偏食挑食，否则将会引起营养素缺乏。在胎儿发育早期如果缺乏锌或叶酸，会引起胎儿生长迟缓，甚至导致脏器和神经管畸形等。假如早孕反应严重，出现频繁呕吐，影响正常膳食的摄入量，则要注意额外补充营养。

孕早期的每日膳食结构：主食（大米、面）200～300g，杂粮（小米、玉米、豆类等）25～50g，蛋类50g，牛乳220～250ml，动物类食物（禽、水产、肉类和内脏）100～150g，蔬菜200～400g（绿叶菜占2/3），水果50～150g，植物油15～20g。由于有妊娠反应，建议清淡饮食，少食多餐。

食谱举例

花生仁猪蹄汤

【原料】

花生米200g，猪蹄100g，老姜30g，盐25g，葱10g，胡椒粉0.15g，味精0.1g。

【做法】

1. 先将猪蹄去毛、燎焦皮、浸泡后刮洗干净，对剖后砍成3厘米见方小块；花生米在温水中浸泡后去皮；葱切花、姜拍碎。

2. 把大锅放在旺火上，加清水2.5千克，下猪蹄，烧沸后捞尽浮沫，放入花生米、生姜。

3. 猪蹄半熟时，将锅移至小火上加盐继续煨炖。待猪蹄炖烂后，起锅盛入容器内，撒上胡椒粉、味精、葱花即可。

【特点】

汤白肉烂，富于营养。

冬菇菠菜汤

【原料】

冬菇50g，菠菜250g，姜片、上汤、盐、糖各适量。

【做法】

1. 冬菇用清水浸软，切片；菠菜切段。

2. 热锅下油爆香姜片，放入冬菇及上汤煲开，文火煲约15分钟。

3. 下菠菜滚熟，放入盐、糖调味即成。

【特点】

富含铁、叶酸，营养丰富，味道香甜。

萝卜炖羊肉

【原料】

羊肉500g，萝卜300g，生姜少许；香菜、食盐、胡椒、醋各适量。

【做法】

1. 将羊肉洗净，切成2厘米见方的小块；萝卜洗净，切成3厘米见方的小块；香菜洗净，切段。

2. 将羊肉、生姜、食盐放入锅内，加入适量的水，置武火烧开后，改用文火煎熬1小时，再放入萝卜块煮熟。

3. 放入香菜、胡椒。

【特点】

适用于消化不良等症，且味道鲜美，可增加食欲。

南瓜蒸肉

【原料】

老南瓜（带蒂）1个，带皮猪肉500g，酱油50g，酱豆腐汤15g，红糖、江米酒各15g，净葱、花椒各10g，净姜5g，黏米100g，汤25g。

【做法】

1. 将带蒂南瓜从蒂的周围划入四方形刀缝，取把作盖，挖净瓤；猪肉刮洗干净，切成0.3厘米厚、5厘米长的片；将黏米、花椒混合，入锅炒黄，磨成粗粉；葱、姜切末。

2. 猪肉片用葱、姜、酱豆腐汤、酱油、红糖、江米酒和汤拌匀，加入米粉再拌匀，装入南瓜内，盖上盖，放在盘内，上笼蒸烂取出即成。

【特点】

南瓜味道鲜美，即可促进食欲，又可健脾胃。

碧海珊瑚

【原料】

洋粉5g，什锦水果（菠萝、荔枝、橘子、樱桃等）适量，白糖100g，清水200g。

【做法】

1. 洋粉洗净，放入砂锅内，倒入清水，将其煮溶后过筛，加入白糖再煮溶，盛入盆内。

2. 什锦水果切成小丁，放入洋粉溶液内搅匀，分别盛入10

个玻璃杯内，冷却凝固后取出即成。

【特点】

可补充多种维生素，适合于有孕吐反应的孕妇。

2. 孕中期（指怀孕4月到6月末）特点

此期胎儿的生长速度逐渐加快，体重每天约增加10g左右，胎儿的骨骼开始钙化，脑发育也处于高峰期；此时孕妇的胃口开始好转，皮下脂肪的储存量增加，子宫和乳房明显增大，自身的基础代谢率也增加了10%~20%。

建议：保证营养的均衡摄入，同时提高热能和各种营养素的摄入量。

孕中期的每日膳食结构：食物品种应强调多样化，主食（大米、面）350~400g，杂粮（小米、玉米、豆类等）50g左右，蛋类50g，牛乳220~250ml，动物类食品100~150g，动物肝脏50g（每周吃2~3次），蔬菜400~500g（绿叶菜占2/3），水果100~200g，植物油25~40g，经常食用菌藻类食品。

提醒：由于子宫逐渐增大，常会压迫胃部，使餐后出现饱胀感，因此每日的膳食可分4~5次，但每次食量要适度，不能盲目地吃得过多而造成营养过剩。如果孕妇体重增加过多或胎儿超重，无论对妈妈还是对宝宝都会产生不利影响。另外还要注意不能过量服用补药和维生素等补充剂，以免引起副作用。

食谱举例

核桃仁炒韭菜

【原料】

核桃仁50g，韭菜250g，鲜虾150g，芝麻油150g，食盐3g。

【做法】

1. 将韭菜洗净，切成3厘米长的小段；鲜虾剥去壳，洗净；

葱切段；姜切成片。

2. 将锅烧热，放入植物油烧沸后，先将葱下锅煸香，再放虾和韭菜，烹黄酒，连续翻炒，至虾熟透，起锅装盘即可。

【特点】

清香味美，补血养血。

小烧什锦

【原料】

猪舌 250g，猪肚 500g，水发玉兰片 150g，化猪油 50g，酱油 50g，菜油 250g（耗 75g），香菇 50g，汤 1500g，猪心 250g，猪肉 150g，鲜菜 300g，食盐 7.5g，味精 1.5g，水豆粉 125g，葱、姜 30g。

【做法】

1. 将猪肚、舌、心出水，然后分别刮洗干净，煮熟，均匀切成长约 5 厘米、宽 1.5 厘米、厚 1.2 厘米的条。玉兰片及鲜菜（菜头、萝卜或者笋都可以）切成条。瘦猪肉剁细，放入碗内，加少许味精、水豆粉拌匀，再在八成热油锅内炸成肉丸子。香菇用水发胀，淘洗干净，切成片，用滴水浸泡待用。

2. 炒锅置旺火上，放入猪油，烧至五成熟时，先下葱、姜，然后依次下食盐、酱油、肉丸子，加汤烧开，再连汤倒入锅内，用小火慢烧。

3. 猪肝、舌等约烧两个小时，加入香菇、玉兰片，再烧约半小时，然后加入蔬菜同烧，直烧至肚烂、菜熟时。随即下水豆粉勾芡，下味精起锅。

【特点】

色泽金黄，味浓可口。

橘味海带丝

【原料】

干海带 150g，白菜 150g，白糖、味精、醋、酱油、香油、香菜段各适量。

【做法】

1. 干海带放锅内蒸 25 分钟左右，捞出，放热水中浸泡 30 分钟，捞出备用。

2. 把海带、白菜切成细丝，码放在盘内，加酱油、白糖、味精和香油，撒入香菜段。

3. 把干橘皮用水泡软，捞出，剁成细碎末，放入碗内，加醋搅拌，把橘皮液倒入盘内拌匀，即可食用。

【特点】

开胃，含碘丰富。

金果银耳

【原料】

银耳 10g，金果（梨、苹果、香蕉、橘子均可）200g；桂花少许；白糖、湿淀粉各适量。

【做法】

1. 银耳用温水发 1 小时，洗干净后，放入碗内，加水 300g，上屉用中火蒸两小时。

2. 蒸好后，把原汁滤入锅内，加入白糖和适量清水，用小火略煮，使之溶解，撇去浮沫。

3. 鲜果切成指甲大小的块，放入锅内煮沸，用湿淀粉调稀勾芡，倒入锅内。

4. 吃时，碗上铺开一层银耳，撒上桂花。

【特点】

维生素含量较高。

鱼吐司

【原料】

面包、净鱼肉各150g，鸡蛋1个，猪油150g，料酒、淀粉、盐、味精、葱、姜各少许。

【做法】

1. 面包去边皮，切成厚4~5毫米的片4块；鱼肉剁成泥，加蛋清、葱、姜、酒、味精一起拌匀。

2. 将调好的鱼泥分4份抹在切好的面包上，用刀抹平。

3. 锅内放入猪油烧至五成熟时，放入抹上鱼泥的面包，炸至呈黄色后出锅。

4. 每块切成8小块，盘边上加甜酱（甜酱加少许水、糖，用筷子拌匀，上笼蒸5分钟，加麻油）。

【特点】

软嫩清香，味美可口，能增加孕期妇女的食欲。

3. 孕晚期（指怀孕7月至小儿出生阶段）特点

此期胎儿的生长速度进一步加快，尤其是细胞体积增加迅速；大脑发育速度加快；肺部进一步发育以保证出生后进行呼吸和血氧的交换功能；皮下脂肪大量储存。另外，胎儿还需为自己出生后储备一定量的钙、铁等营养素。

建议：此期准妈咪不仅需要增加热量的供给，更应注意优质蛋白质、铁、钙和维生素等营养素的补充。由于子宫快速增大压迫胃部，使准妈咪的食量减少，因此宜采取少食多餐制，每日可增至5餐以上。

孕晚期的每日膳食结构：在孕中期膳食组成的基础上再增加50g禽、鱼和蛋，220ml牛奶或豆浆等。每天钙的需要量为

1200mg，有水肿的准妈咪应将食盐摄入量限制在每天5g以下。此外，还需避免辣椒和酒等刺激性食物。

食谱举例

蜜汁甜藕

【原料】

藕750g，糯米150g，蜜莲子25g，蜂蜜50g，白糖200g，湿淀粉15g，蜜桂花5g。

【做法】

1. 将藕洗净，切去一端藕节；糯米用清水漂洗干净，浸泡两小时，捞起晾干。藕孔内灌入糯米，边灌边用筷子顺孔向内戳，使糯米填实孔。从中剖开，切成0.7厘米厚的块，整齐摆入碗中，加入白糖125g，再放入笼屉，置旺火上蒸10分钟。

2. 用清水浸泡2分钟，撕去藕皮晾干，切去一端藕节。

3. 待糖熔化取出，扣入盘内，再将砂锅置火上，放清水50g，白糖75g，蜂蜜、蜜桂花、蜜莲子烧沸，用调稀的湿淀粉勾芡，起锅浇在藕块上即可。

【特点】

糯米含有蛋白质、脂肪、钙、糖类、磷、铁及维生素，且富含纤维等成分，能增进胃肠蠕动。藕含丰富的蛋白质、维生素、天门冬素等，营养价值很高。加工后，呈粉红透明，香甜似蜜。

黑米埋珍珠

【原料】

黑糯米200g，粟米粒100g，鲜椰汁200g，冰糖约250g，细盐少许。

【做法】

1. 黑糯米用清水浸30分钟，洗净。

2. 椰汁、细盐同拌匀待用。

3. 将清水约8杯煮滚，放入黑糯米、冰糖，待滚后转中火，煲至黑糯米熟（约1小时）。

4. 将粟米粒放入上项材料中拌匀，倒入深碗中，待进食时加入椰汁便成。

【特点】

黑糯米可以补血生血，粟米粒可以健脾和胃，椰汁可以促进食欲。

（三）孕期饮食宜忌

在历代相关中医文献中，对妇女孕期饮食禁忌论述颇多。如《千金要方》的“儿之在胎，与母同体，得热则俱热，得寒则俱寒，病则俱病，安则俱安，母之饮食，尤当缜密”。《万氏妇人科》的“妇人受胎之后，最宜调饮食，淡滋味，避寒暑，常得清纯和平之气，以养其胎，则胎元完固，生子无疾。今为妇者，喜啖辛酸煎炒肥甘生冷之物，不知禁口，所以脾胃受伤，胎则易堕；寒热交杂，子亦多疾”。

所谓孕期饮食禁忌，是指妇女怀孕期间，应尽量避免食用（不宜食用）或禁止食用一些对孕妇健康或胎儿生长发育带来不利影响的食物，又称“孕期禁口”、“忌食护胎”、“忌食养胎”等。这些孕期避免（不宜）或禁止食用的食物，轻者会影响孕妇的健康或胎儿的发育，重者还可导致胎儿的畸形，甚或引起流产或早产。

1. 孕期饮食宜清淡

很多人可能不知道怎样饮食才算清淡，传统观念认为低盐即清淡，其实这种理解是片面的。科学地讲，清淡应该包括低盐、低糖等很多方面，在孕期饮食中尤其要注意，很多人不分青红皂白大鱼大肉，盲目进补，这是错误的。不仅不利于孕妇的身体健康，对体内胎儿的健康成长也是有坏处的。下面就详细说一下饮食宜清淡的原则。

①饮食宜低盐：有些孕妇（尤其是北方居民），饮食习惯嗜好咸食，这是不好的。现代医学研究认为，每日摄入的盐量与高血压发病率有一定关系，食盐摄入越多，高血压的发病率越高。众所周知，妊娠高血压综合征是妇女在孕期才会发生的一种特殊疾病，其主要症状为浮肿、高血压和蛋白尿，可伴有头痛、眼花、胸闷、晕眩等自觉症状，严重者甚至发生子痫而危及母婴安康。孕妇过度咸食，容易引发妊娠高血压综合征。因此，从孕期保健角度来讲，专家建议每日食盐摄入量应为6g左右。

②不宜高糖饮食：意大利比萨国家研究院的医学家们发现，血糖偏高组的孕妇所生出的体重过高胎儿可能性、胎儿先天畸形发生率、出现妊娠毒血症的机率或需要剖腹产的人数，分别是血糖偏低组孕妇的3倍、7倍和2倍。另一方面，孕妇在妊娠期肾排糖功能有不同程度的降低，如果血糖过高会加重孕妇的肾脏负担，不利于孕期保健。大量医学研究表明，摄入过多的糖分会削弱人体的免疫力，使孕妇机体抗病能力降低，易受细菌、病毒感染，这对优生是很不利的。

③不宜盲目补钙：孕妇盲目地进行高钙饮食，大量饮用牛奶，加服钙片、维生素D等，对胎儿也会产生一定的不利影响。营养学家认为，孕妇补钙过量，胎儿就很有可能得高血钙症，出世后，患儿会出现囟门过早关闭、颚骨变宽而突出、主动脉窄缩等现象，既不利于健康的生长发育，又有损于成长后颜面的健美。一般说来，孕妇在妊娠前期每日需钙量为800mg，后期可增加到1100mg，对于健康孕妇来说，并不需要额外补充，只要从日常的鱼、肉、蛋等食物中合理摄取就能够基本满足需要。

④合理补充蛋白质：蛋白质供应不足，易使孕妇体力衰弱，胎儿生长缓慢，产后恢复健康迟缓，乳汁分泌稀少。所以孕妇每日蛋白质的需要量应达90～100g。但是，孕期过度进食高蛋白产品，却可影响孕妇的食欲，增加胃肠道的负担，并影响其他营养物质摄入，使饮食营养平衡失调。研究证实，过多地摄入蛋白质，人体内会产生大量的硫化氢、组织胺等有害物质，容易引起腹胀、食欲减退、头晕、疲倦等症状。同时，过量摄入蛋白质，不仅可造成血中的氮质增高，而且也易导致胆固醇增高，加重肾脏的肾小球过滤负担。有人认为，蛋白质过多地积存于人体结缔组织内，可引起组织和器官的变性，易使人罹患癌症。

综上所述，任何事物都有一个度，吃饭也是如此，每一个孕妇都要做到适度而止，对自己的一些不良饮食习惯要及时改掉，尽量做到营养全面。蛋白质的摄入，既不要过量，也不能缺乏，这样就能保证准妈妈的身体健康和胎儿的正常发育。

2. 有利于孕妇及胎儿健康的食物

任何食物的营养成分都是不一样的，每种营养成分对怀孕女性都有不同的作用，所以必须每天食用不同的食物来丰富人体的营养，以达到到营养全面。那么，哪些食物是我们所必需且要引起注意的呢？

（1）绿叶蔬菜：蔬菜，尤其是绿叶蔬菜，是天然的营养宝库，对于维护孕妇及胎儿的健康具有重要作用。例如，菠菜中含有丰富的叶酸和锌，甘蓝是很好的钙的来源。研究表明，多吃蔬菜可减少婴儿成年后患癌的危险，如果孕妇不吃蔬菜，其后代患癌危险将增大4倍，增食果蔬，患癌危险会减少一半。在对160名脑癌病儿与同等数量健康儿童的母亲孕期食谱对照分析的研究中发现，健康儿童的母亲多以鱼、谷物、绿色蔬菜、土豆为主食。其奥妙就在于蔬菜是天然的抗癌卫士。

野菜养分丰富，所含矿物质多达数十种，蛋白质含量比栽培蔬菜高20%。以蕨菜为例，其铁质、胡萝卜素、维生素C的含量分别为大白菜的13倍、1.6倍、8倍。再说马兰头，含铁量是苹果的30倍，是桔子的10倍，也高于芹菜与白菜。至于叶酸，每100g红苋菜叶酸含量高达420μg，超过栽培蔬菜中含叶酸之冠的菠菜。故孕期添一碟野菜，无疑为胎儿多形成了一条营养供给的渠道。且野菜污染少，对孕母及胎儿双方都安全，且独具风味，可激发食欲，减轻厌食症状，有利于优孕。

（2）坚果：如果怀孕前，你因为坚果脂肪含量高而对它敬而远的话，那么现在你应该重新认识，因为脂肪对于胎儿脑部的发育是很重要的，而且可以让你饿得不那么快。但是大量摄入肉和黄油中含有的饱和脂肪酸会给人体带来种种害处，而在坚果中发现的一类有益于心脏健康的不饱和脂肪，专家建议可以此取代饱和脂肪。但是因为坚果的热量和脂肪含量比较高，因此每天应将摄入量控制在28g左右。还有一个特别需要注意的地方需要指出，如果你平时有过敏现象，最好避免食用某些容易引起过敏的坚果，例如花生。

（3）鸡蛋：很多准妈妈一看见肉就觉得恶心，如此一来，鸡蛋就成了女性在孕期摄取蛋白质的最佳来源。而且鸡蛋中还含有人体所需的各种氨基酸。煎个鸡蛋再配点儿蔬菜会让你的早餐既简单又丰盛。如果你受不了煎鸡蛋的味道，那就煮个鸡蛋吃吧！

（4）豆制品：对于那些坚持素食的准妈妈，豆制品是一种再好不过的健康食品了，它可以为你提供很多孕期所需的营养，例如蛋白质。

（5）干果：干果是一种方便且美味的零食，可以随身携带，随时满足你想吃甜食的欲望。你可以选择像杏脯、干樱桃、酸角一类的干果，但是不要吃香蕉干，因为经过加工的香蕉干，脂肪含量很高。

（6）香蕉：香蕉可以快速地提供能量，随时帮你击退疲劳。而且在你被呕吐困扰的时候，它还可以拯救你的胃。你可以把它切成片放进麦片粥里，也可以和牛奶、全麦面包一起做早餐。

（7）麦片：麦片不仅可以让你保持一上午都精力充沛，而且还能降低体内胆固醇的水平。不要选择那些口味香甜、精加工过的麦片，最好是天然的，没有任何糖类或其他添加成分在里面。可以按照自己的口味和喜好在煮好的麦片粥里加一些果仁、葡萄干或是蜂蜜。

（8）脱脂牛奶：怀孕的时候，需要从食物中吸取的钙大约比平时多1倍。牛奶是钙的主要来源，同样也含有许多脂肪，常喝普通牛奶要面临脂肪过多的困扰。因此孕期喝脱脂牛奶就成了你聪明的选择。孕妇每天应该摄取大约1000mg的钙，只要3杯脱脂牛奶（200g）就可以满足这种需求。

（9）瘦肉：铁在人体血液转运氧气和红细胞合成的过程中起着不可替代的作用，孕期你的血液总量会增加，以保证能够通过血液供给胎儿足够的营养，因此对于铁的需要就会成倍地增加。如果体内储存的铁不足，你会极易感到疲劳。通过饮食来补充足够的铁就变得尤为重要。瘦肉是满足这一需求的主要来源，其所含的铁也是最容易被人体吸收的。

（10）全麦饼干：是一种能够缓解妊娠呕吐的小零食，早上你可以在床上细细地咀嚼它，能非常有效地缓解孕吐反应；正餐之间如果感觉饥饿，也可随时进食几块，以保证你一天的血糖平稳和精力充沛。

（11）全麦面包：把每天吃的精粉白面包换成全麦面包，你就可以保证每天20～35g纤维的摄入量。同时，全麦面包还可以提供丰富的铁和锌。

（12）柑橘：尽管柑橘类的水果里90%都是水分，但其中仍富含维生素C、叶酸和大量的纤维，能帮助你保持体力，防止因缺水造成的疲劳。

（13）花椰菜：花椰菜富含钙和叶酸，以及大量的纤维和抵抗疾病的抗氧化剂；花椰菜含的维生素 C，可以帮助你吸收其他绿色蔬菜中的铁。

（14）低脂酸奶：酸奶富含钙和蛋白质，即便是患有乳糖不耐症的准妈妈，对于酸奶也能很好的吸收，而且酸奶还有助于保持胃肠健康的状态。

（15）海带：属于海藻类，含有丰富的蛋白质、氨基酸、维生素、无机盐及多种微量元素，其中碘的含量尤其丰富，是机体碘的重要来源。碘是人体必需的微量元素之一，如果缺乏，容易发生地方甲状腺肿或呆小症。孕妇在怀孕第 10～18 周时，如果缺碘，会导致胎儿大脑发育不全，影响胎儿智力；如果在婴儿出生后仍持续碘缺乏，且未得到及时治疗，则会出现生长发育停顿，形成呆小症。因此，怀孕以后的妇女及哺乳期妇女要特别注意补充碘。碘的每日需要量一般达到 200μg 即可，主要是从食物中摄取，而海带是含碘量最高的天然食物，所以，孕产妇宜多食用海带。我们平时所吃的海带多是经过处理的干海带，要先进行浸泡、漂洗，然后才能烹调、食用。经过这一过程，海带中的碘元素大部分已被破坏丢失，所以，食用干海带时一定要注意以下几个问题：①浸泡和清洗海带时应整条进行，浸泡时间一般 2 小时左右即可，最好不要超过 24 小时。②烹调海带时不要加醋及有酸味的菜，如西红柿、酸菜等，因为碘元素和酸性物质结合后易受到破坏。③宜用植物油进行烹调，不宜用动物油，因为动物油易与碘元素发生化学反应，会使之挥发；而植物油性质较稳定，不易与碘元素发生化学反应，使碘的利用率提高。有研究证实，用动物油炒菜，碘的利用率仅有 40%，而用植物油炒菜，其利用率可达 80% 左右。因此，为了减少海带中碘元素的丢失，提高碘的利用率，多吃海带的同时一定要注意烹调海带的方法。

（16）黄花菜：黄花菜又叫做金针菜，花生在茎的顶端，一般两朵或三朵，呈淡黄色，有轻微的香气。以浙、赣、湘、滇等省为多，其中产自云南省者最佳。黄花菜的采摘有特别讲究，必须在花蕾含苞待放的中午时分，因为此时采摘的黄花菜质量最佳。花蕾是黄花菜的食用部分，内含有多种营养成分。据统计，每一百克干黄花菜中含蛋白质14.1g，脂肪0.4g，糖类60.1g，钙463mg，磷173mg以及多种维生素，对人体健康，特别是对胎儿发育非常有益。此外，人们发现，黄花菜还有止血、消炎、健胃、利尿、安神等功能。在某些地方，人们将干黄花菜作为妇女妊娠期间和产后的必备食品。

但是需要提醒大家特别注意的是，鲜黄花菜不能直接食用，因其所含的大量秋水仙碱有强烈的毒性，能刺激人体的胃肠道和呼吸系统，使人咽喉发干，胃部烧灼，并可出现恶心、呕吐、腹泻等症状，严重的还会出现便血、尿血甚至小便不通。因此，只有将新鲜黄花菜在开水中彻底蒸煮，使其所含的秋水仙碱破坏掉以后才能食用。

3. 不利于孕妇及胎儿健康的食物

有些食物在孕期是不应该多吃的，否则不仅会对母体造成危害，还会危及腹中的胎儿。所以了解这方面的知识是很有必要的，下面介绍一些常见的不宜多吃的食品：

（1）含咖啡因的饮料和食品：咖啡、可可、茶叶、巧克力和可乐型饮料中均含有咖啡因。咖啡因是一种中枢神经系统的兴奋物质。现代医学研究发现，成人摄入咖啡因后，可在体内代谢，并通过肾脏排出体外；但如果孕妇喝了咖啡，咖啡因可经血液抵达胎盘，经脐带进入胎儿体内，影响胎儿发育。计划怀孕的女性或孕妇大量饮用后，还会出现恶心、呕吐、头痛、心跳加快等症状。咖啡因还会通过胎盘进入胎儿体内，影响胎儿大脑、心脏和肝脏等器官的正常发育，使胎儿出生后体重偏轻。已有研究发现，孕期过饮浓茶，会导致新生儿体重不足，严重者还会导致流产、早产或死胎。因此，建议怀孕的孕妇尽量少服用此类食品。

（2）辛辣食物：辣椒、胡椒、花椒等调味品刺激性较大，多食可引起正常人便秘。孕妇大量食用这类食品后，同样会出现消化功能障碍，引起便秘等问题。因此，建议您尽可能避免摄入此类食品。

（3）饮酒：酒精是导致胎儿畸形和智力低下的重要有害物质。孕妇酗酒，易使胎儿“酩酊大醉”，从而发生一系列的病变，影响胎儿发育，甚至导致畸形。医生经临床观察确认，母亲怀孕时饮酒会引起“胎儿乙醇综合征”。这种胎儿的病症包括发育障碍、下颌发育不全、身长体重偏低、中度智力发育迟缓、出生时眼裂缩短、脊髓膜膨出、智力低下、小头畸形、前额突起、斜视、四肢畸形以及先天性心脏病等。

（4）香烟：孕妇吸烟（包括被动吸烟），容易引起流产、早产、死胎以及胎儿先天性心脏病、先天性中枢神经系统发育不良等。吸烟还易使孕妇引发妊娠高血压综合征、先兆子痫或子痫，会严重影响孕妇自身及胎儿的健康，甚至导致母婴死亡。因此妊娠期妇女必须禁止吸烟，丈夫也要在家庭范围内戒烟。吸烟对孕妇和胎儿的危害，主要在于烟草中含有的尼古丁，它在燃烧时会产生一氧化碳等有害物质，大量的一氧化碳进入呼吸系统，继而进入孕妇的血液循环，随血液循环进入胎盘，使胎盘、脐带的血液含氧量下降，引起胎儿缺氧，从而使胎儿发育迟缓、偏低体重；严重时发育极度不良，导致早产、流产。尼古丁还可使胎盘血管收缩，从而降低脐带血容量，使胎儿得不到充分的营养，从而导致死胎、早产、流产或先天性发育不良等。

（5）糖：糖在人体内的代谢会大量消耗钙，孕期钙缺乏，会影响胎儿牙齿、骨骼的发育。况且糖不但不是基本的营养物质，反而会造成孕妇超重。

(6) 味精：味精的成分是谷氨酸钠，进食过多可影响锌的吸收，不利于胎儿神经系统的发育。

(7) 有色饮料：有色饮料中的色素对胎儿会产生不良的影响。如果孕妇必须喝饮料的话，最好选择经严格检测、纯净无污染的天然矿泉水。这样的矿泉水，既含有钙、镁等对身体有益的物质，又不含有色素等有害物质。

(8) 孕期禁用大热、大凉的药物

祖国医学认为，大热大凉的药物，孕妇必须禁用（治疗用药除外），这些药物包括水银、砒石、芒硝、大黄、牵牛、巴豆、乌头、藜芦、牛膝、红花、桃仁、三棱、麝香等。

对于人参、桂圆等补养药品和食品的服用，在孕期也应特别注意，中医认为桂圆、人参属甘温大热之物，而妇女怀孕后，由于阴血聚以养胎，多数人有阴血偏虚的症状，阴虚则会滋生内热，从而出现口干、口苦、大便干结、小便短赤等阴虚火旺的症状。因此，通常有“产前宜凉”的主张。若孕期食用人参，则易引起气盛阴耗，加重早孕反应、水肿和高血压等症状。桂圆中含有葡萄糖、蔗糖、维生素A、维生素B及酒石酸等物质，属营养丰富的食物。祖国医学认为，桂圆有补心安神、养血益脾之效，为滋补佳品。但桂圆甘温大热，对于女性怀孕后阴血内热的身体状况，食之不仅不能保胎，反而极易出现漏红、腹痛等先兆流产症状，甚至导致流产或早产，故孕妇不宜食用桂圆。

因此，建议孕妇对于桂圆、人参一类辛温补品的选用应当谨慎，对于一些身体虚弱确实需要应用的孕妇，须遵医嘱适当进补，以免适得其反。

(9) 罐头食品：罐头中多含有人工合成色素、香精及防腐剂等，如果孕妇吃得过多，对胎儿的生长发育会有不利影响。因为胎儿在母体内形成期间，体内各种器官对预防化学物质的能力差，罐头中的上述物质会对稚嫩的器官造成损伤。况且孕妇吃过多含各类添加剂的罐头食品，对自身的新陈代谢过程也有不利的影响。

4. 孕期应适量摄食的食物

（1）猪肝：猪肝富含维生素A。维生素A对孕妇很重要，缺乏维生素A可能导致胎儿畸形，而服用维生素A过多，同样有此危险。由于猪肝中维生素A过于丰富，难于掌握摄入量，很容易突破人体每日所需量的最大限度，故孕妇在食用猪肝时应注意控制摄入量，每星期一次即可，每次不超过50g为宜。对于孕期所需的维生素A，还可以通过食用萝卜、柑桔、番茄等果蔬提供。

（2）鸡蛋：孕妇进食营养丰富的鸡蛋是有益处的，但是个别孕妇认为它富含营养，每天吃上5、6个，甚至更多，这就有害了。因为进食太多鸡蛋往往会造成吸收困难，且蛋白质分解产物可能会加重肝肾负担，严重者可导致“蛋白质中毒”。并且由于蛋黄中所含胆固醇较高，会影响血脂水平，从而有损健康，因此，建议孕妇每日吃鸡蛋量不应超过3个。

（3）某些酸性食品：孕妇多食酸味食品有益，因为酸味食品可刺激胃液分泌，提高消化酶的作用，促进胃肠蠕动，改善孕期内分泌变化带来的食欲下降以及消化功能不佳的状况。加上酸味食物可提高钙、铁以及维生素C等营养成分的吸收率，有助于胎儿的骨骼、脑及全身器官的发育。但要提醒一下，孕妇宜选食番茄、桔子、杨梅、石榴、葡萄、绿苹果等新鲜果蔬，不要吃人工腌制的酸菜、醋制品，这些人工制品虽然味道也是酸的，但养分已遭到不同程度的破坏，加之腌菜中含有亚硝酸盐等致癌物质，对于孕妇及胎儿均有害。另外，山楂片因有加速子宫收缩的成分，可能会诱发流产，也不宜多食。

（4）鱼肝油：鱼肝油的主要成分是维生素A和维生素D，

孕期适量补充鱼肝油，有利于母体健康和胎儿发育，同时也有益于孕妇对钙的吸收。但如果片面地认为服用鱼肝油越多越好，那么就有可能对孕妇和胎儿造成危害。维生素A服用量过大，将会引起胎儿骨骼畸形、腭裂以及眼、脑畸形等不良后果的发生；而维生素D服用量过大，将会引起孕妇皮肤瘙痒、脱发以及胎儿主动脉发育不全、肺肾动脉狭窄等缺陷。因此，孕期不宜长期大量服用鱼肝油。

(5) 阿胶：阿胶是用驴皮去毛后切成块，经煮熬形成胶水，再经浓缩、冷凝、阴干后制成，又称驴皮胶。其性温、味甘，含有大量动物胶和蛋白质，具有促进血液中红细胞和血红蛋白生成、改善机体内钙的平衡等作用。其入肺、肝、肾三经，具有滋阴养血、补肺润燥、安胎止血等功效，是有效的补血药和妇科用药，属滋补壮体之佳品。民间常用阿胶作为冬令补品，尤其适用于月经不调等病症。怀孕后若有先兆流产征兆，用阿胶和其他中药材配伍，可有安胎作用；怀孕前后若有贫血者也可服用阿胶以促进血色素生成。但是，早孕反应期，胃口不好时，不宜服用；对酒精过敏或患有妊娠合并高血压综合征者也不宜服用；脾胃虚弱、呕吐泄泻、消化不良者更要忌用。身体健康的孕妇，则没有必要为滋补而吃阿胶，俗话说，药补不如食补，孕妇所需营养还是应从均衡的饮食中获取。

(6) 甲鱼：甲鱼中不仅含有优质丰富的动物蛋白质，具有很高的营养价值，而且味道鲜美，此外，甲鱼壳还是名贵的中药材。但是，甲鱼并非人人都能吃，尤其是孕妇。中医理论认为，甲鱼具有滋阴养血、软坚散结的作用，最适用于阴虚内热的人服用，孕妇适量服用甲鱼是有益处的，但甲鱼不易消化，因此不宜多吃，更不能一次吃得太多，在早孕反应时也不宜服用，以避免损害消化功能。此外，有的人吃了甲鱼后会产生过敏反应，出现皮肤瘙痒和风疹块，重者还会出现胃肠道平滑肌痉挛，引起腹痛、腹泻等症状，应当谨慎对待。对于妊娠合并慢性肾炎、肝硬化、肝炎的孕妇不宜食用，以免加重病情。

5. **孕妇进补营养常见误区**

孕妇在近一年的强化营养过程中，会或多或少地受到社会及媒体宣传等影响，走入营养进补的误区，采取了不恰当的营养补充方式。了解以下的各种误区，将使您得到事半功倍的益处。

（1）价钱越高者营养越好。营养品的价格取决于生产成本，包括原材料的价格、包装、销售、广告费等，因此，价格并非是营养价值的直接反应，我们在选择营养品时更应考虑是否符合自己的健康需要。例如，鲜牛奶的功效未必就比昂贵的钙剂补钙效果差，从营养学和食品安全的角度考虑，其实应当尽量通过绿色天然食品补充营养需求。

（2）以零食、保健品代饭。为了加强营养，许多妇女在怀孕后每天补充很多营养品，以致于影响了正常进餐，一些孕妇甚至认为，反正已经通过零食或保健品摄入营养了，因此不吃或少吃饭也未尝不可。其实这样做反而对身体不利，因为营养品大都是强化某种营养素或改善某一种功能的产品，单纯使用还不如普通膳食的营养均衡。

（3）水果代替蔬菜。水果口感好，食用方便，深得孕妇喜爱，并且其中含有维生素 C、矿物质和膳食纤维，因此许多孕妇就多吃水果而不再吃菜。这样做可能减少了蔬菜中不溶性膳食纤维的摄入，从而诱发便秘。加之，蔬菜相对来说经济实惠，同肉类一起食用有助于达到平衡膳食，因此水果只是在一定程度上与蔬菜类似，但并不相等，更不能完全替代，在日常饮食中不能放弃蔬菜。

（4）只要是有营养的东西，摄入越多越好。在孕期中，加强营养固然正确，但却绝非多多益善。太多的营养摄入反而会加重身体的负担，且会存积过多的脂肪，导致肥胖和冠心病的发生。体重过重还限制了体育锻炼，使抗病能力下降，并造成分娩困难。过多的维生素A和维生素D还能引起中毒而出现胎儿畸形。因此孕妇仍要根据健康饮食的要求安排好一日三餐。

6. 孕期应合理服用维生素

维生素对身体来说是很重要的，但任何东西都有一个“度”的问题，再好的东西吃多了也是有害的，维生素亦如此。当孕妇在选择使用维生素时最好事先请教相关专家，或务必慎重参考说明书。下面来看看维生素使用过量后，可能会对胎儿产生哪些影响。

（1）维生素A：美国医学界研究指出，孕妇如果服用大量的维生素A，会增加新生儿兔唇颚裂、先天性心脏病及中枢神经系统异常等的发生机率。正常人每日建议摄取剂量约2000国际单位，孕妇要达到3000国际单位。如果每日摄取量超过1万单位，胎儿出现缺陷的机率会持续上升。摄取量超过2万单位以上，胎儿出现缺陷率会增加四倍。

（2）维生素D：维生素D从天然食物、营养加强的食品，以及阳光紫外线照射中都可以摄取到，所以怀孕时并不需要特别刻意增加摄取，每日建议摄取量约400单位，如果摄取过量，就有可能导致母体和胎儿高钙血症的发生，摄取量超过4000单位就会造成新生儿生长迟滞、脸形怪异和主动脉瓣闭锁等问题。如果同时使用制酸剂，可能会造成更大危险。

（3）维生素E：维生素E每日建议摄取量约10~20单位，这种维生素在食物中普遍存在，所以很少出现不足的问题。

（4）维生素C：维生素C不足会导致坏血病，建议每日摄取维生素C大约30~60mg，过量后会影响母体维生素B_{12}的吸收与代谢，所以怀孕期间不建议使用大量的维生素C。

7. 孕期吃鱼的益处

鱼肉的蛋白质丰富，远远高于肉类，且属优质蛋白，易消化。鱼还含有丰富的维生素A、维生素D，且矿物质含量也较高。鱼肉不仅可以预防心血管病，而且有利于胎儿神经系统发育。因此，怀孕的女性应多吃鱼。但是一些生长在污染水域的鱼不能吃，因为这些鱼所含的污染物或重金属进入孕妇体内之后，可以破坏胎儿的中枢神经系统，影响胎儿的大脑发育，因此，购买时一定要谨慎。

8. 孕期饮食禁忌

妊娠期间，孕妇应注意营养的摄入，但同时也应注意到有些饮食会对自己或者胎儿产生不良影响。我国古代很多文献对孕期饮食都有大量的精辟论述，提出了相关的饮食禁忌。中医学认为，大热、大凉的食品，孕妇均不宜食用。大热的食物比较辛燥，不利于胎儿的发育。包括雪虾、狗鞭、狼肉、海狗肾、海龙、羊肉、狗肉、肉桂等。大凉的食物会影响孕妇的脾胃功能，从而导致孕妇对各种营养物质的消化吸收障碍，有可能影响胎儿的发育。对于体质偏“热”的孕妇来说，这类食物的影响相对地小些，但如果孕妇的身体素质属中医理论上的“虚寒型”（如脾胃虚寒），再吃大凉食物，则无异于“雪上加霜”，因此属脾胃虚寒型的孕妇应忌吃大凉的食物。

此外，容易造成滑胎、堕胎的食物，孕期也应谨慎食用。在此，我们介绍五种孕妇不宜吃的食物以供大家参考：

（1）螃蟹：它味道鲜美，但其性寒凉，有活血祛瘀之功，故对孕妇不利。

（2）甲鱼：虽然它具有滋阴益肾的功效，但是甲鱼性味咸寒，有着较强的通血络、散瘀块作用，因而中医认为有一定堕胎之弊。

（3）薏米：是一种药食同源之物，中医认为其质滑利。药理实验证明，薏苡仁对子宫平滑肌有兴奋作用，可促使子宫收缩，有诱发流产的可能。

（4）马齿苋：它既是草药，又可作菜食用，其性寒凉而滑利。实验证明，马齿苋汁对于子宫有明显的兴奋作用，能使子宫收缩次数增多，强度增大，易造成流产。

（5）山楂：山楂酸甜可口，健胃消食，很多人都喜欢吃。特别是怀孕以后的妇女，由于早孕反应，常有恶心、呕吐及食欲下降等症状，更愿意吃些山楂或山楂制品，从而调剂口味，增加食欲。但是，山楂对孕妇却有不利影响。有研究表明，山楂能兴奋孕妇子宫平滑肌，促进子宫收缩，导致流产。所以，孕妇如果大量食用山楂或山楂制品，可能有发生流产的危险，特别是以往有自然流产史或先兆流产症状的妇女，更要注意禁食山楂食品。

三、孕期精神保健

随着现代医学和心理学的发展，人们日益认识到孕妇的精神状态直接影响胎儿的生理、心理机能的发展。孕妇良好而稳定的情绪是保证优生优育的重要因素之一。科学研究发现，妇女在怀孕期间若能注意精神卫生，保持乐观的情绪，所怀胎儿就会发育正常，分娩时也比较顺利。但如果孕妇情绪紧张、恐惧、愤怒、烦躁、悲哀、忧郁，可使母体内的激素与其他有害化学物质浓度剧增，并通过胎盘而影响胎儿的发育。

（一）孕期保健，精神最关键

祖国医学有“孕借母气以生，呼吸相通，喜怒相应，一有偏倚，即致子疾”的理论，什么意思呢？就是说母体怀孕以后，腹中的胎儿和母体在生理、精神方面是息息相关的，如果母体一有偏差，就会导致胎儿产生相应疾病。

现代医学表明：母亲的情绪直接影响内分泌的变化，而内分泌物又经血液流到胎儿体内，使胎儿受到或优或劣的影响。你也许会认为胎儿一直是在母腹中睡觉。其实不然，当然有睡的时候，不过，更多的时间是在动。如游泳、咬手指、撒尿、听父母的谈话等等。和谐优美的音乐、恬静舒适的环境，会使胎儿“感到”安全愉快，有促进发育的积极影响；相反，嘈杂纷乱，夫妇吵架，可引起胎儿的“忧虑”和“沮丧”。

一个心境平和、情绪稳定和一个心情紧张、情绪躁动的母亲孕育的胎儿完全是生活在两个截然不同的胎教环境里，对胎儿生长、发育的影响也会截然不同。因此，孕妇如能加强自身修养，学会自我心理调节，善于控制和缓解不健康的情绪，始终保持稳定、乐观、良好的心境，就会使您的胎儿健康地成长。如果怀孕早期孕妇的情绪过分焦虑不安，则可致胚胎发育不良，甚而导致流产、胎儿唇裂、腭裂等。若妊娠中晚期孕妇情绪过度不安，易致胎儿出生体重过低、心脏缺陷、难产、胎盘剥脱、子宫出血，甚至导致胎儿死亡。

德国专家研究发现：母亲心情舒畅，胎儿安宁；母亲焦虑烦躁，胎儿也随之躁动。国外医学专家曾对500例发育异常胎儿的母亲进行调查，结果发现，怀孕期间经常生气、发怒者占74%。特别是怀孕早期经常发怒、紧张情绪持续过长或反复出现的，可能会导致胎儿兔唇、腭裂及其他器官畸形发育，严重还引起流产、难产或死胎。最近国外的资料还表明，经常情绪紧张、忧虑的孕妇，娩出的婴儿长大后，亦表现出情绪不稳定，易怒、易冲动，大都有暴跳如雷的脾气。

那么，在清楚上述道理以后，正在怀孕期的你是不是就应该格外注意自身的精神状态和情绪变化了呢？

（二）孕期常见不良情绪的来源

引起孕妇不良情绪的原因大致有以下五个方面：

1. **躯体不适引起的烦躁和厌恶**。妊娠过程中的妇女常常出现一些身体不适的感觉，如孕早期呕吐、食欲不佳等，到了孕晚期各种不适症状加重，如出现腰酸背痛、脚部痉挛、皮肤瘙痒，腹壁皮肤紧绷，水肿等，这些容易引起孕妇烦躁、沮丧等情绪。有些妇女还会产生厌恶的心理，觉得一切的不适都是腹内胎儿的过错，或是丈夫的过错。

2. **对未来宝宝健康问题的担忧**。许多准妈妈担心孕期出现各种不测，胎儿是否会正常发育，害怕"生个不健康的宝宝"。盯着电脑怕辐射，睡觉太晚怕疲劳，就连他人大声说笑也担心影响胎儿，甚至辞职静养。特别是有些产妇，在怀孕期间不慎服用过药物，或者经历了重大生活事件，以及患有妊娠高血压综合征、妊娠合并心脏病等产前并发症的，往往感到极大恐慌。

3. **对分娩的恐惧**。城市女性大多是初产妇，缺乏对生产的直接体验。从电视、网络等媒体上耳闻目睹了她人生产的痛苦经历，想到自己即将经历这一过程的时候，心中不免感到恐惧忧虑。怕疼痛，怕出血，怕发生难产，还怕手术以后会带来痛苦或并发症，这些都是分娩恐惧的主要方面。

4. **对胎儿性别的担忧**。虽然大部分城市里的人都能正确看待生男生女问题，但是有些人的观念里还是存在着对性别的偏重，如果家人反复表示出所希望的胎儿性别的时候，会对孕妇产生较大的心理压力。

5. **对未知状况的焦虑**。担心孩子出生后，自己的职业受到影响，家庭经济压力加大，尤其是很多女性担心自己的身材是否变形，丈夫是否还会像以前一样爱自己等问题。

（三）如何做到精神上的健康

古代养生家们无不强调调畅情志的重要性，孕妇也应该如此。那么如何才能做到精神上的健康呢？正如古人所说："志意和，精神定，侮怒不起，魂魄不散，五脏俱宁。"精神保健方式有如下几种：

1. **保持开朗乐观的心态**。《黄帝内经·素问》中说："喜则气和志达，营卫通利。"要知道怀孕本身就是一件令人高兴的大事，这是在创造生命，延续后代，生命是无价的，有什么还能比生命更可贵呢？孕期中有许多烦恼是自己造成的，比如辞职后一下子从繁忙变得无所事事，久之便产生烦闷的感觉，加之孕期的情绪往往不稳定，稍有不顺心就易往坏处想。调节心情的好方法就是寻找生活中的快乐，如看一些幽默、风趣的散文和随笔，听一些清晰典雅的音乐，记录一下280天中你在孕育新生命的历程作为长久的纪念……家人也可以有意识地收集一些笑话，谈谈发生在身边有趣的见闻，共同创设并享受生活中欢笑与和谐。

2. **唤起母性爱心**。母爱是人类的一种本能，它是伟大的、神圣的。通过唤起母性的爱心，可以冲淡怀孕前期恐惧和厌恶情绪。这种爱可以通过与未出生宝宝说说悄悄话来培养，比如"宝贝，我爱你"，"你知道吗？我是你的妈妈"，"今天的阳光很明媚"等等，别忘了动员准爸爸也一起参加。此时，丈夫扮演着一个极其重要的角色，可以适当添一些婴儿用的物品，把漂亮宝宝的照片贴在你温馨的卧室里，与家人一起给未出世的孩子起名字，与妻子一同勾画未来家庭的蓝图等。这样，产妇会充满期待地迎接一个可爱的小生命来到身边，对未来的生活有所憧憬，对腹内的胎儿也充满爱意，也就不会再认为怀孕和分娩是一种负担了。

3. **要有信心**。很多女性怀孕以后，随着自己肚子的逐渐变大，自己的担心也逐渐增多，会出现对自己没有信心的想法。如：担心分娩时坚持不了生育的痛苦，担心孩子出生以后不会抚养，没有足够的经济基础供应孩子长大，等等。《素问·经脉别论篇》中说："勇者，气行则已，怯者，则着而为病。"说明意志坚强有助于避免外邪致病，意志脆弱则神怯气虚，易遭外邪侵害。现在生理学研究也表明，意志和信念坚强可影响内分泌的变化，改善生理功能，增强抵抗力。所以，碰到曲折和困难时要有信心去克服，即使失败了，也要心平气和的对待，不要丧失生活的信心，以免对胎儿造成不利影响。

4. **温馨和谐的家庭环境**。不仅孕妇自身要注意，家庭中的其他成员也要尽力配合。面对孕妈妈由于怀孕引起的饮食改变、情绪反常，要给予理解和关怀，而不应该对其进行指责和抱怨。

5. **卸掉不属于自己的责任**。孕期妇女还应该学会为自己的心灵减负，即不是自己的责任，就不要往自己的身上扛。例如，当老人重男轻女思想根深蒂固而无法改变时，不要过多地理会，更不要自怨自责，担心焦虑，因为生男生女并不是你的责任，你所要和所能做的就是争取丈夫站在你的立场，开开心心的孕育宝贝。至于一些未知的状况，就让时间去证明吧，有道是“车到山前必有路”，只要勤劳、努力、灵活地处理问题，事情不会像想象的那么糟。

（四）如何做好生产的心理准备

生产对女性而言是一件大事，甚至有时会因此而丧失生命，越临近生产的时间，孕妇的心情就越复杂。一方面，因为可以拥有自己的孩子，内心会感到很高兴，而另一方面，将要面对生产的境况也感到很不安。首先，因为生产是一件非常消耗体力的事，所以临近生产必须要有充分的休息，才有体力应付这一件大事，尽量把看电视的时间缩短，早一点上床休息，要呼吸大量的新鲜空气，饮食方面最好多吃一些容易消化，热量比较高的食物才可以补足充沛的体力。另外越接近生产期的孕妇，情绪越容易激动，因为这只是一个过渡期间，所以家人要尽可能多体谅一下，不要太在意孕妇的情绪激动，家里的大小事情应该提前安排好，或者是预先拜托别人，以避免因孕妇担心而加重的负担。

以前，尽管在准妈妈教室里也学到一些必备的常识，但到临生产时，也会担心有一些想象不到的事情发生，因而陷入很不安的情绪里，这是人类很自然的情绪表现。总之，只要一方面把自己的不安视为一种理所当然的现象，另一方面想到平安地把胎儿孕育到现在也是一件不容易的事。要对自己有信心，生产时家人也能给予鼓励和协助，而且助产士和医生都在身边观察，并为一个新生命接生，所以尽可能放心地把自己交给医生和助产士，安心面对生产。生产是是一种很自然的生理现象，因此，孕妇也要相信自己有这种本能。

四、孕期起居保健

1. 居室环境要求

怀孕后的妇女，大多时间都在居室内呆着，居室环境对孕妇能否安全度过妊娠期是有一定影响的，其室内的布局要与孕妇的身体变化相适宜，良好的居室环境是保证母子健康生活的必要条件，有利于胎儿发育和孕妇的健康。居室环境具体要求有以下几点：

（1）从位置来说，居室要有充足的阳光、柔和的光线、良好的通风。最好远离嘈杂的环境，以避免噪音带来的危害。

（2）调节室内温度及湿度。室温夏季27～28摄氏度，冬季16～18摄氏度为宜，室内外温差应不超过5摄氏度；空气湿度应为30%～40%。

（3）从室内装饰来看，整个房间布置要协调，色调要搭配。其装饰原则为：色调朴素，典雅优美。因为不同的色彩对人有不同的心理暗示作用。孕妇适合蓝色或白色，蓝色可以给人以宁静、冷清、深邃的感觉；白色可以给人以清洁朴素、宽敞坦率、纯真无邪的感觉。这两种颜色可以放松神经，使疲劳的精力和体力很快恢复。

（4）从室内的布置来看，应该简单、协调，要保持室内宽敞，这样才能有利于孕妇心情的平和及情绪的调整。卧室内的家具要尽可能的靠墙放，棱角不要突出太多，尽量使空间相对增大。因为妊娠期间孕妇腹部隆起，加上体重增加，重心向前移，不容易平衡，所以，需要一个宽敞的空间进行活动。

（5）从卫生条件来说，孕妇的居室必须是整洁干净的，清洁的卫生条件有利于孕妇的身体健康，可防止微生物的滋生，还会使孕妇拥有一份好心情。同时，室内温度和湿度要适宜。

（6）家里最好不要铺地毯。因为地毯很容易储藏着人们从室外带入的铅、镉等有毒物质，会使胚胎发育畸形，此外，地毯对蔬菜或水果上残留的农药及家用防腐剂也有很强的吸附力。温暖舒适的地毯还易招螨虫，它排泄出的小颗粒衍生物容易被孕妇吸入体内而发生过敏性哮喘。

2. 孕妇睡眠要求

（1）孕妇选择的睡眠姿势：为什么要强调睡眠姿势呢？因为怀孕后，胎儿在母体内不断生长发育，为了满足和适应胎儿的需要，孕妇全身生理功能和解剖结构都会发生相应变化，特别是子宫逐渐增大，子宫的血流量也大大增加。到了临产前，整个腹部几乎都被子宫所占据，这必然对心脏、肺、泌尿器官产生不同程度的推移或挤压。孕妇睡眠的姿势与母子健康关系十分密切，如果孕期睡姿不正确，对胎儿和母体都会产生不利的影响。专家建议：一般怀孕6个月以后，不宜长时间仰卧或右侧卧，最合理的睡眠姿势是左侧卧位。因为这种体位，可使右旋子宫转向直位，从而减少由此而引起的胎位不正和分娩异常，还能避免子宫对下腔静脉的压迫，增加孕妇的心血排出量，减少浮肿，改善子宫和胎盘的血液灌注量，避免子宫对肾脏的压迫，有利于胎儿的生长发育。

（2）孕期适当午睡有好处。孕妇睡眠时间较非孕时有所增加，午睡对孕妇的健康是有益的。午睡时间可因人而异，通常以

1小时为宜，午睡时间过长，有可能影响当日的夜间睡眠，这是不可取的。午睡时应注意睡姿，要采用舒适的姿势，避免随意采取坐、靠、俯、趴等不舒适的体位入睡。

（3）孕妇忌睡席梦思床。其原因如下：①易致脊柱的位置失常。孕妇脊柱的腰部前曲加大，睡席梦思床或其他高级弹性沙发床后，会对腰椎产生严重影响。仰卧位时，其脊柱呈弧形，使已经前曲的腰椎小关节摩擦增加；侧卧位时，脊柱也向侧面弯曲。如此的长期影响，使脊柱的位置失常，压迫神经，增加腰肌的负担，既不能消除疲劳，又不利于生理功能的发挥，还可能引起经常性腰痛。②不利于翻身。正常人睡眠时的体位是经常变动的，一夜可达约20次左右。学者认为，辗转翻身有助于大脑皮质的抑制扩散，提高睡眠效果。然而，席梦思床太软，孕妇深陷其中，不容易翻身。③孕妇取仰卧位睡眠时，增加了子宫对腹主动脉及下腔静脉的压迫作用，易于导致子宫供血减少，对胎儿不利。在取右侧卧位睡眠时，前述压迫虽然缓解，但可压迫右输尿管，易患肾盂肾炎。在取左侧卧位睡眠时，前述压迫虽然可以缓解或避免，但可造成心脏受压，胃内容物排入肠道受阻，同样不利于孕妇健康。因此，为了孕妇和胎儿的健康，孕期不宜睡席梦思床。孕妇卧具应以棕绷床或在硬板床上铺5～10厘米厚的棉垫为宜，并要注意枕头应松软且高低适宜。

3. 孕妇的衣着

在妊娠期间，妇女的生理机能和体型都发生了比较明显的变化。理想的孕妇服装标准是要有助于纠正膨胀的外形，衣着既美观富有时代感，又不紧缩身体。孕妇的衣着应该以舒适、宽松、方便为原则，同时应注意保暖。

（1）宽松的外衣。妊娠后，随着胎儿的发育，子宫慢慢变大，腹部逐渐向前隆起。由于内分泌因素的影响，孕妇的乳房逐渐丰满，为哺育未出世的小宝宝做好了准备，所以，孕妇应穿宽松、方便、舒适的衣服。特别注意不能紧束胸部和腹部。如果穿连衣裙，最好选择上小下大的A字型。衣着应要容易穿和脱，上下身分开的套服最好，外衣的钮扣、腰带也要便于穿脱，避免孕妇不必要的负担。颜色以明快色调为好，颜色不可以是大红、大绿或色彩鲜艳的图案，避免增加孕妇体型的臃肿感，可以选择顺条状花纹。可以到商店买孕妇装，穿在身上比较宽松，也不容易被外人看到鼓起的肚子。

孕妇的代谢十分旺盛，皮肤散热量大，一般选用吸湿性强、手感好的纯棉面料，冬天从保暖角度考虑，最好用毛织品。

(2) 合体的内衣。合适的内衣有利于孕妇及胎儿的健康。内衣选用吸湿性能好、有伸缩性的材料；贴身的衣服要选用透气好、保温性能好、手感好的面料，尽量不用化纤制品。要准备几件吸水性好、伸缩性强的棉织材料所制成的内衣，做到勤洗勤换。内衣的尺寸要随怀孕周期的增加，而做相应调整。怀孕期间，孕妇要经常检查乳房并进行乳房保养，所以要尽量准备容易穿、脱的内衣。

①乳罩的选择。乳罩应选前开式，要买专为孕妇设计的胸罩，最好选择全罩杯包容性好的款式，有侧提，宽肩带，可以将乳房向内侧上方托起，防止外溢和下垂，罩杯大小随着乳房的变化随时更换，以乳房没有压迫感为宜，不宜穿加大尺码的普通胸罩。

②内裤的选择。应选用孕妇专用内裤。由于孕期阴道分泌物增多，选择内裤时宜选择透气性好，吸水性强以及触感柔和的纯棉质内裤，从而保证对皮肤无刺激，避免引发皮疹和瘙痒；另外，内裤不要选用松紧带，以免勒着肚子，最好使用活动腰带，以便根据腹围的变化随时调整内裤的腰围大小。内裤的厚度与长度还要根据气温及个人舒适度而定。大部分的孕妇往往选择加长型，但是笔者建议，使用高腰设计的内裤，可以将整个腹部包

裹，有利于防寒保暖。

（3）合适的鞋子。女性怀孕后，身体重心会发生变化，脚也会随之发胖，此时，孕妇穿鞋既要考虑安全性，又要考虑舒适性，鞋子不合适，不仅走路容易累，而且容易摔跤。因此，选用合适的鞋子是非常重要的，在选择鞋子时要注意以下几点。

①以穿后跟2~3厘米高的低跟鞋或坡跟鞋最为合适。不穿高跟鞋，因为穿高跟鞋会导致腰部和后背受力加重，导致背痛和疲倦。不穿平底鞋，因为平底鞋缺乏支托作用，穿着走路时振动感会直接传到脚上，不便于行走，同时会造成疲倦、腿痛和背痛。

②鞋底应选择那些有防滑纹的，以防止滑倒。鞋的重量要轻，最好不要穿硬底皮鞋。因为硬底皮鞋分量重，走路震动大。

③鞋帮硬度不要太大，以软布或软皮为宜，这样穿得比较舒服，也可以避免脚部受到挤压；但也不宜过软，以防止脚踝扭伤。

④鞋的宽窄、长短要适宜。因为孕妇的脚容易浮肿，穿宽松一些的鞋才会舒服。

4. 孕妇洗澡有讲究

妇女怀孕以后，随着内分泌系统的一系列改变，新陈代谢会相应增强，汗腺及皮脂腺分泌更为旺盛，比常人更需要洗澡，以保持皮肤清洁，预防皮肤感染及尿路感染等，但在洗澡时，如果不讲究方法，就可能给你和宝宝的完全及健康带来影响。

（1）孕妇洗澡，首先要注意水温，不可过高。孕妇应用适宜的温度洗澡，一般38℃左右水温最佳。近代医学研究发现，温度过高会给胎儿的中枢神经系统造成一定程度的损害。据测定，孕妇体温较正常高1.5度时，胎儿脑细胞可能停止发育；如超过3度，胎儿脑细胞则可能被杀死，况且其所形成的脑细胞损害，多为不可逆的永久性损害，以致胎儿出现智力障碍，严重者还可以出现小眼球、唇裂、外耳畸形等，甚至引起癫痫发作。值得注意的是，水温越高，持续时间越长，则损害越重。

（2）孕妇洗澡应采取淋浴方式，不应采取坐浴方式。妇女洗澡坐浴本身就是不利的，妊娠期洗澡更不应该坐浴，尤其妊娠后期应绝对禁止坐浴，因其可能会引起早产。在正常情况下，女性阴道保持一定的酸度，以防止病菌的繁殖。这种生理现象与卵巢分泌的雌激素和孕激素有密切关系，孕激素促进上皮细胞脱落，雌激素则促进上皮细胞增生。妇女在妊娠时，尤其是妊娠后期，胎盘绒毛产生大量的雌激素和孕激素，孕激素多于雌激素。所以，在这一阶段，阴道上皮细胞的脱落大于增生，阴道内乳酸量降低，对外来病菌的杀伤力也随之降低。如果坐浴，浴后的脏水有可能进入阴道，加之阴道的防病力减弱，从而容易引起宫颈炎、附件炎，甚至宫内或外阴感染而引起早产。因此，孕妇不要坐浴，更不要到公共浴池去洗澡。

（3）孕妇洗澡时间不要太长，每次洗澡时间不宜超过 20 分钟。因为洗澡时血管扩张，血液流入躯干、四肢较多，进入大脑和胎盘的血液暂时减少，氧气含量也减少。洗澡时间过长，不但会引起自身脑缺血，发生晕厥，还会造成胎儿缺氧，影响胎儿神经系统生长发育。另外，孕妇洗澡应小心，妊娠晚期腹部隆起，行动不便，要特别注意防止滑倒。

孕妇除了洗澡外，还要经常重点清洁两个部位，即乳头和阴部。怀孕以后，孕妇外阴部发生了明显变化，皮肤变得更柔弱，皮脂腺及汗腺的分泌较体表其它部位更为旺盛。同时由于阴道上皮细胞通透性增高，子宫颈腺体分泌增加，使白带大大增多。但是，局部清洁时务必要注意几个“不可”：①不可用热水烫洗。②不可用碱性肥皂水洗。③不可用高猛酸钾液洗。

对于乳头的清洁，要从怀孕 20 周开始，除洗澡外，应经常用温水清洗乳头，洗后抹上油脂，这样可使皮肤滋润而有弹性，分娩后经得起婴儿吸吮，以免发生乳头皲裂。

5. 孕妇晒太阳有讲究

孕妇应多到户外活动，以便得到更多的晒太阳机会。首先，光中的紫外线照射人体皮肤，可使皮肤中所含的7－脱氢胆固醇转变为维生素D，而维生素D是促进人体造骨原料——磷和钙的吸收以及促进前述物质在骨组织上沉着的必要物质。妊娠期妇女，对维生素D的需求量增加，如饮食摄入不足，或不能得到充分阳光照射加以转化，就会使体内的维生素D更加缺乏，易于发生孕妇骨质软化症。其次，孕妇多晒太阳，还有利于胎儿内脏器官的发育，特别有益于胎儿的心、肺和消化器官的发育。

但是，孕妇在晒太阳时应注意掌握日晒的量和度，既要注意不要在烈日下暴晒，还要注意每次晒太阳的时间不宜过长。尤其是在孕早期，强烈的阳光会使孕妇体温升高，高温环境对胎儿神经系统的发育不利。此外，接受紫外线量过大，易于引起皮肤的损伤，加重额部、面颊等处皮肤的黑色素沉着。因此，孕妇在烈日下外出活动时，还应注意防护，如戴草帽、太阳镜和用伞具等遮挡紫外线。

（二）起居宜忌

1. 孕妇应避免仰卧或右侧卧

为什么要避免仰卧或右侧卧睡姿呢？因为这两种睡姿对胎儿和孕妇都是有害处的。

如果采取仰卧位睡觉，增大的子宫可能压迫下腔静脉，使回流到心脏的血液量、供给大脑的血液量急剧减少，孕妇会出现胸闷、头晕、恶心、呕吐、血压下降等症状，医学上称为“仰卧位低血压综合征”。同时，孕妇仰卧睡觉还可能造成下肢及外阴部静脉曲张、水肿、溃破出血，诱发胎盘早期剥离，子宫压迫输尿管，影响尿路的通畅，增加孕妇患肾盂肾炎的机会。

怀孕期间右侧卧不利胎儿发育和分娩。由于子宫的不断增大，使腹内其它器官受到挤压。下腹腔内乙状结肠受挤压，可使孕妇的子宫不同程度地向右旋转，使固定子宫的韧带和系膜处于紧张状态。系膜中营养子宫的血管受到牵拉会影响胎儿的氧气供应，造成宫内胎儿慢性缺氧，严重的还会引起胎儿窒息或死亡。

2. 适可而止做家务

怀孕以后适当做做家务，对孕妇的心理和生理都有好处。孕早期身体运动还很方便，到了孕中期和孕晚期，身体的变化很大，行动也变得笨拙起来，这时做家务就要适可而止。

很多人爱干净，看不惯房子里有一点脏东西，这种习惯是好的。但是对于怀孕的妇女来说，可一定要注意，不要因为做家务太过劳累而不顾自己和孩子的健康。孕妇可以掌握尺度，在不疲劳的前提下做些家务，如做饭、收拾屋子、扫地等等。适当的体力劳动要掌握在不累、不搬动重东西、震动较小、不压迫腹部的范围内。这样，不仅能得到适当的锻炼，还可以调剂生活。

（1）孕期干家务要注意以下事项

①不要踩凳打扫高处卫生，也不要搬重物，这些动作会给腹部带来压力，十分危险；怀孕期间提重物时，以不感到双肩吃力为准。

②不要长时间弯腰或下蹲，因为长时间蹲着，会引起骨盆充血，最终导致流产；六个月胎儿的体重会给妈妈的脊椎带来很大压力，并引起孕妈妈背部疼痛。所以，要尽可能避免须俯身弯腰的家务活，以免给脊椎造成过大的负重。实在需要弯腰时，俯身动作不仅要慢慢向前，还要先屈膝把全身的重量分配到膝盖上。

③冬天不要长时间地使用冷水，也不要长期呆在寒冷的地方，因为身体受凉后也会导致流产。

④晾衣服时，因为是向上伸腰的动作，肚子要用很大的力气，长时间这样做也有可能会引起流产。

⑤做饭的时候，为避免长时间站立所造成的腿部疲劳、浮肿等症状，可能的情况下，尽量坐在椅子上操作。

（2）哪些孕妇不适合做家务？

①过于肥胖、不够灵活者；

②有先兆流产、需要卧床休息者；

③正在活动性出血或出现破水者；

④活动量略大，即会诱发子宫收缩者；

⑤做家务时出现呼吸急促（每分钟超过30次）、心跳加快（每分钟超过100次）者。

3. 孕期不适合的工作

工作环境对于一般妇女的身体来说没有太大影响，但是对已经怀孕的妇女就要注意了，许多工作是不适合怀孕女性从事的，因为可能会导致流产、早产、胎儿畸形等，严重危害母亲及胎儿的健康。这些孕期不适合的工作有哪些呢？具体介绍如下：

①繁重的体力劳动。繁重的体力劳动会消耗很多热量，增加心脏的血液输出量，加重上班族孕妇的负担，还会影响胎儿的生长发育，甚至造成流产、早产。

②频繁弯腰、下蹲或攀高的工作。长时间蹲位或弯腰会压迫腹部，影响胎儿发育，引起流产、早产。孕晚期行动不便，且常伴有下肢浮肿，更不宜参加这类工作。

③高空或危险作业。有跌落危险的作业，距地面2米以上高度的作业以及其他有发生意外事故危险的作业。

④接触化学有毒物质或放射性物质的作业。化学有毒物质及放射性物质有致畸、致癌作用，上班族孕妇不宜在此环境下工作。化学物质中的铅、汞、砷、氮化物、一氧化碳、氮气、苯、甲苯、二甲苯、环氧乙烷、苯胺、甲醛等，在空气中的浓度如超过卫生标准时，会严重危害母子健康。

⑤高温作业、振动作业和噪声过大的工种。研究表明，工作

环境温度过高，或振动甚剧，或噪声过大，均可对胎儿的生长发育造成不良影响。

⑥接触电磁辐射的工种。研究结果表明，电磁辐射对胎儿来说是看不见的凶手，可严重损害胎儿，甚至造成畸胎、先天愚型和死胎。此类工作有电磁辐射研究、电视机生产以及医疗部门的放射线工作的人员，要注意加强防护。

⑦易接触传染性疾病的医务工作。从事此类工作的人员在传染病流行期间，经常与各种病毒感染的病人密切接触，而这些病毒（主要是风疹病毒、流感病毒、巨细胞病毒等）会对胎儿造成严重危害。因此，临床医务人员在计划受孕或早孕阶段，若正值病毒性传染病流行期间，最好加强自我保护，严防病毒危害。

4. 孕妇应避免高温环境

据英国妇产科皇家学院的研究人员在研究中发现，胎儿在腹中的头三个月发育得很快，母亲应避免身处高温环境中，因为高温会使宝宝感觉不适。胎儿在孕期的最初 12 周最容易受到高温的影响。一项研究表明，在孕期前 3 个月遇到高温天气的孩子出生时会出现体重偏轻。

英国妇产科皇家学院发言人马吉·布洛特说：“那些在刚怀孕时恰逢夏季的妇女应该当心气温升高对自身和胎儿造成的危险。”但孕妇也不必过于紧张，只是应学会自我保护。天气过热会导致孕妇疲倦、头晕及口干舌燥。为此，医学专家建设，孕妇在炎热季节应注意以下几个方面：

穿着纯棉等天然质地的宽松衣服；多吃流食；多吃沙拉、蔬菜和水果等清淡食物；不要喝咖啡、茶和酒；避免剧烈运动。

5. 孕期不宜使用电热毯

冬天，天气比较冷，如果家里条件稍差，暖气不够热的话，很多人睡觉时都选择用电热毯。不过，作为准妈妈，可不能使用电热毯，因为电热毯会使休息状态的细胞长时间处于电磁波中，不利于人体健康，更会影响到肚子里的小宝宝。所以如果实在怕冷，可以选择比较简单的办法，比如用热水袋，至少对大人及胎儿都没有坏处。

6. 孕期厨房使用宜忌

人离不开一日三餐，一日三餐又离不开厨房。孕期在使用厨房时应注意什么呢？

做饭时要保持空气流通。厨房中的煤气或液化气燃烧后，在空气中会产生多种对人体有害的气体，其中的二氧化碳、二氧化硫、二氧化氮、一氧化碳等有害气体，比室外空气中的浓度高很多，再加上煎炒食物时产生的油烟，不能提供给孕妇所需要的足够新鲜空气，因此必须要保持厨房的空气流通，打开窗户，并使用抽油烟机。如果还是不能很好的通风，孕妇应尽量避免长时间在厨房劳动。

尽量少用小家电。厨房中家用电器比较多，虽然使用比较方便，但是它们产生的电磁辐射也是一种不安全隐患。比如微波炉，微波具有很强的热效应，会产生很强的电磁波。微波炉产生的电磁波可能会对胎儿产生影响，可导致大脑异常。因此孕期应尽量减少近距离长时间使用微波炉，尤其在怀孕早期。另外，电磁炉、电饼铛等电器也要尽量少接触或不接触。

7. 孕期尽量少看电视、少玩电脑

电视机在工作时，显像管会不断产生一些肉眼看不见的X射线。我国电视机安全检测部门对电视机测定虽已证实，电视机发射的X线很弱，远达不到1伦琴，所以对人体不会产生多大危害。但若长时间看电视，特别是离荧光屏太近，会引起头晕脑胀、疲乏无力、精神紧张，因而影响孕妇及胎儿的健康。美国一项调查结果表明：孕妇长时间在荧光屏前工作，其流产、早产、胎儿畸形发生率均高于不常在荧光屏前工作者。为确保胎儿在宫内正常发育，孕妇应避免长时间看电视，并避免看刺激性较强的节目，在看电视时，应保持距离电视屏幕两米以外，并在看完电视后用清水洗脸洗手，消除阴极线、放射线对人体的影响。

电脑周围会产生低频的电磁场。妊娠的头三个月应尽量减少电脑工作，每周使用电脑最好不要超过20小时。而且每次操作电脑的时间不要过长，中间应该有离开电脑换环境的机会，以减少电脑对孕妇的影响。

五、孕期运动保健

（一）孕期运动保健内容

1. 孕期锻炼的益处

孕妇妈妈进行身体锻炼不仅可以增强体质，减少疾病的发生，而且有助于顺利分娩。但应注意以轻微的活动为宜，避免剧烈活动，避免劳累。

孕期坚持体育运动对孕妇和胎儿均有好处，具体介绍如下：

（1）适当运动可以缓解背痛，使肌肉结实（尤其是背部、腰部、大腿部等），从而使孕妇有较好的体形；

（2）运动可使肠部蠕动加快，降低便秘的发生率；

（3）运动可激活关节的滑膜液，预防关节磨耗（孕妇在怀孕期间，关节松弛）；

（4）可增强分娩困难时的忍耐力；

（5）运动还可降低体内储存的多余脂肪量，但在孕期不应通过运动的方式减肥。

孕妇可选择的运动项目有跳广播操、游泳、瑜珈、骑自行车或散步。天气热时，不要活动过度。因为身体过热对胎儿不利，当体温超过39摄氏度会对胎儿发育造成影响，尤其是在孕初期3个月内，很容易导致出生缺陷。在炎热的夏天（上午10点到下午3点之间）不应在户外活动。游泳时尤其要注意把握运动强度，因为水会使孕妇的皮肤降温，内部体温很高时，也可能感觉不到热，此时孕妇要注意不要过累。

2. 散步是孕妇最适宜的运动

很多专家建议孕妇进行散步运动，孕妇散步可以提高神经系统和心肺的功能，促进新陈代谢。有节律而平静的步行，可使腿肌、腹壁肌、心肌活动加强，由此扩大动脉血流量。动脉血流的增加和血液循环的加速，对身体细胞的营养，特别是心肌的营养有良好的作用。散步还可以增加肺的通气量，使呼吸变得深沉。鉴于此，散步是增强孕妇和胎儿健康的有效方法。

孕妇散步时应注意以下问题：

（1）刚开始时，可以将步子稍放慢些，散步的距离可以先定为一公里，每周3次。以后每周增加几分钟，并适当增加些爬坡运动。最初5分钟要慢走，做一下热身运动。最后5分钟也要慢些走，使身体稍微晾晾汗。

（2）其次要选好散步的地点。花草茂盛、绿树成荫的公园是最理想的场所。这些地方空气清新、氧气浓度高，尘土和噪音少。孕妇置身于这样宜人的环境中，无疑会身心愉悦。如果你家的周围没有这样的条件，可以选择一些清洁僻静的街道作为散步地点。一定要避开空气污浊的地方，如闹市区、集市以及交通要道，因为在这种地方散步，不仅起不到应有的作用，反而对孕妇和胎儿的健康有害。

（3）再有就是散步的时间，最好选在清晨和傍晚。也可以根据自己的工作和生活情况安排适当的时间。

（4）散步时最好请丈夫陪同，这样可以增加夫妻间的交流，培养丈夫对胎儿的感情。散步时，要穿宽松舒适的衣着。

（5）散步的时间和距离以自己的感觉来调整，以不觉劳累为宜。散步时不要走得太急，要慢慢地走，以免对身体震动太大或造成疲劳，在妊娠早期和晚期要尤其注意。

3. **孕妇广播操**

孕妇广播操也是比较适合于孕妇进行的锻炼方法。每日可在散步之后做上几节。怀孕头3个月时，不要做跳跃运动，而且每节操可少做几个节拍，以免运动量太大，造成流产。怀孕4个月之后，可做全套，但弯腰和跳跃要少做几节拍甚至不做。到了怀孕后期，不仅要减少弯腰和跳跃运动，其他几节的节拍也需适当控制，但可以自己增加一些动作，如活动脚腕、手腕、脖子等。每次不要做的很累，微微出汗时就可以停止了。

4. **孕期胸部保健**

乳房的形状、轮廓及位置完全取决于它的弹力，由胸部底部延至下巴的皮肤人们称为“自然胸罩”。怀孕时乳房会变大，需要予以特殊的照顾，以防增加的重量拉扯胸部皮肤。

要想避免胸部的自然松垮，最重要的便是加强胸部肌肤的弹性和韧度。可以采用一些快速而简便的运动。具体方法介绍如下：

（1）背挺直，抬头挺胸，身体站立，双肘紧贴两侧，腋下各夹一本书，手臂先弯曲平伸，掌心向上，接着将前臂往外水平伸展，上臂紧贴身体，保持此姿势10秒钟，动作重复1次。

（2）维持胸部的紧实，你可将双手抬高，于鼻前合拢（十指夹紧），手和肘部保持水平状，接着用力击掌（手持平、指夹紧）。此动作重复10次，这时你会感到胸部也随之运动。

以上两个动作不仅仅限于妊娠期间，也可作为你日常健身的方法。

5. **孕妇保健健身操**

孕妇保健健身操主要目的是增强孕妇腹部、背部及骨盆肌肉的张力，借以支托逐月长大的子宫，以保护胎儿的成长，并维护身体的平衡。孕期妇女最好在医生指导下，根据自己的条件酌情选做，做之前最好让身体处于最松弛状态，如先排空膀胱，排空肠胃。动作要温和一些，每位孕妇的运动量、频率及动作幅度需要自己灵活掌握。

（1）盘腿坐式：平坐床上，两膝分开，两小腿一前一后平行交接。这样可以锻炼腹股沟的肌肉和关节韧带的张力，以防怀孕末期由于子宫的压力而产生的痉挛。于怀孕3个月后开始做，每天试做一次，时间由5分钟逐渐增加到30分钟。

（2）盘坐时的运动：盘坐时双手平放在膝盖骨上，利用双臂力量帮助双腿上下运动。这种运动可以增加小腿肌肉的张力，避免腹股沟扭动与小腿抽搐。怀孕3个月后开始做，每天至少1次，每次做5遍。

（3）足部运动：足部肌肉运动可以借脚趾的弯曲进行，如用脚趾夹小石头，小玩具或左右摆动双脚，都可以达到运动足部肌肉的目的。怀孕时因体重增加，往往使腿部和足弓处受到很大的压力。因此，应该加强足部的锻炼，以增强肌肉力量，维持身体平衡。

（4）腿部运动：站在地上，以手轻扶椅背，双腿交替作360度旋转。这种运动可以增强骨盆肌肉的力量和会阴部肌肉的弹性，以利分娩。每日早晚各做5~6次，可从怀孕开始坚持到末期。

（5）腰部运动：双手扶椅背，在慢慢吸气的同时使身体的重心集中在双手上，脚尖立起，抬高身体，腰部挺直，使下腹部靠住椅背，然后慢慢呼气，手臂放松，脚还原。每日早晚各做5~6次，可减少腰部的酸痛，还可以增强腹肌力量和会阴部肌肉弹力，使分娩顺利。

（6）骨盆与背部摇摆运动：仰卧，双腿弯曲，腿平放床上，利用脚和臂的力量轻轻抬高背部。可以减轻怀孕时腰背酸痛。怀孕6个月后开始做，每日5~6次。

（7）脊椎伸展运动：仰卧，双膝弯曲，双手抱住膝关节下缘，头向前伸贴近胸口，使脊柱、背部及臂部肌肉成弓形，然后再放松，每天练数次。这是减轻腰背酸痛的最好方法。怀孕4个月后开始做。

（8）腰背肌肉运动：双膝平跪床上，双臂沿肩部垂直支撑上身，利用背部与腹部的摆动来活动腰背部肌肉。在怀孕6个月后开始做。

6. 孕妇产前体操

产前体操，能使身体以既强健又柔韧的状态进入产程，顺利完成分娩。具体动作如下：

（1）提肛运动：坐在靠背椅子上，轻吸气，以中断排尿那样的方法用力收缩肛门、会阴部肌肉，并尽可能维持一段时间，然后呼气放松，每次做10～15次。这个动作可增强肛门、会阴部肌肉的弹性，利于分娩。

（2）足部运动：坐在靠背椅子上保持背部挺直，腿与地面呈垂直状态，脚心着地面；然后脚背绷直、脚趾向下，使膝盖、踝部和脚背成一直线。双脚交替做这个动作，方便时可随时做。通过脚尖和踝关节的柔软运动，促进血液循环，增强脚部肌肉力量，以承受日渐沉重的身体，避免脚踝损伤。

（3）盘腿运动：盘腿坐下，背部挺直，双手轻放在两膝上，每呼吸一次就用手按压一下，反复进行。注意要用手腕向下按压膝盖，并一点点加力，尽量让膝盖接近床面，每天早晚各做3分钟。这个动作可增强背部肌肉，松弛腰部关节，伸展骨盆肌肉，帮助孕妈咪分娩时双腿能够很好地分开，使胎宝贝顺利通过产道。

（4）腰部运动：坐在床上左腿伸直，右腿朝外弯曲一些，左手放在左膝盖上，右手撑于一侧，左手上举弯腰，重复数次。两侧交替进行，每次3分钟。

（5）振动骨盆运动：趴在床上，双手与肩同宽，深深低着头，腰背部向上拱成圆形；然后抬头挺腰，腰背部伸直。做时可配合呼吸，每天早晚做5~10次为宜。这个动作可帮助孕妇轻松地活动骨盆，有利于日后分娩，还可使产道出口的肌肉柔软。

（6）扭动骨盆运动：卧在床上，双手伸直放在身体两旁，右腿屈膝，右脚心平放在床上，膝盖慢慢向右侧倾倒；待膝盖从右侧恢复原位后，左腿屈膝做同样动作；然后双腿屈膝，双腿并拢，慢而有节奏地用膝盖画半圆形，由此带动大腿、小腿左右摆动，注意双肩要紧靠在床上。每天早晚各做2次，每次3分钟。这个动作能够增强骨盆关节和腰部的力量和柔韧度。

（二）孕期运动保健宜忌

1. 孕妇活动的注意事项

怀孕期间，孕妇进行适当的活动，可以调节神经系统的功能，增强肺活力，促进血液循环，有助于消化和睡眠，也有利于胎儿生长发育。但孕妇一定要注意，不能长时间参加剧烈运动，在日常的生活起居中还应注意以下几点：

（1）早上起床时不要从仰卧体位直接立起，以免腹部压力突然增加造成流产。正确的做法是，起床时先侧卧，然后双手扶着床边慢慢起床。

（2）不要弯腰捡拾物品，正确的动作是直腰屈膝伸手够物，然后直腰起立。

（3）避免从事需要腹部用力的工作或家务，如提拿重物、举够高处的东西等。

（4）不要提拎重物和长时间蹲着、站着、弯腰做家务，这些过重的活动会压迫腹部或引起过度劳累，导致胎儿不适，造成流产或早产。

（5）常骑自行车上下班的孕妇，在怀孕早期，骑自行车时腿部用力的动作过大，会引起流产。在怀孕期，动作的敏捷性和反应能力都降低了，到妊娠6个月以后，注意不要再骑车，以免上下车时出现意外。

（6）孕妇参加体育运动时，尽量选择散步等轻微的运动，不要跑步、举重、打篮球、踢足球、打羽毛球、打乒乓球等，这些运动不但体力消耗大，而且伸背、弯腰、跳高等动作幅度太大，容易引起流产。

（7）妊娠8个月以后，孕妇肚子明显增大，身体笨重，行动不便，有的孕妇还出现下肢浮肿以及血压升高等情况，这时应尽量减少体力劳动，不要干重活，可以适当做一些力所能及的家务劳动。

2. 孕期出行须谨慎

孕期多出去动一动，呼吸一下新鲜空气，对孕妇及胎儿都是有好处，而且出去玩一玩，心情也放松，精神上也受益。但一定要注意：孕期出行要谨慎！

（1）要做好出行前的准备

①选好出行地点，不要到危险封闭的地方，人多的地方也尽量避免；

②尽量少带行李，衣服要宽松、保暖，最好穿布鞋或旅游鞋，要穿舒适的棉袜；

③带好孕妇资料及证明等相关文件，如孕妇产前检查手册、保健卡等；

④准备一些孕期可能用到的治疗腹泻、呕吐、外伤、蚊虫咬伤等药品；

⑤带上小袋或小罐装的孕妇奶粉备用。

（2）合理饮食：避免吃生冷、不干净或海鲜类食物，以免造成消化不良、腹泻等身体不适；准备些小零食，如薄荷糖、果仁、葡萄干等，以减少坐车的恶心感。此外，应该避免吃刺激性食物，如辛辣、油腻的东西。可以在旅行中自备矿泉水或果汁。

（3）选择合适的交通工具：避免一个人独自出行，最好有丈夫或朋友陪同，这样做的目的是以防不测。不宜乘坐颠簸较大、时间较长的长途公共汽车，如果可能，尽量坐火车。如果自驾出行，开车时至少要每隔90分钟就停下来短暂休息。

特别提醒：有下列情况的孕妈妈是不适合出行的。

①在怀孕早期曾有过流产史；

②在怀孕晚期曾有过早产史；

③妊娠合并妊娠综合征者（如妊高征、妊娠糖尿病，妊娠贫血）；

④妊娠合并其他慢性疾病，如心脏病，肝炎；

⑤妊娠已进入晚期（妊娠7个月或以上）。

（4）关于孕妇乘坐飞机：专家建议孕妇最好不要乘坐飞机，特别是在孕晚期，更不宜乘坐飞机。理由是胎儿可能会受到低氧的危害，此外，孕妇乘机时的紧张情绪和应激反应也不利于胎儿健康。如果必须乘飞机出行，且在行期上有较大的选择空间，最好在孕4~6个月时安排乘机出行，因为这一时期，早孕反应已好转或消失，孕妇精神状态通常比较好，胎儿也处于较稳定的生长发育期，相对较为适合乘坐飞机。如果您参加了保险，在孕妇乘飞机旅行方面，不同保险公司可能有不同的规定，在旅行前要咨询清楚。当然，不同航空公司针对孕妇乘机的规定也不尽一致，出行前也需咨询清楚。

（5）孕妇不要多闻汽油味：现代交通工具多数是以汽油提供动力，为了使这些动力汽油防震、防爆，通常需要加入一定量的四乙基铅，故又称之为乙基汽油。乙基汽油燃烧时，四乙基铅分解而放出的铅会随废气排入大气，人通过呼吸而使排放的铅进入体内并在体内积聚，严重者可引起铅中毒。孕妇体内蓄积了大量的铅，不仅影响自身健康，同时对腹中的胎儿也产生较大危害，甚至有可能导致胎儿的先天性发育畸形，因此，孕妇应避免在机动车多的地段活动，要忌多闻汽油。

3. **孕期不宜静养过度**

有些妇女怀孕后十分害怕早产或流产，因而大大减少活动量，不参加文体活动，甚至从怀孕起就停止做一切工作和家务，体力劳动更是望而却步。其实，这样做是没有必要的，对母婴健康非但不利，甚至有害。

怀孕期间，孕妇不可一味地卧床休息，过度静养，什么活也不做。这样很容易导致胎儿过大，造成分娩时的困难。

其实，孕期的生活应该有规律，每天工余、饭后要到室外活动一下，散散步或做一些力所能及的家务活，还要经常做些体操，对增进肌肉的力量、促进机体新陈代谢都大有益处。

六、孕期性保健

生活中我们都有一个认识误区，就是认为女性怀孕以后就不适合过性生活了，担心会导致流产、早产或宫内感染等。其实这种担心确是存在的，但是只要我们掌握正确的性生活方式，遵守以下原则，不仅会避免上述问题，还可增进孕期夫妻感情，有利于胎儿的成长发育。

（一）孕早期应适当减少性生活

怀孕早期应当怎样对待性生活呢？我们建议：孕早期宜适当减少性生活。为什么呢？因为这个时期的女性对性生活的要求和反应性都有所降低，加之胎盘尚未发育成熟，过于频繁的性生活有可能会导致流产。

一般来说，一个健康的初孕女性，每月性生活不宜超过 4 次，且以性生活后没有不适为度。性生活前双方要清洗外阴，保持卫生干净。同时不要压迫孕妇腹部，而且动作要和缓，避免过强刺激。假如曾经有流产史，或此次怀孕后有腹痛及阴道出血等情况出现，孕早期应禁止性生活。

（二）怀孕中期应适当性生活

怀孕中期，胎盘发育完善，妊娠较安定，孕妇对性生活的要求及性反应较孕早期有所好转，可以适当地过性生活，一般每周1次为宜。但要注意性生活时不要压迫腹部，不要刺激孕妇的乳头，同样要注意性生活卫生及避免过强刺激，尤其孕妇要注意自身调节，不要过度兴奋，以免发生流产，同时要注意体验性生活后的感觉，观察子宫内有无收缩现象，如果无此现象说明性生活适宜，反之，则提示应适度减少性生活。

（三）孕晚期应尽量避免性生活

孕晚期，孕妇的腹部明显隆起，身体笨重，性欲下降，而且子宫敏感性增加。应尽量避免性生活，如果状况好，每月过1~2次性生活也可以，当然卫生问题还是要注意，性生活前要清洗外阴。同时避免腹部受压，也不要刺激乳头，尽量缩短性生活时间，并观察性生活后有无宫缩，如果有，就不适宜过性生活，无宫缩说明可以进行性生活。怀孕36周以后严禁性生活，因为，此时胎头开始入盆，性生活易诱发宫缩，造成胎膜早剥、早产和宫内感染。

（四）确保孕期性爱安全的小贴士

（1）男上位时，准爸爸必须用手臂撑住自己的身体，以免压迫准妈妈。

（2）切忌插入过深或动作太过猛烈，以免造成子宫颈受伤出血或引起子宫收缩。

（3）怀孕的前3个月和怀孕的最后2个月，考虑到宝宝安全问题，最好避免性生活。

(4) 如果性爱后有腹痛或阴道出血等情况，可能有流产或早产的危险，应及时就医。

(5) 有多次流产史或早产史的准妈妈应注意尽量减少性生活，以免再次发生流产或早产。

(6) 有前置胎盘等症状的准妈妈应及早向医生咨询。

(五) 让准妈妈更舒适的技巧

(1) 提醒准爸爸，性爱前多做些爱抚，尤其不要忘了对准妈妈腹部的爱抚。

(2) 准备一些软垫，有了它们在采取不同体位的时候会更方便。

(3) 选择在充足的睡眠之后做爱，比如清晨，充足的体力和精力是高潮的最好保证。

七、胎教知识

(一) 什么是胎教

所谓胎教，就是通过调整孕妇身体的内外环境，消除不良刺激对胎儿的影响，并采用一定的方法和手段，积极主动地对胎儿进行训练和教育，以使胎儿的身心发育更加健康成熟，为其出生后的继续教育，奠定良好的基础。

(二) 胎教的重要性

现在普遍认为，教育应该从零抓起，也就是说，从受孕的第一天开始，就要对胎儿进行教育。胎儿在五个月大时，已出现听觉的反应了，胎儿的内耳、中耳、外耳等听觉系统建立在怀孕约六个月的时候，胎儿在母亲的子宫内，对外界的声音刺激会有反应，这些反应包括感受到母亲的心跳速度、血液流动的节奏、胃肠蠕动的节律等；所以当母亲沉浸在轻柔曼妙的乐声中时，胎儿不仅可感受到音乐的节奏，还会在环绕着羊水、温柔的摇篮里，随着母亲的心跳、呼吸一起成长。所以，怀孕期间良好的胎教，对新生儿确实有许多好处，例如，出生后宝宝不易哭闹、情绪智商指数有所提升，而近来流行的音乐疗法也充分证明，常听优美和谐的乐音，可刺激脑部分泌荷尔蒙，增进身体抵抗力，而其所释放出的脑吗啡也会使身心感到舒畅。由此可见，胎教对于优生优育的确是必要的。

（三）我国古代的胎教、养胎方法

胎教并不是现代才有的名词及手段，我国古代早已有之，其理论也颇为丰富，大体概括起来主要有以下几种：

1. **调养精神**：孕期调摄以精神修养为重，应保持稳定的情绪，精神愉快、修身养性，就是婴儿最早期教育的开始。《列女传·胎教论》指出妊娠时“目不视恶色，耳不听淫声”。后世医家也非常强调精神调养在胎教中的价值。中国古代医家的认识，已为现代科学研究所证实：当孕妇情绪受到压抑时，胎动的频率和强度都比正常增加几倍。如果孕妇烦躁的情绪持续数周，胎儿的这种超量活动就会持续到整个胎儿期，从而影响胎儿的发育。由此说明，孕妇的情绪变化会影响到胎儿，故孕妇要怡养性情，遇事乐观，促使气血调和，脏腑四肢协调如一，才能使胎儿在母腹内健康地生长。

2. **房事有节**：《孕产集·孕忌》说：“怀孕之后，首忌交合，盖阴气动而外泄，则分其养孕之力而扰其固孕之权，动而漏下，半产，难产，生子多疾而夭。”妊娠期间，房事不节，则营血不安，最易引起流产；精伤则不能养胎，所生后代容易体弱多病。古人认为：“身心清静，不犯房劳，临产自然快便，生子也必聪明少疾”。特别是孕 3 月以前和 7 月以后，应谨戒房事，才能确保胎儿的质量。

3. **饮食适宜**：历代医家都反对在孕期多食辛辣肥甘厚味之品，因为这些食物能助湿生热，可能导致妊娠呕吐、浮肿、难产等疾病，故“产前宜清”，孕妇饮食宜清淡又富有营养，忌食辛辣刺激之品，否则婴儿容易患疮疡疖疔。因此，中医提出：“节饮食，无大饥，无甚饱，调五味。”以保持脾胃健运，大便通畅，使孕妇气血旺盛，以养胎元。另外，孕妇勿吸烟、饮酒，以防胎儿畸形。

4. **劳逸适度**：孕妇应做到劳逸有度。《万氏妇人科·胎前章》说：“妇人受胎之后，常宜行动往来，使气血流通，百脉和畅，自无难产，若好逸恶劳，好静恶动，贪卧养娇，则气停血滞，临产多难。”主张孕妇要适当活动以利气血调畅，过劳则伤气耗血，气少力衰，精神疲惫；过逸则气血运行不畅，脾胃功能失调，抵抗力下降，过劳过逸，均不利于胎儿成长，应劳逸适度，根据不同生理阶段的情况而有所偏重。另外，勿登高涉险，提举重物，以防流产。

5. **寒温适宜**：孕妇应顺应四时气候的变化，随其时序而适其寒温，不宜烈日暴晒或淋雨涉水，慎防外邪侵袭。此外，孕期衣着宜宽大适体，腰带不宜过紧，以免气血流通不畅，影响胎儿发育或导致难产。

6. **审慎针药**：一般而言，孕妇无病，不可乱服药物，即使孕期患病，也宜“审病势，避毒药”。凡峻猛、滑利、祛瘀、破血、耗气、散气及一切有毒药品，都应慎用或禁用。《育婴家秘·胎养》说：“妊娠有疾不可妄投药饵，必在医者审慎病势之轻重，药性之上下，处以中庸，不必多品，视其病势已衰，药宜便止，则病去于母，而子亦无殒矣。”

（四）现代胎教方法

现代胎教方法有很多，我们可根据胎儿不同时期，选择一种或几种方法进行。胎教也很有讲究，如果采取的方法不当，不仅起不到教育胎儿的作用，而且还可能对胎儿不利。所以孕妇一定要了解这些方法的具体操作规程和注意事项。

1. **音乐胎教法**：音乐胎教是目前应用最多的胎教之一。

孕妇在妊娠期经常听清新愉快且有节奏的乐曲，对胎儿大脑神经系统和脑干网状结构均有直接影响，从而促进大脑和感官的发育。优美的音乐还能促使孕妇分泌有益于健康的物质，可调节血液流量并使神经细胞兴奋，进而改善胎盘供血状况，对促进胎儿发育成长有利。

经常有音乐刺激也是对胎儿的音感训练。实验表明，受过音乐胎教的孩子有较好的音乐感，学习成绩也比没有受过音乐胎教的孩子好。进行音乐胎教，要选择明朗、轻快、柔和的乐曲，还可以选择穿插有自然界的鸟啼虫鸣和潺潺流水声的乐曲，这些乐曲能给人以丰富的联想，使人心旷神怡，有利于胎儿身心的健康发展。

播放胎教音乐一定要以孕妇自觉有胎动，推测胎儿处在“清醒”的状态时进行。播放时，音量不宜过强。每天播放的次数不宜过多，时间不宜过长，从怀孕5~6个月起，每日2~3次，每次15~30分钟。还要特别注意的是由于胎儿的神经系统发育还不完全，不是所有的音乐都适合孕妇和胎儿，例如节奏强烈的摇滚乐和迪斯科乐曲就非常不适合。

音乐胎教时的注意事项：

①优美音乐并不一定适合胎教：如理查德·克莱德曼的一些钢琴曲虽然好听，但不适宜作胎教音乐。因为，作为胎教音乐，要求在频率、节奏、力度和频响范围等方面，应尽可能与宫内胎

音合拍。若频率过高会损害胎儿内耳螺旋器基底膜，使其出生后听不到高频声音；节奏过强、力度过大的音乐，会导致听力下降。因此，选择胎教音乐，应先经医学、声学测度，符合听觉生理学的要求才合适。在选购“胎教”磁带时，不是听一听音乐是否好听，而是看它是否经过了医学、声学的测试。只有完全符合听觉生理要求的胎教音乐，才能真正起到开发智力、促进健康的作用。

②胎教音乐忌用高频声音：为了避免高频声音对胎儿的伤害，胎教音乐中2000赫兹以上的高频声音应低到听不到的程度，这样才能对胎儿比较安全。国内已有报道从市场购买的劣质胎教音乐磁带进行胎教，结果反而引起胎儿的听力损伤。这已说明不合格的胎教音乐磁带会对胎儿造成危害。故在选购胎教磁带时应慎重，最好请专业人员帮助选购。同时，在播放音乐时不要使用传声器，并尽量地降低噪音。

2. **对话胎教法**：孕20周，胎儿的听觉功能已经基本建立。妈妈的说话声不但可以传递给胎儿，而且胸腔的振动对胎儿也有一定影响。因此，妈妈要特别注意自己说话的音调、语气和用词，以便给胎儿一个良好的刺激印记。

对话胎教要求父母双方共同参与，男性的低音比较容易传入子宫内，父母可以给胎儿起一个中性的乳名，经常呼唤，使胎儿牢牢记住，婴儿出生后哭闹时呼其乳名，宝宝会有一种安全感，很快地安静下来。

父母要把胎儿当做一个懂事的孩子，经常和他说话、聊天或唱歌谣给他听。这样，不仅能增加夫妻间的感情，还能把父母的爱传递给胎儿，对胎儿的情感发育具有很大益处。对话的内容不宜太复杂，最好在一段时间内反复重复一两句话，以便使胎儿大脑皮层产生深刻的记忆。

3. **触摸运动胎教法**：此方法可提前在妊娠3个月时进行。

以后在胎儿胎动激烈时，或在各种胎教方法之前都可应用。此法每次 2~5 分钟。姿势：孕妇仰卧在床上，头不要垫得太高，全身放松，呼吸匀称心平气和，面部呈微笑状，双手轻放在胎儿头上，也可将上身垫高，采取半仰姿势，不论采取什么姿势一定要感到舒适。

方法：用双手捧着胎儿，从上至下，从左至右，反复轻轻抚摸。然后再用一个手指反复轻压胎儿，心里可想象你的双手真的爱抚在可爱的小宝宝身上。有一种喜悦感和幸福感，深情地轻轻说出："小宝宝，妈妈真爱你！小宝宝快长大，长成一个聪明可爱的小宝宝……"等言语。在抚摸胎儿时，随时要注意胎儿的反应，如果胎儿对抚摸刺激不高兴，就有可能用力挣扎或者蹬腿，这时应马上停止抚摸。若胎儿受到抚摸后，过一会就轻轻蠕动作出反应，这种情况可以继续抚摸，一直持续几分钟再停止，或改为语言、音乐刺激。抚摸的时间一般可在傍晚胎动频繁时，每天 1~2 次，每次 5~10 分钟。

4. **轻缓触压胎教法**：怀孕 24 周以后，可以在孕妇腹部明显地触摸到胎儿的头、背和肢体。自此时开始，每晚可让孕妇平卧床上，放松腹部，使胎儿在"子宫内散步"、做"宫内体操"。这样反复的锻炼，可以使胎儿建立起有效的条件反射，并增强肢体肌肉的力量。经过锻炼的胎儿出生后肢体的肌肉强健，抬头、翻身、坐、爬、行走等动作都比较早。但要记住，一旦胎儿出现踢蹬不安时，便应立即停止刺激，并轻轻抚摩之，以免发生意外。

5. **阅读胎教法**：孩子几岁可以阅读？最新的研究显示，胎儿在七八个月大的时候，胎脑就可以捕捉到外界的信息，所以胎儿是有记忆的，如果准妈妈定时念故事给腹中的宝宝听，可以让胎儿有一种安全与温暖的感觉，孕妇若一直反复念同一则故事给胎儿听，会令其神经系统变得对语言更加敏锐。

一般人都认为母亲是否有求知的欲望，会直接影响胎儿。因此，准妈妈们最好每天多读一些书，并把书上的事情告诉给胎儿听。

怀孕第 8 个月直至生产前，是施行阅读胎教的最佳时机。医学研究发现，胎儿的意识萌芽大约发生在怀孕第 7~8 个月的时候，此时胎儿的脑神经已经发育到几乎与新生儿相当的水平，一旦捕捉到外界的讯息，就会通过神经管将它传达到胎儿身体的各个部位。

此时，胎儿脑外层的脑皮质也很发达，使胎儿思考、感受、记忆事物变成了可能。

6. **光照胎教法**：胎儿的视觉较其他感觉功能发育缓慢。怀孕 27 周以后胎儿的大脑才能感知外界的视觉刺激；怀孕 30 周以前，胎儿还不能感觉光源，直到怀孕 36 周，胎儿对光照刺激才能产生反应。因此，从怀孕 24 周开始，每天定时在胎儿醒时用手电筒（弱光）作为光源，照射孕妇腹壁胎头方向，每次 5 分钟左右，结束前可以连续关闭、开启手电筒数次，以利胎儿的视觉健康发育。但切忌强光照射，同时照射时间也不能过长。

（五）胎教的具体操作流程

很多人在知道了以上胎教方法后，可能还是会茫然不知所从，不知如何从整体上把握对胎教的实施，下面就按逐月胎教的方法给大家作个介绍。

0~1 月：经常散步，听舒缓轻柔乐曲，调节早孕反应，避免繁重劳动和不良环境，丈夫应体贴照顾妻子主动承担家务，常陪妻子消遣，居室环境收拾干净，做到不饮酒，不抽烟，节制性生活。

1~2 月：散步、听音乐，做孕妇体操，避免剧烈运动，不与狗猫接触，美化净化环境，排除噪音，情绪调节稳定，制怒节哀，保持心情愉快，停止房事，以防流产，丈夫主动关心妻子饮食和身体状况，及时为其配制可口的饭菜。

2~3 月：听欢快的音乐或儿歌，这段时间是最容易流产的时间，应停止激烈的体育运动、体力劳动、旅行等，日常生活中避免劳动过度，注意安静。

3~4 月：听音乐或哼唱自己喜欢的歌曲，丈夫可将报纸卷成筒状，与胎儿轻声说话或念一些诗文。同时，丈夫和孕妇应多看一些家庭幽默书籍，以活跃家庭气氛，增进夫妻情趣。这个时期孕妇心身愉快，胎内的环境安定，食欲突然旺盛。因为胎儿进入了急速生长时期，需要充分的营养，要多摄取蛋白质，植物性脂肪，钙、维生素等营养素。

4~5 月：做胎儿体操，早晚平躺在床上，腹部放松，手指轻抚腹部，将耳机音量调到适度，在孕妇腹上放几分钟的欢快乐曲。每天早、晚与胎儿打招呼："宝宝，早上好！宝宝，晚安！"如此等等。这个期间要少量多餐，多吃些含铁多的食物，如动物肝脏及海藻等，以防贫血。从这时起，做授乳准备，开始乳头的保养。开始计划购置育儿用品和产妇用品。

5~6 月：帮助胎儿运动：晚 8 时左右孕妇仰卧在床上放松，双手轻轻抚摸腹部 10 分钟左右，增加和胎儿的谈话次数，给胎儿讲故事，念诗、唱歌、哼曲等。每次开始前，叫胎儿的乳名，时间 1 分钟，这时是非常时期，孕妇要充分休息，保证睡眠充足，中午可以午睡 1~2 小时。

6~7 月：帮助胎儿运动，给胎儿讲画册，描绘色彩及动物形象等。丈夫应多陪妻子散步、做操、听音乐、看电视（不要看刺激性太强，情节太激烈的电视）、会朋友、看书画展、玩轻松活泼的游戏等。以松弛压力，使孕妇保持愉快心情。

7~8 月：帮助胎儿运动，丈夫、孕妇多与宝宝沟通，随时告诉宝宝一些身边的有趣的事情。

8～9月：帮助胎儿运动和胎儿一起欣赏音乐，较前几个月胎教时间可适当延长。胎教内容可适当增加，孕妇应少吃多餐，以多种营养、高蛋白为主，限制动物脂肪和盐的过量摄入，多吃富含微量元素和维生素的食物，不过量饮水。

9～10月：在各种胎教活动正常进行的同时，孕妇应适当了解一些分娩知识，消除对分娩的恐惧心理，保持企盼、愉快的心态。要养精蓄锐，避免劳累，早晚练习用力、松弛方法，为分娩作好生理、心理和物质等各方面的准备。

八、孕期用药安全须知

怀胎十月，不管孕妇怎么注意，总会有可能出现身体不适。对于不太严重的疾病通过饮食、按摩等疗法完全可以控制，但对于比较严重的问题还是应该用药治疗，千万不能延误病情。前面我们也强调过，孕期不能随便乱吃药，如果非用药不可，必须在医师的指导下用药。但是对于那些准妈妈们来说，自己了解一些孕期的用药知识，懂得哪些药可以用，哪些药应当慎用，哪些药物又是绝对禁用的，是非常必要的。生活中，我们还有一个误区，认为中药无副作用，这是不对的，“是药三分毒”，任何药物服用不当都会造成危害的。下面就具体谈谈孕期关于中西药的安全问题。

1. 西药禁用药

（1）抗生素类药。这是最为常用的药，也最容易危害胎儿的。如氯霉素、四环素、链霉素、卡那霉素、庆大霉素、新霉素、灰黄霉素、制霉菌素、克霉唑、多粘菌素e、多粘菌素b、万古霉素、磺胺类、利福平、雷米封等。以四环素为例，常规剂量就可致胎儿牙齿、骨骼发育不良、牙釉质缺损、灰色牙、棕色牙或黄色牙及短肢畸形、先天性白内障等，大剂量还可诱发致命的肝脂肪变性。

（2）解热镇痛药。例如阿斯匹林、非那西丁，孕妇用后很可能造成胎儿的骨骼畸形，神经系统或肾脏畸形，有的药物还会导致新生儿溶血引起头部血肿等出血倾向。

（3）镇静安眠药。如安定可引起胎儿先天性畸形；眠尔通可致胎儿发育迟缓、先天性心脏病；巴比妥类可引起指趾短小、鼻孔通联等。

（4）激素类。如雌激素可造成上肢短缺，女婴阴道腺病，男婴女性化。孕激素可造成女婴男性化，男婴尿道下裂。考地松可致无脑儿、腭裂、低体重畸形。甲状腺素也可致胎儿畸形。

（5）降糖药。如优降糖、达美康、甲苯磺丁脲等可导致胎儿畸形或死亡。

（6）抗疟疾药。如奎宁、氯奎、阿的平等可导致胎儿先天性耳聋、神经损伤及血小板减少。

（7）其他药物。抗癌药环磷酰胺可导致四肢缺损、腭裂；抗精神病药氯丙嗪会造成视网膜病变；抗癫痫药苯妥英钠可致手指畸形、腭裂；抗过敏药扑尔敏、苯海拉明能引起肢体缺损；避孕药能造成胎儿先天性心脏病及肢体短缺。

许多人把维生素当成安全药、营养药，往往忽视过量的维生素致畸胎的事实。维生素 A 过量可破坏胎儿软骨细胞导致骨骼畸形、指趾畸形、腭裂、眼畸形、脑畸形；维生素 D 过量使胎儿血钙增高，易致胎儿智力发育低下。据报道，孕期内大量服用维生素 C、B 也可致胎儿畸胎。

2. 中药禁用药

（1）活血破气类中药。“活血”使血液循环加速，迫血下溢，促胎外出；“破气”会使气行逆乱，气乱则无力固胎。这类中药有桃仁、红花、乳香和没药等。

（2）利下类中药。这类中药往往具有通利小便、泻下通腑的作用，常会伤阴耗气。

（3）大辛大热类中药。辛热之药有造成堕胎的危险。属于这类中药的有附子、肉桂、川乌、草乌等。

（4）芳香渗透类中药。此类中药辛温香燥，有通胎外出之弊。如麝香、草果、丁香和沉香等。

（5）有毒类中药。水蛭、虻虫、蜈蚣、雄黄、雌黄、水银等都会直接影响胎儿。

除以上提到的中草药外，还有一些中成药也属孕妇禁用或慎用的范围。如礞石滚痰丸、控涎丹、外用气管炎膏、胃气痛片、心腹气痛片、木香槟榔丸、更衣片、金匮备急丸、逐水舟车丸、仲景十枣丸、行军散、红灵丹、通窍散、痧气散、玉枢丹、解暑片、牛黄至宝丹、苏合香丸、安宫牛黄丸、紫雪散、清热解毒丸、癫正丸、阳和膏、小金丹、牛黄醒消丸、梅花点舌丹、伤痛宁片、香桂活血膏、七厘散、跌打丸、治伤消瘀丸、宝珍膏、伤湿止痛膏、狗皮膏、复方当归注射液、鸡血藤浸膏片、舒筋活络丸、大活络丸、小活络丹、祛风活血丸、益母膏、失笑散、妇科金丹、六神丸等。因为上述中成药中，都含有一种以上对孕妇或胎儿有害的中草药。对于怀孕的妇女，在使用中成药治疗时，应注意药物包装盒或说明书上凡注有“孕妇禁用”或“孕妇慎用”的中成药，都不应使用。另外，孕妇为了堕胎、改变胎儿体位或改变胎儿性别时，所使用的偏方、验方中，常含有妊娠禁用或慎用的中药。使用后既不能达到以上目的，而且还会对孕妇和胎儿造成严重危害，如急性中毒、大出血或不全流产、死胎、畸形胎儿等。因此在怀孕期间患病后需用中药治疗时，应请医生诊治，不能滥用中药，以免给自己和胎儿带来不必要的损害。

3. 孕期可根据以下情况在医生的指导下合理选用药物

（1）慢性疾病应尽量在怀孕前治疗，孕期用药要选用最小的有效剂量；

（2）早孕期不用或慎用有致畸作用的药物，对其他药物也应在必要的情况下应用，并严格掌握用量和缩短用药时间；

（3）疾病急性期应积极选择对胎儿危害最小的药物，病情稳定后及时停药；

（4）孕妇应在医生的指导下用药。有些药物对孕妇虽属安全，对胎儿却有致畸的作用；

（5）孕期服用药物后，是否需要终止妊娠，应向医生咨询后再做出决定；

（6）在选用新的药物时，若该药说明书中对孕妇的应用情况不详则应慎重考虑。

总之，孕妇不能滥用药物，在必需用时却也不必迟疑不决，到医院诊治，并在医生的指导下用药，只要很好掌握剂量、期限、安全、有效等用药原则，就可以避免意外发生。

九、了解分娩常识做好分娩准备

为了孕产妇分娩顺利和母子的健康和生命安全，每一位怀孕的妇女及其家属都应该学习和了解分娩的基本常识。千万不要错误地认为分娩主要靠助产士或医生，实际上分娩是产妇与助产士或医生双方紧密配合的事情。现实生活中许多问题的发生，都是由于产妇或其家属缺乏分娩常识，不能与医务人员密切配合所造成的。因此，学习和了解分娩的基本常识是非常必要的。

（一）预产期的推算

预产期，顾名思义是预计生产日期。怀孕以后，孕妇及其家属总想知道孩子大约在什么时候出生，以便能迎接新生命的到来，做好各种准备工作。因此，了解预产期的推算方法，进行正确的推算，是很有必要的。常用的预产期推算方法有末次月经推算法、自觉症状推算法和子宫底高度估计法。

1. 末次月经推算法

平常我们常说的“十月怀胎”，意思是指从受孕到新生命的诞生大约需要 10 个月的时间，但是，这里要告诉大家的是，“十月怀胎”中的“月”并不是我们通常所说的 30 天为一月的概念，而是指“妊娠月”，即每一个妊娠月是以 28 天为一月来计算，因此，10 个月也就是 280 天。即从最后一次月经的第一天算起，历经 280 天孩子就出世了。具体推算预产期的方法是：将最后一次月经的月份加 9（如果加 9 后得出的数字超过 12 时，则改为减 3）。天数加 7。例如，最后一次月经是 2008 年 5 月 14 日，那么，预产期就是 2008 年 2 月 21 日。这个公式一般适合于月经周期为 28～30 天的妇女。如果月经周期不规则，那么预产期只能作为参考。

用此方法计算出来的预产期，只是提供参考的一个大概的生产日期，并非绝对在那一天生产。具体的出生日期可能会受到许多内在和外在的原因影响，出现或提前或推后的情况，每一个女性对于自已的月经时间也不一定记得很准确，所以在预产期前后 2 周内生产都属于正常范围。通常情况下，妊娠 37 周以前生产的为早产，超过 42 周生产的为过期妊娠。

2. 自觉症状推算法

自觉症状推算法主要根据两个自觉症状。一是早孕反应出现的时间，一般是在孕后第 6 周开始，所以预产期大约在早孕反应开始之后 8 个月。二是如果孕妇的早孕反应并不明显，可以根据胎动日期来推算。一般情况下，孕妇自觉胎动多在怀孕后 18～20 周左右，因此，预产期约在开始感到胎动后 5 个月。但孕妇自觉胎动的时间可能会有早有迟，因此，凭胎动推算预产期也就不是很准确，仅可作为一个参考。

3. 子宫底高度估计法

子宫底最高的时间在妊娠九个月末，达到上腹部剑突（剑突位置在胸部正中胸骨的最下端）下面大约二横指处。妊娠10个月末，宫底高度与妊娠8个月时的宫底高度一样，都在脐与剑突之间，但腹围较8个月时大。

初产妇在妊娠最后2~3周，由于胎头逐渐入盆，必然出现子宫下降征兆。子宫底下降，不再抵住两肋缘。此时，孕妇感觉上腹部轻松，呼吸舒畅，食欲也得到改善。但是，胎头入盆压迫周围器官及组织，可能会出现小便次数增多，走路不方便，腰酸腿软或腿痛等情况。但如果是经产妇，胎头入盆时间可能较迟，有的直到临产以后，或羊水破后，胎头才开始下降。

（二）分娩时孕妇应注意的几个问题

妇女生育是人类繁衍后代的一种自然生理，健康孕妇足月生产犹如瓜熟蒂落，得以自然而顺利地分娩，即前人所谓“血和气顺，则生产顺利，母子平安”。但是如果在临产时，不懂分娩常识，忽略适当调理，影响气血和顺，则容易发生难产，严重者可危及母子生命。为了使产妇“血和气顺”，保证生产顺利，中医总结出“临产八字诀”，下面介绍给大家，以便在临产时进行调摄。

1. 忍痛

分娩是一种自然的生理现象，分娩时子宫一阵阵地收缩，产妇会感到一阵阵腹部和腰骶部的胀痛不适。这种疼痛大多本来不那么严重，是每一个健康育龄妇女所完全能承受得住的；但不少人由于精神过度紧张，对分娩没有正确的认识，感到恐惧、害怕，这样一来疼痛反而更加厉害。倘若从分娩开始就心中有数，做好心理准备，顺其自然，疼痛就不会那么严重。

2. 睡

睡觉是休息的最好方式。因此，孕妇临产前睡好觉十分重要。因为孕妇在临产时子宫要反复收缩，体力消耗较大，倘若睡不好觉，休息不好，到生产时无力，就要拖延产程，易造成难产。由于临产时的一阵阵腹痛会影响入睡，为此，产妇应抓紧阵痛间歇休息。

3. **慢临盆**

慢临盆即不要过早临产。临产过早，耗散精力，会造成生产时乏力，从而引起滞产、难产甚至死亡。因此，不要期望其能速下，应耐心等待，直到瓜熟蒂落。

4. **惜力**

惜力就是保证产妇能有充足的体力应付分娩。产妇要想具备足够的体力，首先必须在临产时与助产士或医生密切配合，做到把握时机合理用力。其次，产妇要对正常分娩过程做到心中有数，做好心理准备，镇定而不慌乱，过分恐惧和紧张，常会妨碍子宫正常收缩，不利于顺利分娩。有些产妇在子宫阵缩时大喊大叫，挣扎乱动，这样会使大量的体力迅速消耗，导致产力不足，从而造成滞产。

通过了解这些知识，可以使孕妇和家属在临产时从容应对而不慌乱，从生理、心理、物质等多方面做好充分地准备，以便迎接新生命的顺利诞生。

第三章 孕期常见不适情况及妊娠病的调养

妊娠是妇女正常的生理现象，不属疾病。但是，由于妊娠期间，女性身体出现的特殊变化，可能会引进一些不适情况，如果这些情况较为严重，可能会导致诸如妊娠恶阻、妊娠腹痛、胎漏、胎动不安、堕胎、小产滑胎、胎死不下、子烦、子肿、子晕、子痫、子悬、子嗽、子淋、妊娠小便不通、难产等妊娠疾病。妊娠病既影响母体身体健康，又影响胎儿发育。因此，怀孕期妇女要注意平时的保健和心理调节，如有不适情况出现，及时选择一些安全有效的中医调养方法进行调理，才能保障母体和胎儿的健康，避免疾病的发生。

在调养上，中医以补肾培土为主，补肾为固胎之本，清代傅青主医生说“妊娠一门，总以补气，养血，安胎为主，则万病自除矣。”此外，考虑到药物可能对母体及胎儿造成的不良影响，尽量采取中医外治、饮食调理及常用的民间疗法等综合调养，在妊娠期的日常保养中，强调劳逸结合，节制房事，审慎用药，不攀高负重，睡眠充足，饮食搭配合理，调节情绪，注意个人卫生等，这些都是千百年来行之有效的方法，妊娠期妇女应视之为孕期摄生法宝。

一、正确对待初孕反应

1. **什么叫初孕反应**：怀孕初期，很多女性往往会有身体不适，呕吐，恶心，没有食欲，这就是所谓的初孕反应，俗称害喜。如果对此不加以注意，长期下去就会影响整个怀孕期间的饮食，造成身体营养的不足。

2. **初孕反应有什么表现**：初孕反应，每个人都不一样，有的人嗜睡，有的人怕冷，有的人闻到油味会觉得不舒服……，大部分人会出现恶心、呕吐的症状，一般出现在早晨起床后数小时内。症状轻者食欲下降，偶有恶心，呕吐；少数人症状明显，吃什么吐什么，不吃也吐，呕吐也不限于早晨，而且嗅觉特别灵敏，嗅到厌恶的气味也会引起呕吐。妊娠反应是一种生理性反应，主要是由于绒毛膜促性腺激素分泌过多，胃酸分泌减少，胃肠蠕动降低，饮食消化吸收减缓而引起，一般不影响孕妇身体健康，无需治疗，于妊娠 3 个月左右自然消失。每个人的情况都会有所不同，这和个体因素有关，有的人初孕反应时间比较长，直到 16~18 周才消失。如果反应严重，呕吐不止，病人不能进食、进水，则会出现脱水症状（心烦、口渴、眼凹陷、口干舌燥、皮肤干涩等），出现水电解质紊乱，严重者可出现肝、肾功能损害，给孕妇的健康和胎儿的生长发育带来不良影响。因此，对于妊娠胃肠反应较重者应适当进行调理，以保证孕妇及胎儿的营养与健康，必要时应到相关医疗机构就诊。

3. **孕妇出现初孕反应后应注意什么**：怀孕初期为什么会出现这种现象呢？这与孕妇的心情、体质等有很大关系，心情不开朗、体质差等都有可能造成。所以，一定要注意以下几个方面：

（1）加强孕前身体素质的锻炼。特别要培养不挑食的习惯，因为体质较差，生理环境一有变化，就会造成身体的不适而生病。

（2）适度休息。轻度妊娠反应，除可在晨起或饭后发生呕吐，并伴有乏力，疲倦，体重减轻，不影响正常生活和工作，只需注意劳逸结合即可，一般不需卧床全休；重度妊娠反应，应卧床全休，室内要清洁安静，避免不良刺激，保证充足睡眠，以减少不必要的消耗，减轻反应发生。

（3）心理调理。科学研究表明，有良好的心情是很重要的，人的心理情绪对人的生理会产生很大影响。精神紧张，情绪抑郁，对妊娠恐惧以及神经系统功能不稳定的人尤易发生本病。因此，除了饮食及休息外，孕妇还要调整好心理，忌忧郁恼怒，保持乐观愉快的情绪，避免精神刺激；学习一些相关知识以充分认识早孕反应是一种正常的生理反应，不是疾病，一旦有了这些初孕反应，不必害怕，消除对怀孕的心理负担，保持心情的稳定，避免对妊娠过程过分害怕，使精神不要处在极度紧张状态中，也能减轻初孕反应。可以采取转移注意力的方法来缓解，比如逛公园、听音乐等。同时，尽管食欲不佳，也要坚持进食，因为只有摄入足量的营养才能保证体内胎儿的健康发育。

此外，在妻子怀孕期间，丈夫要多体贴关心妻子，如陪伴室外散步，参加一些轻缓的活动，为其营造一个舒适的环境，以减轻早孕期的不适。家庭成员的体贴关怀和医务人员的耐心解释，帮助孕妇解除顾虑，减轻精神负担，增强精神上的自制力，有助于克服恶心呕吐。

（4）合理搭配膳食。饮食应以清淡为主，油腻腥味的食物要少吃，并且要少吃多餐，许多初孕者早上起床感觉恶心或呕吐，常常是因为空腹的原因，可以在晚上睡觉前在床边放一些爱吃的食物，早上醒来后吃些体积小含水分少的点心，会缓解恶心症状。有早孕反应者，可吃带酸味的食品，以增进食欲；冷却的食品也容易接受。饭菜经常变换花样，也能增进食欲。还要多吃富含维生素的食品，以防发生便秘，因为便秘会加重初孕反应。不断呕吐会造成体内水分的不足，因此要注意水分的补充。孕妇多吃苹果，可防止因频繁呕吐引起的脱水和酸中毒。若有严重作呕的现象，除了一天三餐外，可随身带些小饼干、三明治之类的东西，边散步边吃。在饮食上应给予多样变化，食入即吐时，可予白粥少量多次进食以养胃气。进食后可做深呼吸运动，或听听音乐，或到户外散步，对预防呕吐发生是有益的。晚上呕吐反应较轻时，饮食量宜增加，食物要多样化，临睡前还可适量加餐，尤宜食营养丰富的食物，弥补白天营养摄入量不足。

妊娠早期，胃酸分泌减少，消化能力减弱，为保证孕妇营养需要，饮食上要合理搭配，要食用富有营养，易于消化的食物，这样就能减轻早孕反应。此时孕妇应进食一些清淡易消化而富含营养的食物，如牛奶、豆浆、豆制品、瘦肉、猪心、猪肝等，以及白菜、菠菜、萝卜、香菇、桔子、梨、柿子等新鲜蔬菜水果。而孕妇感到厌恶的食物和有特殊腥味及刺激性的食物应当避免，以防引起呕吐。

但是，如果反应严重，呕吐剧烈，反复发作，影响进食，甚至出现脱水和中毒现象的，就是病理现象了，称为妊娠剧吐，这就应该到医院就医，进行治疗。

4. 减轻妊娠呕吐的食疗药膳

（1）乌梅姜糖饮：取乌梅肉、生姜各10g，加红糖适量煎成200ml汁汤，分两次饮，每次服100ml。

（2）枇杷芦根饮：枇杷叶（刷去毛）10g，鲜芦根10g，煎汤代茶饮。

（3）柚子皮9～12g，煎水代茶饮。

（4）韭菜饮：韭菜100g，鲜生姜50g，白糖10g，将韭菜、生姜切碎绞汁，加白糖服用，每日2次，连服3～5天，健脾调胃，理气降逆，除烦止呕。

（5）砂仁扁豆汤：砂仁15g，白扁豆50g。将白扁豆放入锅中，加水适量，熬至豆皮脱壳，豆熟即可。砂仁研细粉，每日早晚各1次，每次取砂仁粉3g，用扁豆汤冲服，连用数日。健脾温中，和胃止吐，主治脾胃虚弱而引起的妊娠呕吐。

（6）生姜橘皮茶：生姜、橘子皮各15g，红糖20g。共煮20

分钟，当茶饮。具有祛痰，消滞，和胃，降逆的作用，用于恶心，呕吐痰涎。

（7）白术鲫鱼粥：白术10g，鲫鱼30～60g，粳米50g。鲫鱼去鳞甲及内脏，白术洗净先煎取汁1000ml，然后将鲫鱼与粳米煮粥，粥成入药汁和匀，根据患者口味加入盐或糖。食粥，每日一剂，可连服3～5天。其功用为健脾益胃，降逆止呕，适用于神疲思睡，呕吐清涎之脾胃虚弱型妊娠呕吐。

（8）姜汁炒米：大米50g，生姜适量。先将大米炒黄，生姜煮汁后和炒米拌匀晒干，每次取数粒嚼服。

（9）苏叶汤：苏叶、豆蔻仁各1g，用沸水焖10分钟后，少量多次饮用，效果良好且无副作用。

5. 可以减轻妊娠呕吐的中成药

（1）香砂六君子丸

功用：健脾和胃。

适应证：脾胃虚弱证。

（2）陈夏六君子丸

功用：健脾和胃，化痰降逆。

适应证：脾胃虚弱，痰湿中阻证。

（3）生脉饮

功用：益气生津，养阴和胃。

适应证：气阴两虚证。

食谱举例

砂仁蒸鲫鱼

【原料】

鲫鱼1条（约200g），砂仁3g，生姜、精盐适量，淀粉、花生油各少许。

【做法】

1. 将鲫鱼去鳞、鳃、内脏，洗净后沥干水，待用。

2. 将砂仁研末，生姜剁成细末，用花生油和精盐拌匀，放入鱼腹中。

3. 用淀粉封鱼腹切口，放置鱼盘内，盖严隔水蒸熟即可。

【功效】

具有健脾开胃、利湿止呕的功效。适用于脾胃虚弱所致的呕吐。

糖醋胡萝卜

【原料】

胡萝卜250g，白糖25g，米醋13g，精盐、香油各适量。

【做法】

1. 将胡萝卜去根、叶，洗净用刀刮去皮，切成6厘米长的细丝。

2. 将胡萝卜丝放小盆内，撒上精盐拌匀。

3. 把盐渍的萝卜丝用清水洗净，沥净水，放入碗内，加入白糖、醋、香油拌匀后放入盘内即可。

【功效】

增加营养，增进食欲，缓解呕吐。

醋蛋汤

【原料】

鸡蛋2个，白糖30g，米醋100g。

【做法】

1. 将鸡蛋磕入碗内，用筷子搅匀，加入白糖、米醋调匀，待用。

2. 锅置火上，加清水适量，用旺火煮沸，淋入调匀的鸡蛋液，煮沸即可。

【功效】

适用于妇女妊娠呕吐反应。每日服此汤1次，连服3天，能有效缓解呕吐现象。

糯米粥

【原料】

糯米30g。

【做法】

1. 将糯米淘洗干净。

2. 锅置火上，加适量清水，放入糯米，用旺火烧开后，改用文火煮至粥熟即可。

【功效】

具有暖脾胃、补中益气的作用。适于怀孕2个月后发生呕吐，服药不见效者食用。

二、怀孕初期感冒不可忽视

1. 感冒对妊娠的危害

感冒，这个词大家并不陌生，可能每个人每年都会感冒。大部分人得了感冒并不在意，认为小小感冒，坚持几天挺过去自然就没事了。但是，对孕妇来说，千万不可忽视，尤其是怀孕初期感冒，常常是一个大事情，务必引起高度重视。在临床上，许多与优生优育问题相关的胎儿发育不良、胎儿畸形、胎儿智力异常等问题，常常与孕妇感冒有关。

科学研究的结果表明，流感病毒在妊娠初期感染母体，可严重影响到胎儿的生长发育，出现低能、弱智、各种畸形，流感病毒不仅能使胎儿发生畸形，高热和病毒的毒性作用也能刺激子宫收缩，引起流产、早产。妊娠初期如果感冒，用药应格外慎重，因为许多治疗感冒的解热镇静药、抗生素、抗病毒药物，会影响胎儿神经系统和器官的正常发育，造成严重的后果，因此，用药治疗必须严格按照医生的处方和医嘱进行。

2. 预防孕期感冒的对策

（1）保持空气清新，避免到公共场所；

（2）注意饮食、起居；

（3）多饮水，保证睡眠；

（4）平时多食富含维生素C的新鲜蔬菜和水果。

3. 孕妇一旦得了感冒怎么办？

妊娠期间应特别注意预防感冒，但若不慎感染，应视病情轻重加以处理。如果是一般的感冒，症状较轻，仅仅是流清涕，打喷嚏，没有发烧、咽喉疼痛等严重的症状，对胚胎一般不会有影响，也不必服药，注意适当活动、多喝水，休息几天一般就会好的。而在妊娠5~14周，是胎儿胚胎发育器官形成的关键时间，若患流行性感冒，且症状较重的话，常常对胎儿影响较大，此间服药对胎儿也有较大风险，这时的感冒往往严重影响胎儿的正常发育，多会导致不良后果。因此，孕妇怀孕初期的感冒，只要体温升高超过38度，就应该到医院治疗，不宜自己盲目滥用药物。认为感冒不是大病，不需要医生治疗的想法是错误的。有人认为中药副作用小，可以自己服用，这种做法也是不对的，中药需要辨证使用，一些中药也有副作用，孕妇是不能随意服用的，不可不知。因此，必须强调的是：怀孕初期应格外注意感冒的预防，如果不慎感冒，千万不可自己随便服药。

4. 轻型感冒的食疗小方

俗语说得好，“常喝萝卜白菜汤，不用郎中开药方”，这两种蔬菜在感冒初期服用，效果很好，平时多食更有好处。

孕妇是最害怕感冒的人群之一，感冒病毒在怀孕早期会对胚胎造成伤害，若再伴有高热，其危害更是令人担忧。更让准妈咪难受的是，感冒后还不能随便吃药。下面就介绍几种治疗感冒的食疗小方：

（1）萝卜白菜汤：用白菜心250g，白萝卜60g，加水煎好后放红糖10～20g，吃菜饮汤。

（2）菜根汤：白菜根3片，洗净切片，加大葱根7个，煎汤加白糖趁热服。

（3）萝卜汤：白萝卜150g切片，加水900ml，煎至600ml，加白糖5g，趁热服一杯，半小时后再服一杯。

（4）米醋萝卜：萝卜250g，米醋适量，萝卜洗净切片，用醋浸一小时，当菜下饭。

（5）姜糖饮：生姜片15g，3厘米长的葱白3段，加水50g煮沸，饮时加红糖。

（6）大米100g煮成稀粥，然后加米醋两匙，葱须、姜末适量，趁热吃。（此方有发汗解表之功）

（7）带皮生姜10片，带须葱头10只，红糖适量，加粳米煮粥。热服一碗，每日一次，连服数日。

无论采取哪种方法，其要旨均在于多喝水、多排尿。这样，身体新陈代谢所产生的废物就可以及时排出体外，有助于抵抗感冒病毒的侵袭。

5. 感冒的按摩疗法

对于感冒初起，或感冒比较轻微的孕妇，可以选择按摩的方法缓解感冒症状，即使感冒比较严重，在遵医嘱服药的同时也可以使用按摩方法辅助治疗，这样就比单纯吃药效果更好。

（1）按摩太冲治疗法

感冒初起，有流涕、咽痛、周身不适等感觉时，可通过按摩脚上的太冲穴减轻感冒带来的不适，甚至可以使感冒痊愈。

具体方法是：

①先用温水浸泡双脚 10～15 分钟；

②然后用大拇指由涌泉穴（在足前部凹陷处，第二、三趾缝纹头端与足跟连线的前 1/3 处）向脚后根内踝下方推按，连续推按 5 分钟；

③再用大拇指按摩太冲穴（大脚趾与二脚趾缝上 1.5 分处）由下向上推按，双脚都按摩，每侧按摩 5 分钟。

按摩后，即刻会感到咽痛减轻，其他症状也会随之减轻。

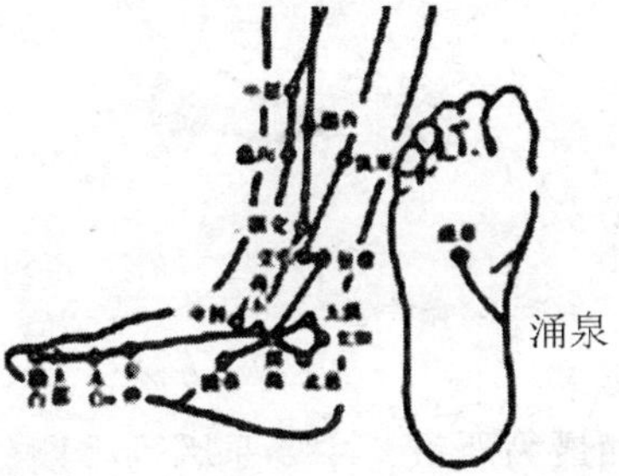

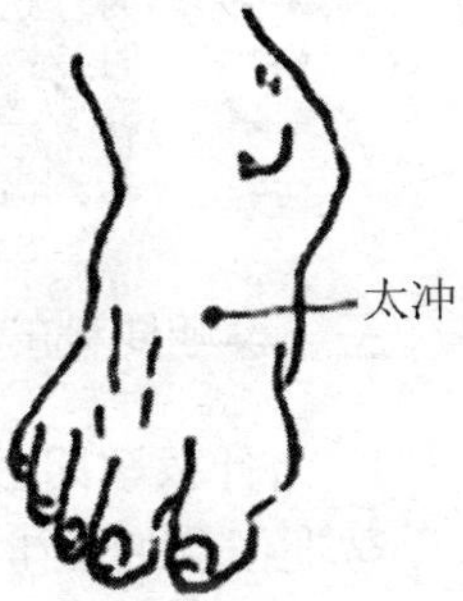

（2）三穴搭配按摩法：这种方法也比较简单，主要是按揉三个穴位。

具体方法是：

①两手十指分开，抱在头部两侧，拇指指尖按在翳风穴（在耳垂后，当乳突与下颌骨之间凹陷处。取法：取正坐或侧伏，耳垂微向内折，于乳突前方凹陷处取穴）上，反复按揉 30 次左右；

②低头，用一手摸到颈后大椎穴（在颈部下端，第七颈椎棘突下凹陷处。取法：让患者活动颈部，不动的骨节为第一胸椎，约与肩平齐，其上凹陷处即为第七颈椎棘突下），用指腹按揉 30 次；

③反复按揉两侧足三里穴（在膝盖下，外膝眼四横指、胫

骨外侧约一横指。取法：坐椅上，用右手掌按左腿膝盖骨正中央，轻抓膝盖。中指沿胫骨伸长，在中指尖水平划线，与食指方向延交会处即是）30 次，以酸、麻、胀为度。

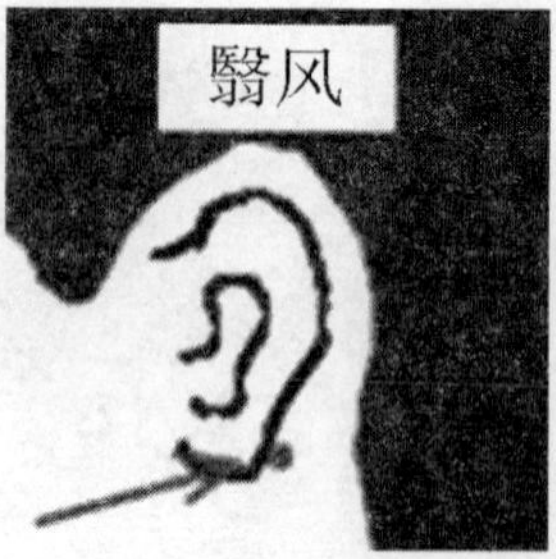

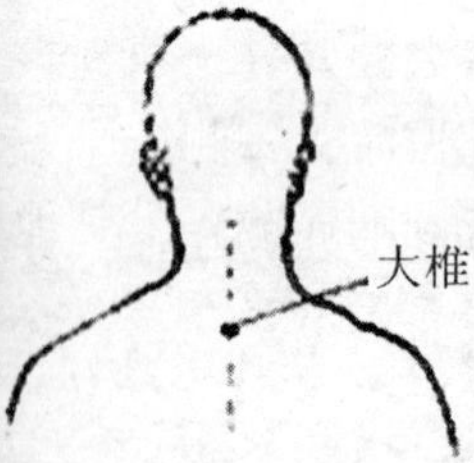

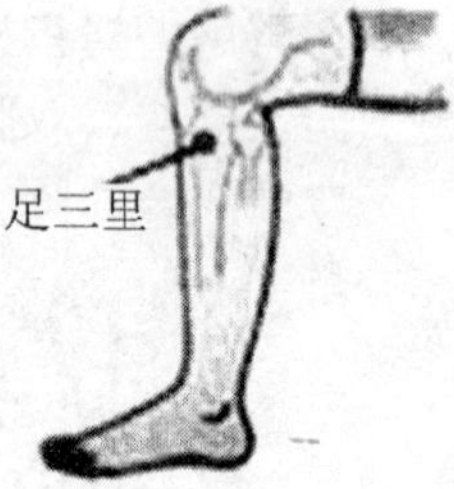

三、孕期便秘的防治

1. 为什么孕期容易出现便秘现象

孕期便秘的发生，以怀孕后期最为严重，主要是因为孕期分泌大量的黄体酮，它可以使子宫平滑肌松弛，同时也使大肠蠕动减弱。由于子宫不断增大，逐渐压迫到大肠，造成血液循环不良，因而减弱了排便的功能，这也就是为什么孕妇比常人更容易便秘的原因。另外，孕妇便秘的发生也与腹痛、运动不足、担心用力排便影响胎儿、饮食习惯不良、精神压力、睡眠质量问题、体质差异等因素有关。为预防便秘的发生，针对以上原因可以采取以下措施进行预防。

2. 预防便秘改变生活习惯是关键

不良的生活习惯是导致便秘的重要原因，所以平时孕妇要改变不良的生活习惯，可以从以下几点入手：

（1）三餐饮食要正常：特别是早餐一定要吃，避免空腹，并多吃含纤维素多的食物，比如糙米、麦芽、全麦面包、牛奶，还有新鲜蔬菜、新鲜水果，尽量少吃刺激辛辣食品，少喝碳酸饮料。

(2) 养成多喝水的习惯：体内水分如果补充不足，便秘就会加重，所以，每日至少喝1500ml水。因为水分不足，粪便就无法形成，而粪便太少，就无法刺激直肠产生收缩，也就没有便意产生。所以，补充水分是减轻便秘的重要方法。

(3) 切忌忍着不排便：也就是说一有便意就去厕所排便。因为粪便在体内积存越久，肠道吸收大便内的水分就越多，大便也就越干燥，这样时间越久，就越不容易排便，也会影响食欲。建议有便秘问题的孕妇每天多喝凉开水或牛奶刺激大肠蠕动，可在早晨起床后马上喝一杯凉开水或牛奶，这都是帮助排便的好方法。

(4) 养成每日定时排便的习惯：这点很重要，但是很多人做不到，没有便意就不会去厕所，这是不对的。即使没有便意也要定时去厕所，这样时间久了形成条件反射对预防便秘是有好处的。次数最好是早晚两次，如果做不到，那么至少也得在早上保证一次。另外，不要在排便时阅读书报，应养成“专心”排便的好习惯。

(5) 充足睡眠，适量活动：多活动可增强胃肠蠕动，每天可以步行20~30分钟，注意不要走的太快，尽量避免长时间的站立或坐卧。另外，睡眠充足、心情愉快、精神压力得到缓解等都是减轻便秘的好方法。如果孕妇的便秘无法减轻，就必须立即就医，遵医嘱服用通便药物，但是解决问题的关键还是上述良好生活习惯的建立。

(6) 放松心情：当紧张或压力过大时，会导致咽干口燥，心跳加快，胃肠也会减少蠕动，这是一种对抗或逃生的机制。如果你自己有便秘的压力，不妨试着放松自己，听些节奏轻快的音乐，也许对缓解你的便秘问题会有帮助。

3. 孕妇便秘的药粥疗法

食粥是我国人民传统的饮食习惯。李时珍认为，粥能“畅胃气，生津液，……能推陈致新，利膈益胃”，又因为粥“极柔腻，与肠胃相得”，所以“最为饮食之良”。曹庭栋在《老老恒言》中也指出：“每日空腹，食淡粥一瓯，能推陈致新，生津快胃，所益非细”。所以，在应用药粥疗法时，既有中药的性味功效，又具有粥的调养作用，可以达到祛病强身的目的。

下面举几个常用的药粥食谱，有便秘问题的孕妇可以根据自己的情况选择食用。

胡桃粥

【原料】

胡核仁4个，粳米100g。

【做法】

将胡桃仁捣烂同粳米一起煮成粥。

【功效】

适用于体虚肠燥的孕期便秘患者食用。

芝麻粥

【原料】

黑芝麻适量，粳米100g。

【做法】

黑芝麻淘洗干净晒干后炒热研碎，每次取30g，同粳米煮粥。

【功效】

适用于身体虚弱、头晕耳鸣的孕妇便秘者食用。

酥蜜粥

【原料】

酥油30g，蜂蜜50g，粳米100g。

【做法】

先将粳米加水煮沸，然后兑入酥油和蜂蜜，煮成稠粥。

【功效】

适用于阴虚肠燥的便秘孕妇食用。

柏子仁粥

【原料】

柏子仁30g，粳米100g，蜂蜜适量。

【做法】

将柏子仁洗净去杂捣烂，加粳米煮粥，服时兑入蜂蜜适量。

【功效】

适用于患有心悸、失眠的孕期便秘者食用。

无花果粥

【原料】

无花果30g，粳米100g，蜂蜜和砂糖适量。

【做法】

先将米加水煮沸，然后放入无花果煮成粥，服时加适量蜂蜜和砂糖。

【功效】

有痔疮的妇女及便秘者可食用无花果粥。

4. 预防便秘的常用食谱

蜂蜜香油汤

【原料】

蜂蜜50g，麻油25g，开水约100g。

【做法】

1. 将蜂蜜放入碗内，搅拌后起泡沫时，边搅动边将麻油缓慢地渗入蜂蜜中，再共同搅拌均匀。

2. 蜂蜜，麻油搅匀后，将温开水约100g，徐徐加入，再搅匀，搅至开水、麻油、蜂蜜成混合液状，即可服用。代茶饮。

【功效】

孕期肠燥便秘者，食之立效。

桂花核桃冻

【原料】

石花（洋菜15g），核桃仁250g，糖桂花少许，菠萝蜜适量，奶油100g。

【做法】

1. 核桃仁加水磨成浆。

2. 锅内放入清水250ml，石花15g，用中火烧至糖熔化，加白糖拌匀，再加核桃仁浆拌匀，最后将奶油放入锅内搅匀，转用文火煮沸后，出锅倒入容器内。

3. 核桃仁糖浆晾凉后，放入冰箱内，待核桃仁糖浆冻结后取出，用刀划成菱形块，装盘，撒上桂花，淋上菠萝蜜，再浇上冷甜汤或汽水即成。当甜点食用。

青芹拌香干

【原料】

芹菜、绿豆芽、香干各150g，香油15g，醋20g，精盐3g，蒜泥5g。

【做法】

1. 芹菜择洗干净，大的破开，切成3厘米长的段，放入开水锅内焯一下，用凉开水泡凉，沥水备用。

2. 绿豆芽掐去两头洗净，放入开水锅内焯一下捞出，用凉开水泡凉，和芹菜放在一起。

3. 香干洗净，切成细丝，放入芹菜、豆芽中，加入香油、醋、盐、蒜泥，拌匀即成。

4. 焯芹菜、豆芽时不能焯烂，以免影响菜的营养和口味。

【功效】

色艳味美，脆嫩爽口。此菜含有丰富的铁、钙、磷、维生素C、蛋白质等多种营养素，常吃芹菜对高血压、血管硬化、贫血、神经衰弱、小儿软骨病等有辅助治疗作用。孕妇早期食用，除获得全面营养外，还能防止以后贫血的发生。芹菜粗纤维较多，能增加肠蠕动，防止孕妇便秘发生，有利保胎。

素烧三元

【原料】

莴笋300g，胡萝卜200g，白萝卜200g，葱节15g，姜片15g，花生油30g，水淀粉、香油各少许。

【做法】

1. 将莴笋、胡萝卜、白萝卜去皮洗净，削成约1.5厘米见圆的球状，各15个，用开水焯透捞出。

2. 炒锅上火，放油，烧热后放入葱节、姜片炸至金黄色时捞出，再加汤、莴笋、胡萝卜，汤开后，文火煨熟，放盐，收汁，淋香油，即成。

【功效】

此菜颜色绿、红、白，非常美观，清脆爽口。莴笋有清热化痰、通二便等作用；胡萝卜健脾补虚、行气消食；白萝卜下气化痰，止咳，健脾胃，助消化。孕妇多吃此菜能强身健体，增加食欲，帮助消化，防治便秘，有利安胎。

5. 孕期便秘的按摩疗法

按摩是中医的特色疗法，下面介绍一种治疗便秘的自我按摩疗法，能调理肠胃功能，锻炼腹肌张力，增强体质。因为便秘采用其他如药物的方法治疗，可能对孕妇会产生不良影响，你不妨巧用双手，坚持以下的自我按摩法，相信能起到安全通便的作用。具体方法如下：

（1）推揉腰骶部：坐于床上，两手五指并拢，反手以掌根附于同侧的腰骶部，适当用力自上而下地推擦30～50次，直至腰骶部发热。

（2）按揉肾俞穴：同上坐姿，两手叉腰，拇指向前按于同侧肋端，中指按于肾俞穴（肾俞穴位于两腰椎棘突下旁开两指。取法：采用俯卧姿势，肾俞穴位于腰部，当第二腰椎棘突下，左右二指宽），适当用力按揉30～50次。

（3）揉按足三里穴：坐于床上，两膝关节自然伸直，用拇指指腹按在同侧的足三里穴（在膝盖下，外膝眼四横指、胫骨外侧约一横指。取法：坐椅上，用右手掌按左腿膝盖骨正中央，轻抓膝盖。中指沿胫骨伸长，在中指尖水平划线，与食指方向延交会处即是）上，其余四指紧附于小腿后侧，拇指适当用力揉按30～50次。

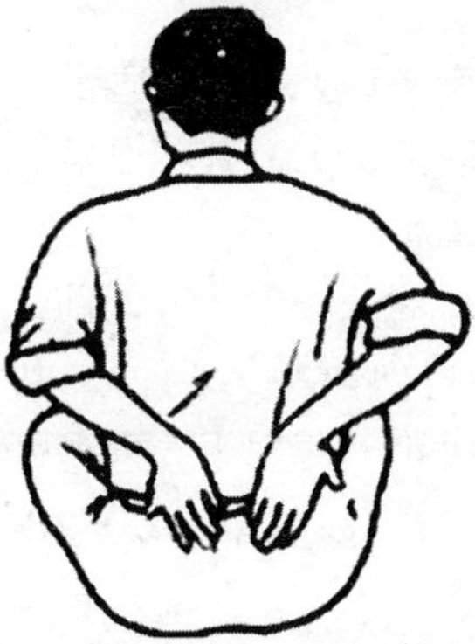

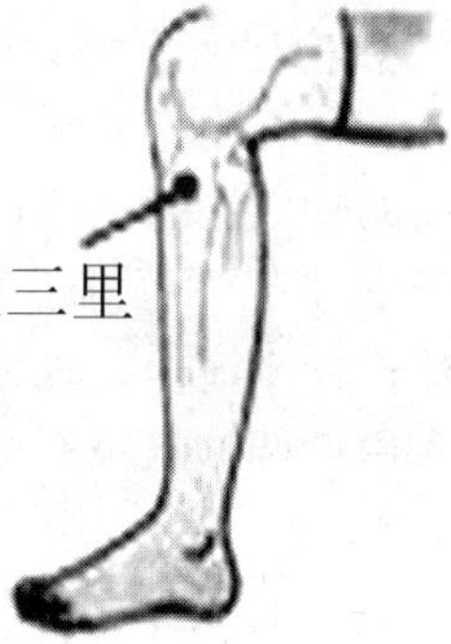

四、妊娠腹痛的预防和调养

有些妇女在妊娠中晚期会小腹疼痛，或小腹绵绵作痛，或冷痛不适，反复发作。发生原因主要是由于妊娠期盆腔静脉曲张、血钾偏低；此外，子宫迅速增大，对周围器官的压迫，影响脏器的血液循环和血液供养等，属于西医妊娠腹痛范畴，现代医学认为，妊娠腹痛是先兆流产的症状之一，如不及时治疗，恐有流产危险，因此应引起足够的重视，注意定期检查，及时就诊，以防不测。因此，对于妊娠腹痛的预防和调养，对保证孕妇和胎儿的健康至关重要。

1. 妊娠腹痛的预防

（1）孕期应注意避免过于劳累、持重、登高、剧烈活动；

（2）妊娠期间应慎房事；

（3）注意保持心情舒畅；

（4）怀孕后应注意阴部卫生，预防感染。

2. 妊娠腹痛的饮食调养方法

（1）生姜羊肉粥：生姜30g，羊肉100g，大米适量。生姜洗净切片，羊肉切小块。三者同煮为粥。有温中益气止痛的功用，适用于虚弱性妊娠腹痛。

（2）枸杞大枣粥：枸杞30g，大枣10枚，粳米适量，大枣洗净去核，与枸杞、粳米同煮为粥。每日3次，有养血益气，缓急止痛的功效，适用于血虚型妊娠腹痛症。

（3）佛手粥：佛手15g，苏梗15g，粳米30~60g，前二味水煎取汁；粳米淘净，加水煮粥，待粥将熟时兑入药汁，共煮为粥，入白糖调味温服。有理气止痛的功效，适用于气郁型妊娠腹痛症。

（4）杜仲煨猪肾：杜仲15g，猪肾1只，有补虚益肾安胎的功效，适用于肾虚型妊娠腹痛症。

（5）人参艾叶煲鸡蛋：人参10g，艾叶12g，鸡蛋2枚，有补气养血安胎的功效，适用于虚寒型妊娠腹痛症。

3. 常用中成药

（1）安胎益母丸

功效：健脾补肾，养血安胎止痛。

适应证：血虚型妊娠腹痛。

（2）补中益气丸

功效：健脾益气，升阳举陷安胎。

适应证：气血虚弱型妊娠腹痛。

（3）逍遥丸

功效：疏肝理气止痛。

适应证：气滞型妊娠腹痛。

（4）艾附暖宫丸

功效：暖宫散寒止痛，补肾养血安胎。

适应证：虚寒型妊娠腹痛。

4. 常用食疗食谱

枣杞鸡汤

【原料】

大红枣 10 枚，枸杞子 30g，500g 童子鸡 1 只。

【做法】

将鸡去毛及内脏，洗净，与枣、杞同炖至鸡烂熟，吃鸡喝汤，食时可入精盐少许。

【功效】

养血止痛安胎，适用于血虚妊娠腹痛。

黄酒蛋黄

【原料】

黄酒 500ml，鸡蛋黄 14 枚。

【做法】

将 2 味同放入锅内，用小火炖煮至稠黏，待冷，存罐中备用。平时当饮料喝。

【功效】

养血安胎止痛，适用于血虚妊娠腹痛。

绿梅茶

【原料】

绿茶、绿萼梅各 6g。

【做法】

上 2 味共用沸水冲泡，当茶频饮。

【功效】

理气，解郁，止痛，适用于气郁之妊娠腹痛。

陈皮木香烧肉

【原料】

陈皮、木香各3g，瘦猪肉200g。

【做法】

1. 先将陈皮、木香焙脆研末备用。

2. 在锅内放食油少许烧热后，放入猪肉片，炒片刻，放适量清水烧熟。

3. 将熟时，放陈皮、木香末、食盐，搅匀。食肉及汤。

【功效】

舒肝解郁止痛，适用于气郁之妊娠腹痛。

五、先兆流产的预防和调养

1. 先兆流产的表现是什么？

如果妇女妊娠期阴道少量出血，时下时止，或淋漓不断，而无腰酸腹痛者，即为胎漏。若妇女妊娠期出现腰酸腹痛，小腹下坠，或阴道少量出血者，称为胎动不安。在妊娠早、中期发生胎漏、胎动不安者，常为堕胎、小产之先兆，相当于现代医学之先兆流产，日常的适当调理，可能会对本病有一定帮助。

2. 预防先兆流产应注意哪些问题？

（1）孕期应节房事：早期妊娠（第1~3个月）和晚期妊娠（第7~9个月）均不宜房事。《产孕集》谓："怀孕之后，首忌交合，盖阴气动而外泄则分其养孕之力而扰其固孕之权。"

（2）孕期应慎起居，适劳逸：孕期应避免跌仆闪挫，或负重劳顿。以免劳伤冲任，耗损气血，内伤胎元。

（3）孕期应和情志：孕期应保持情志舒畅，抑郁、忧思、恼怒、悲伤均可影响气机，使气血逆乱，胎失所养。

3. 先兆流产的饮食调养方法

用食疗方法调养先兆性流产，不仅可补益母体，安胎养胎，还可避免药物副作用伤害胎儿，特别是对习惯性流产史的孕妇，有独到的效果。中医食疗调养的原则包括两方面，其一，在怀孕后要注意饮食均衡，营养充足，这样才有利于养胎。其二，怀孕后勿用碍胎之品（包括中、西药物），也不宜过用辛燥、生冷之品，以免内生寒、热，影响胎元。

（1）莲子桂圆山药粥：莲子（去心）、桂圆肉各50g，山药粉100g。将莲子、桂圆肉用文火煮熟，加入山药粉煮成粥即可，孕前开始服用，可健脾益气，固肾安胎。

（2）羊肉粥：精羊肉100～150g，粳米100g，佐料适量，取羊肉洗净，切块，同粳米共煮粥，加姜盐等调味。可健脾补肾安胎。

（3）鲜藕粥：鲜老藕250g，粳米100g，红糖或蜂蜜适量。藕去节，洗净，切薄片，与粳米，红糖或蜂蜜同煮粥，可清热凉血安胎。

（4）生芦根粥：芦根30g，粳米50g。芦根洗净后放入锅内，加清水适量，沸后文火煮15分钟，去渣留汁；再下粳米煮粥。每日1次空腹服，有清热凉血，安胎之功效。

4. 先兆流产的常用中成药

（1）滋肾育胎丸

功用：补肾安胎

适应证：肾虚之胎漏、胎动不安。

（2）孕康口服液

功用：健脾固肾，养血安胎。

适应证：脾肾两虚之胎漏、胎动不安、滑胎。

5. 先兆流产的常用食谱

艾叶煲鸡蛋

【原料】

艾叶 12g，鸡蛋 2 只。

【做法】

艾叶、鸡蛋洗干净同放锅中煮沸 5 分钟，剥去蛋皮再入原汤中煮 10 分钟，吃蛋渴汤。

【功效】

补气益血，温经散寒，用于气血虚弱引起的习惯性流产。

糯米阿胶粥

【原料】

阿胶 30g，糯米 60g。

【做法】

先将糯米煮成粥，待粥将熟时，将阿胶捣碎放入锅中，融化搅匀后，再煮 5 分钟即可。

【功效】

养血补气，止血化瘀安胎，用于血虚体弱引起的先兆流产。

黄酒蛋黄羹

【原料】

鸡蛋黄 5 个，黄酒 50ml。

【做法】

将蛋黄、黄酒置碗中，加入适量水搅匀，加盐少许，置锅中，隔水蒸成鸡蛋羹。

【功效】

滋阴润燥，养血安胎，主治阴虚内热引起的先兆流产。

六、妊娠小便不通的预防和调养

1. 什么叫妊娠小便不通？

有些妇女在妊娠期间，会出现小便不通，甚至小腹胀痛，心烦等症状，中医称“妊娠小便不通”，主要是胎气下坠，压迫膀胱，以致膀胱导尿不利，水道不通而致。这种情况可发生在怀孕3个月左右，也可发生在孕晚期或临产时，但以后者常见，一般不影响孕妇的健康和胎儿的生长发育，饮食调养或热敷（用热毛巾或葱头带须炒热，外敷下腹部）方法，对缓解症状有所帮助。

2. 妊娠小便不通的常用食疗方

香滑鲈鱼球

【原料】

鲈鱼肉180g，姜粒、香油、精盐各0.9g，长葱段、料酒各9g，白糖、味精各0.6g，胡椒粉0.09g，湿淀粉3g，生油750g（耗油45g）。

【做法】

1. 将鱼肉切成方块，入锅炒到6成熟，倒在笊篱里；

2. 把锅放回火位，放入汤、姜、酒、盐、糖、香油、胡椒粉、鱼块，加盖煮至熟时，放入葱段，并调入湿淀粉、味精、香油即成。

【功效】

补肾、利水，适用于肾虚的妊娠小便不通。

清炖鲫鱼

【原料】

鲫鱼1条（约250g），笋肉25g，水发香菇5只，葱、姜等调料各适量。

【做法】

1. 笋肉、香菇分别洗净，切片。

2. 鲫鱼去鳞、鳃、肠杂及颌下硬皮，用黄酒、盐、胡椒粉浸20分钟，取出，置碗内，鱼身中间摆放香菇片，两头并列笋片。

3. 加黄酒少许，再加葱段、姜片、味精，上屉蒸1.5~2小时，至鱼熟烂，拣去葱姜。

【功效】

功能：补气、利水、消肿，适用于妊娠小便不通。

七、妊娠心烦的预防和调养

1. 妊娠心烦出现的原因是什么？

妊娠期间，有些孕妇会出现烦闷不安，郁郁不乐，坐卧不宁，失眠多梦，甚或心惊胆怯，烦躁易怒，称为“妊娠心烦”，多见于妊娠中期。祖国传统医学认为本病主要机制是阴虚火旺，扰乱心神，对于这种情况的预防和调养，可以采用饮食调养和心理疗法，帮助孕妇改善症状。

2. 妊娠心烦的常用食疗方

地黄枣仁粥

【原料】

生地、酸枣仁各30g，粳米100g。

【做法】

1. 枣仁研细，水煎取汁 100ml。

2. 生地水煎取汁 100ml。

3. 粳米洗净，煮成粥加入药汁，再煮沸。早晚温服。

【功效】

滋阴、清热、除烦，适用于阴虚所致妊娠心烦。

黄连阿胶鸡子黄汤

【原料】

黄连 5g，生白芍、阿胶各 10g，鲜鸡蛋 2 个。

【做法】

前 2 味加水先煎取汁，以 30ml 沸水烊化阿胶，合并两汁，打入蛋黄，搅匀，煮沸，每晚睡前顿服。

【功效】

滋阴、清热、除烦，适用于阴虚所致妊娠心烦。

海橘饼

【原料】

胖大海、橘子各 500g，白糖 100g，甘草 50g。

【做法】

1. 先将胖大海、甘草加水炖成茶。

2. 再将橘子去皮核，放小锅中，加白糖 50g，腌渍 1 日，至橘子肉浸透糖，加清水适量，文火熬至汁稠，停火。

3. 又将每瓣橘子肉压成饼，加白糖 50g，搅匀倒盘，通风阴干，装瓶。用已做好的大海甘草茶冲下。

【功效】

清热、燥湿、化痰，适用于痰火所致的妊娠心烦。

八、妊娠水肿的预防与调养

1. 妊娠期间为什么会出现生理性浮肿？

在妊娠期间，为了满足胎儿生长发育的需要，孕妇的血浆和组织间液体增多，如果劳累、行走和站立时间过长，下肢容易出现浮肿。特别是到了妊娠后期，子宫逐渐增大，压迫下肢静脉，使下肢静脉血液回流受到阻碍，下肢更容易发生浮肿。如果浮肿的程度较轻，不超过膝关节，经医生检查血压不高，化验尿液也正常，这种浮肿是属于怀孕后的正常现象，也叫做生理性浮肿。主要是由于怀孕后体内对水分和盐类的代谢能力降低，而造成水液在体内潴留所致；另外，怀孕后子宫逐渐增大，影响下肢血液循环，也是造成小腿浮肿的主要原因。所以这种现象是一种生理性反应，不是疾病，不需要药物治疗，一般经卧床休息后，这种浮肿大多能自动消退。

2. 什么情况属于妊娠水肿？

如果怀孕到5~6个月后，小腿和脚面出现明显的浮肿，经过休息后浮肿不消失，或大腿、腹壁、阴部甚至全身出现浮肿者，这就属于病理现象，称为妊娠水肿，妊娠期水肿是特发于妊娠期的一种病症，称为妊娠中毒症。多发生在妊娠24周后或产褥早期，且往往伴有血压升高和蛋白尿，重症时出现抽搐、昏迷、心力衰竭和肾功能衰竭，甚至死亡。此病严重威胁孕妇及胎儿生命，而且还可能导致远期后遗症，如高血压等。亦可引起胎儿发育迟缓、死胎、早产、新生儿死亡等。

3. 妊娠期间生理性浮肿的调养方法

妊娠期出现生理性浮肿是怀孕引起的生理反应，不用害怕，只要采取适当的调养手段，注意休息，避免久坐或久站，减轻液体滞留足部程度，坐、卧时将双腿抬高，少吃含盐过高的食物，水肿就可以减轻和消失。然而由于本病危害较大，注意定期检查至关重要，必要时仍应到相关医疗机构就诊，以便及时采取有效的治疗。

4. 孕期水肿的饮食调养方法

（1）多食梅子：孕妇服用利尿药来利尿、消肿、降压时，出现一个棘手问题，那就是药物将孕妇体内多余的水和钠排出的同时，也将体内的钾一并排掉了。倘若钾排出过多，出现低血钾，将给孕妇和胎儿带来非常严重的后果，因此，必须补充钾。临床上多年来常规使用口服氯化钾溶液或肠衣片，但药味苦涩难于吞咽，且氯化钾还可引起腹痛、腹胀、恶心、呕吐和胃肠出血。因此有人提出如果需要补充钾时，应该尽量从食物中给予补充，这样病人也容易接受。但是在日常生活中含钾丰富的食物，往往同时也含有过多的钠，惟独梅子以及梅子汁含有丰富的钾，而钠的含量却很低，因此，梅子就成为首选的补钾食物。

（2）常用食疗方

花生红枣大蒜粥

【原料】

花生150g，红枣10枚，大蒜30g，生油15g。

【做法】

1. 花生，大枣去皮去核，大蒜切片。

2. 把锅放在旺火上，倒入油八成熟，下大蒜，翻炒后入花生，红枣，加水1000ml，煮熟花生，即食。一般每日1次，吃7~10次。

【功效】

可健脾化湿，行气消肿，适用于脾弱型妊娠水肿者。

鸭　粥

【原料】

青头雄鸭一只，粳米适量，葱白适量。

【做法】

1. 青头鸭去毛及内脏后，切块煮至烂。

2. 再加粳米、葱白煮粥，或用鸭汤煮粥亦可。

【功效】

可补虚滋阴，健脾补气，适用于身体虚弱之妊娠水肿妇女。

鲤鱼冬瓜汤

【原料】

活鲤鱼1条（约500g），冬瓜100g，精盐、香油各适量。

【做法】

1. 将鲤鱼去鳞、鳃及内脏，洗净，切块；冬瓜去皮、去瓤，洗净。

2. 锅置火上，加适量清水，放入冬瓜、鲤鱼，同煮1小时，放香油、精盐调味即可。

【功效】

不仅能提供丰富的营养，而且消肿利水，适宜孕妇食用。

萝卜烧豆腐

【原料】

白萝卜、嫩豆腐各250g，香油、精盐、味精、淀粉各适量，花生油50g。

【做法】

1. 将豆腐放入沸水锅内煮片刻，捞出，切成薄片。

2. 白萝卜去皮，洗净，切成细丝，蘸上干淀粉后入温油勺内煸炒，加水煮制酥软，放入豆腐片，放入精盐、味精调味，煮沸，水淀粉勾芡，淋上香油即可。

【功效】

能为孕妇提供多种营养成分，有顺气化痰、消食利尿作用。主治妊娠水肿、消化不良等。

黑豆汤

【原料】

黑豆100g，大蒜30g，红糖适量。

【做法】

1. 黑豆洗净；大蒜洗净，切片。

2. 锅置火上，放入适量清水、黑豆、大蒜片、红糖，用旺火煮沸后，改用文火煮至豆烂熟即可。

【功效】

适用于防治妊娠水肿，症状表现为面目肢体浮肿、心悸气短、下肢冷、腰酸无力孕妇。

九、妊娠贫血的预防与调养

1. 妊娠贫血的主要表现是什么？

贫血是怀孕期妇女最常见的一种合并症。妊娠贫血是指妇女妊娠期间出现倦怠乏力，气短，面色苍白，浮肿，食欲不振为主要临床表现的疾病，红细胞及血红蛋白检查相关数值利于明确诊断。主要是由于妊娠期孕妇铁的需要量逐渐增加，既要满足孕妇自身的需要，又要满足胎儿发育的需要，而食物中往往含铁量较低，加之能被肠道吸收的有限，所以在妊娠后半期，大约有25%的孕妇会因铁的摄入不足而发生缺铁性贫血。其发生率因经济状况、营养状态、地理环境、遗传因素而异。妊娠期间一般胎儿总是能按需摄取，故胎儿缺铁不会太严重，常表现为母体贫血，严重时母体会因造血功能降低而呈现重度贫血，母体贫血反过来也会影响到胎儿，使胎儿宫内发育迟缓，甚至早产、死胎。

一旦怀孕合并贫血后，应及时找医生查找贫血的原因，以便及时治疗。在应用铁剂治疗期间，注意忌茶，并且不用四环素类药物，如四环素、土霉素、金霉素、强力霉素等。注意日常生活中的综合调理，对保证孕妇及胎儿的营养与健康同样有现实意义，孕妇应注意起居要有规律，避免外伤和过劳或过逸。对于轻度贫血者，可做适当的轻体力活动，较重者应卧床休息。孕期应保持心情舒畅，防止思虑过度损伤心脾，暗耗精血。

2. 妊娠贫血的饮食调养

（1）注意补铁：铁是人体造血的主要原料之一，每天的一般食物中，铁的含量至多不过15mg，而可被吸收的仅占10%。怀孕后，孕妇全身血量要增加30%，还要负担胎儿血液形成所需要的原料。在怀孕初期，需铁量为每天0.77mg，而在后期将增至每天7mg。据估计，整个怀孕期孕妇共需铁1000mg，这是一般食物难以供给的。因此不少孕妇随着妊娠月份的增加会逐渐出现不同程度的缺铁性贫血。轻度妊娠贫血对妊娠无明显影响，严重者可致体虚，使临产时宫缩无力，产后易休克，出生的婴儿体质也较差。所以妊娠4～5个月后必须增加铁的摄入，必要时给予铁剂补充，以预防缺铁性贫血。

（2）日常饮食宜忌：人体气血全靠水谷精微化生，加强营养对于预防贫血极为重要。妊娠妇女宜食用富含营养、易于消化之品，禁食或少食肥腻、辛辣、生冷之品，注意不要偏食，尽量保证食物的多样化。应该进食含铁较高的食物，如每周进食2～3次猪肝、鸡肝或豆腐，以增加铁的摄入。在饮食搭配上，最好将动、植物食物混合食用，研究表明，荤素搭配可使人体对铁的吸收率增高一倍左右，这是因为富含维生素C的植物性食物能促进肠道对铁质的吸收。在烹调时，使用铁锅做菜或做饭，可增加铁的供给。进餐和餐后不要喝浓茶，以免茶中的鞣酸减低铁的吸收和利用，造成贫血。

此外，叶酸缺乏也是导致贫血的重要原因，因为叶酸是合成核酸所必需的物质，叶酸缺乏时核酸的形成减少，影响红细胞成熟，可引起巨幼红细胞性贫血，其临床表现和对孕妇和胎儿的不良影响也将更为严重，在动物肝脏、牛肉、豆类、菠菜、胡萝卜、马铃薯中叶酸含量较丰富，可适量多吃。对伴有食欲不振的孕妇，应尽量根据个人的口味及嗜好调节饮食。

除了要合理安排饮食结构，增加营养，多食用含铁高的食物，注意充分摄取富含蛋白质、维生素的食物之外，还可服用一些益气养血的食疗药膳，这样可以更好地达到预防贫血的目的。

3. 妊娠贫血常用益气养血的中成药

（1）归脾丸

功用：益气健脾，补血养心。

适应证：心脾两虚的妊娠贫血。

（2）补中益气丸

功用：补脾益气。

适应证：脾气虚弱的妊娠贫血。

（3）复方阿胶浆

功用：补血养血。

适应证：妊娠贫血。

4. 妊娠贫血妇女的日常起居护理

（1）口腔护理：贫血的孕妇身体抵抗力弱，容易发生口腔溃疡和口腔炎。因此在吃饭前、后，睡前和晨起应用淡盐水漱口。

（2）皮肤及外阴护理：注意保持皮肤及外阴清洁，每天用温水擦洗外阴，并勤换洗内裤，避免损伤而引起感染。

（3）预防感染：对严重贫血和久病体弱者，由于身体抵抗力下降，容易伤风感冒和发生交叉感染，在条件允许时可住单人房间。减少到公共场合的机会，并注意保持室内空气新鲜，阳光充足，定期消毒，以保证孕妇良好的休息环境。对于产后的贫血妇女，由于抵抗力弱，应注意预防产褥感染。

5. 中医常用的益气养血食疗方举例

红枣木耳汤

【原料】

红枣 15 个，黑木耳 15g。

【做法】

用水将红枣和黑木耳泡发，共放碗中，加冰糖和适量的水，放于锅中蒸 1 小时，喝汤吃木耳和枣，每日 2 次。

【功效】

滋阴补血。

红枣花生汁

【原料】

干红枣 30g，花生米 60g。

【做法】

1. 先将红枣用水泡发，花生米略煮去皮。

2. 再将泡发的红枣和花生皮同放在锅内，加入煮花生的水，用小火煮 30 分，捞出花生皮，加红糖 30g，待糖溶化后，收汁服用。

【功效】

补血。

胎盘粉

【原料】

胎盘一个。

【做法】

将胎盘用火焙干后研细末，每日早、晚各服20g。

【功效】

益肾填精。

十、妊娠咳嗽的调养

1. 什么叫妊娠咳嗽？

在妊娠期间，有些妇女会出现久咳不已，甚或五心烦热，胎动不安，称“妊娠咳嗽”，这是妊娠一种合并症。至于古人所称的“抱儿痨”，即西医所指的妊娠合并肺结核，属于痨咳，是另一种妊娠合并症，不但表现为久嗽不已，还伴有一系列肺痨之证，如潮热盗汗，痰中带血，精神倦怠，形体消瘦等，不属于本节讨论范围。由于妊娠期的特殊改变和用药的受限，使咳嗽病程较长，可达半个月以上，甚或久咳几个月不愈。若久咳不愈或咳嗽剧烈，可损伤胎气而致堕胎小产，因此，对于妊娠咳嗽较重者应适当进行调理，以保证孕妇及胎儿的健康。

中医食疗调治咳嗽，有许多优点，大多方法简单易行，并且多以食物为主，辅以中药，基本上对胎儿的影响较小，这样既可治愈不适之症，又可免去服药之烦，有益于治疗和保胎。

2. 妊娠咳嗽的常用食疗方举例

百合款冬蜂蜜茶

【原料】

百合9g，款冬花9g，蜂蜜30g。

【做法】

将药在陶瓷内加清水750ml，文火熬30分钟取液，冲入蜂蜜当茶饮，每日服数次。

【功效】

可润肺止咳，适用于妊娠咳嗽症。

川贝沙梨冰糖粥

【原料】

川贝9个，沙梨1个，冰糖适量

【做法】

将川贝研粉与冰糖置入剖开的沙梨中炖服，每天服1~2次。

【功效】

可润肺止咳，适用于妊娠咳嗽。

沙参麦冬饮

【原料】

沙参15g，麦冬30g，桔梗5g，百合10g，甘草6g

【做法】

将上料煎汁后少量频饮。

【功效】

可滋阴润肺，祛痰止咳，适用于妊娠咳嗽。

十一、妊娠下肢抽筋的预防与调养

1. 妊娠期间为什么容易出现下肢抽筋？

有些妇女在妊娠后期，足部或小腿或大腿的肌肉痉挛，出现下肢酸困或抽搐疼痛，常在夜间或入睡后症状加剧，称为妊娠下肢抽筋，是妊娠后期常见的并发症，对于身体素质较差的孕妇，发病率较高。

腿部抽筋的主要原因是孕妇体内缺钙所致。由于胎儿在后期的生长发育较快，尤其是骨骼的发育需要较多量的钙质，母体对钙的需求量就要明显地增多，如果食物中的钙质不足，母体血钙就会缺乏，身体缺钙后，就会造成肌肉兴奋性增强，而出现肌肉痉挛（抽筋）。

2. 腿部抽筋的饮食调理

大家都知道，妇女在怀孕后，胎盘、胎儿成长发育与血量的增加，使得孕妇对钙的需求量增加，所以从妊娠开始，就应该要注意补充钙及维生素 A、D，富含钙的食物有：牛奶、肉类、骨头汤、鱼汤、蛤蜊和素食的粗粮、银耳、豆浆、豆腐、核桃、海带、蔬菜等，在孕期内注意选食这类食物，即可防止抽筋的发生。

3. 孕期应注意腿部保健

妊娠期间出现下肢抽筋除与缺钙有关外，还与妊娠期间身体重心的改变相关，妊娠后期由于胎儿逐渐增大，导致孕妇身体重心改变，在支撑整个体重时，腓肠肌负担较重，容易出现暂时痉挛。因此，在入睡前用热水浸泡后按摩小腿后面的肌肉，可以减少抽筋；另外妊娠期不宜穿高跟鞋，以减轻腓肠肌的负担。

4. 孕期应注意防寒防劳

怀孕期间，孕妇在平时生活中应尽量避免受凉，适量晒太阳，尤其在冬季，不要完全在室内活动，天气好时多到户外晒太阳，可以补充维生素 D，以利于钙质的吸收。此外，还应注意劳逸适度，适当休息，防止过度劳累。

5. 下肢抽筋的简便处理方法

抽筋往往发生在夜间突然伸腿时，故留心不要猛然伸腿。若觉抽筋刚开始，立即脚尖向上翘，腿忍痛伸直，膝不要弯，这样抽筋就会很快好转。

6. **常用食疗方举例**

雄鹰展翅丸

【原料】

胡桃肉5个，鸽蛋清6个，麻雀3只

【做法】

1. 先将麻雀去毛、头、足、内脏，蒸烂后拆去大骨，捣为肉泥；

2. 再将胡桃肉捣为糊末状，与鸽蛋清、雀肉泥拌和，加少量盐、白蜜及调料，做成小丸；

3. 将猪油入铜锅内（或搪瓷锅，忌用铁器），用热油炸雀肉丸，至外黄内熟，即可食用；

4. 以上为1日剂量，分2~3次服完。可作佐餐用。

【功效】

填补精髓，强壮筋力。

麻雀肉饼

【原料】

麻雀10只，瘦猪肉150g

【做法】

将上料同剁为肉馅，加入佐料、面粉，制成肉饼，放铁锅上烙至两面金黄色。随意食用。

【功效】

补益肝肾，强壮筋骨。

十二、妊娠腰背疼痛的预防与调养

1. 妊娠期间为什么容易出现腰背痛?

妊娠期间，由于胎儿的生长使子宫不断增大，加之妊娠激素的作用与影响，使母体关节韧带和骨盆关节发生松弛，增大的子宫向前突出，孕妇躯体被动前移，为了保持身体的平衡，孕妇常常需要将两腿分开站立，由于躯体重心后移及上身代偿性后仰，腰椎向前突使背伸肌持续性紧张，其结果易导致孕妇的腰背疼痛，如果平日劳累或饮食中缺乏钙质，疼痛就会更明显。由于孕期腰背疼痛是由于肌肉过度伸展，关节韧带过度牵拉疲劳所致，所以体质瘦弱者则更易发生。一般轻症休息后可减轻或消失，或孩子生下后自然痊愈；对于明显疼痛者，应请医生帮助查找原因，排除患其它疾病的可能，必要时应卧床休息或药物治疗。

2. 妊娠腰背疼痛的预防

（1）每天散步半小时，或进行其他适当的运动，从妊娠早期就开始，经常坚持，增强体质和肌肉的收缩力以及膝关节韧带的柔韧性。

（2）怀孕期间不要提取重物或长时间向前弯腰，注意弯腰提重物或起床时避免过度伸张脊背，以免造成背部扭伤。纠正过度的代偿性姿势，掌握正确的孕期坐、站、立、行和提重物姿势，可防止腰酸背痛发生。

（3）为了防止腰背疼痛的发生，孕妇还应睡硬板床，同时，在怀孕期间，应避免穿高跟鞋，宜穿软底低跟的轻便鞋。

（4）在酸痛的部位进行轻柔地按摩或伸开双臂做深呼吸，也能减轻疼痛。

3. 妊娠腰背疼痛的按摩疗法

妊娠腰背疼痛以腰痛较为常见，肾气不足、督脉失养是常见的致病原因。可用力对搓双手至手心发烫，然后分别按摩两侧肾区，每日2～3次，具有强腰健肾之功。对有先兆流产情况的孕妇此法不适用。

4. **常用食疗方举例**

杞地山药粥

【原料】

生地黄20g，山药、枸杞子各50g，大米100g。

【做法】

将生地黄切碎，山药捣碎，和枸杞子、大米共放锅内加适量水煮粥，代早餐食。

【功效】

适用于偏肾阴虚的妊娠腰痛。

核桃山楂饮

【原料】

核桃仁150g，山楂50g，白糖200g。

【做法】

1. 核桃仁加水少许，用食物加工机打成浆，装入容器中，再加适量凉开水调成稀浆汁。

2. 山楂去核，切片，加水500ml煎煮半小时，滤出头汁，再煮取二汁，一二汁合并，复置火上，加入白糖搅拌，待溶化后，再缓缓倒入核桃仁浆汁，边倒边搅匀，烧至微沸即可。早晚各服1次，温服为宜。

【功效】

补肾活血，适用于肾虚血瘀的妊娠腰痛。

十三、妊娠高血压综合征的预防与调养

1. 妊娠高血压综合征的特点是什么？其危害是什么？

妊娠高血压综合征，是孕妇特有的严重的全身性疾病。本病多发生于初产妇、双胎、羊水过多者。发病原因目前还不完全清楚，一般在妊娠24周后发生率高，愈近足月发病率就愈高。

妊娠高血压综合征的临床特点是：怀孕前无高血压病史，自孕20周以后出现血压增高，同时伴有蛋白尿和水肿。严重者可出现头痛、视物模糊、胸闷，如进一步恶化则可出现抽搐乃至昏迷。患病后全身各器官均受累，严重者心、脑、肝、肾、胎盘等主要器官均可出现缺氧、水肿、坏死等病理改变，进一步发展可造成死亡。妊娠高血压综合征严重威胁着孕妇和胎儿的生命安全，是导致产妇及胎儿死亡的主要原因之一。

由于本病的病因尚未明确，因此尚无有效预防措施，但做产前治疗，定期按时检查，可以及时发现轻型病例，通过严密观察及适当休息治疗，绝大部分是可以防止的，日常综合调理可能对本病有一定帮助，病情危重者应及时到医院进行救治。

2. 怎样预防妊娠高血压综合征？

（1）按要求进行产前检查，做到早发现、早诊断、早治疗。

（2）注意休息和营养，保持心情舒畅，精神愉悦。发现妊娠高血压后，孕妇应卧床休息，保证足够的睡眠时间，居住的环境应该清洁卫生、安静、光线暗淡，避免声、光刺激。卧床休息最好采取左侧位并稍垫高下肢，这样可以促进胎盘血液循环，改善下肢静脉血液及淋巴液回流，减轻下肢浮肿。

（3）饮食不要过咸，保证蛋白质、维生素和微量元素的充足摄入。多进食富含蛋白质的食物以及新鲜蔬菜、水果，注意补充铁剂和钙剂，在水肿严重时则应严格限制食盐摄入。

据临床观察发现，在营养不良、贫血或双胎的孕妇中，本病

的发生率较高，因此，注意孕妇合理的营养补充，对预防此病可能会起一定的作用。饮食原则是低热量、高蛋白，适当控制脂肪、水与盐的摄入量，正确的饮食应该是，在注意补充足够的蛋白质、蔬菜以及铁和钙剂的同时，适当限制食盐的摄入，避免服用过多的腌制食品。国外妇产科学者指出，苹果对妊娠高血压综合征有治疗作用。苹果酸甜适口，能促进食欲。另外，还含有胡萝卜素、维生素B、维生素C以及钙、磷、铁等矿物质，对母婴均有利。苹果中的钾还可以促进体内过剩的钠排出体外，有益于消除水肿，并能降低胆固醇。所以是妊娠高血压综合征患者的理想食用水果。

3. 常用食疗方举例

三豆饮

【原料】

赤小豆、黑豆、绿豆各50g，粳米100g，白糖20g。

【做法】

将三豆洗净浸泡1小时，捞起放入锅中，加适量水，小火煮沸，放入粳米煮至豆烂米熟。装碗时加白糖即成。

【功效】

清热利水，健脾益肾。

腰花萝卜汤

【原料】

猪腰一个（约150g），萝卜100g，茶树菇20g，葱段、姜片3g，植物油、精盐、味精、料酒适量，清汤1000g。

【做法】

1. 猪腰纵剖，切除中部白筋膜，切成数份，泡在冷水中去臊味；萝卜去皮洗净，切成棱形小块；茶树菇洗净切段，泡水1小时。

2. 油锅烧热下油，投入葱段、姜片煸炒，放入料酒，加清汤1000g，倒入萝卜、茶树菇，大火烧开后改小火煮10分钟，最后放入猪腰，大火煮开，加入味精、精盐调味即成。

【功效】

补肾润肺，降压，利尿消肿。

十四、妊娠合并心脏病的调养

1. 妊娠合并心脏病对孕妇及胎儿的危害是什么?

妊娠合并心脏病指心脏病患者因为怀孕致使病情加重，或出现程度不一的心力衰竭而言，是产科严重的合并症，目前仍是孕产妇死亡的主要原因。据统计，心脏病患者因怀孕导致心力衰竭而死亡者，占产妇总死亡率的32%，心力衰竭多发生于怀孕24周以后和分娩期。本病对胎儿有以下影响：①胎儿发育落后，体重减轻。由于孕妇心脏病长期慢性缺氧，导致其胎儿生长发育迟缓。②孕妇紫绀型先天性心脏病或严重的风湿性心脏病者，可引起早产、死胎或临产时死产。③先天性心脏病合并妊娠，其子女发生先天性心脏病的可能性较无先天性心脏病妊娠者为高。所以应加强产前检查，在怀孕6个月以前，每两周检查一次，6个月以后，每周检查一次，并注意日常调养。

2. 妊娠合并心脏病的饮食调理

妊娠合并心脏病的妇女，在饮食调养上，应本着营养丰富，高维生素、高蛋白、低盐的原则，平时饮食中宜多吃豆腐、豆浆、各种新鲜蔬菜、鸡蛋等，少吃肉类和其他咸味食品，以免发生浮肿；保证每日蛋白质80g的摄入量，少进食糖类食品，多食用铁剂或含铁丰富的食品（如猪血、瘦肉及豆制品）；症状严重者，在妊娠后期可口服硫酸亚铁，以维持血红蛋白正常水平。

3. 妊娠合并心脏病妇女的日常起居调养

（1）为减轻心脏负担，要避免过劳，保证充分的休息和睡眠。休息时，孕妇取半坐位，严重呼吸困难者，暂时取双足下垂体位，以减少回心血量，减轻心脏负担。每夜睡眠 9～10 小时，中午休息 1～2 小时。

（2）在怀孕期间，要保持精神愉快，积极预防感冒和其他呼吸道感染等疾病，做到根据气候变化适当增减衣服，少到公共场所活动，少接触病人，尤其是传染性疾病的患者。防止上呼吸道感染对预防心力衰竭有重要作用。

4. 常用食疗方举例

百合莲子粥

【原料】

百合 15g，莲子 15g，粳米 50g。

【做法】

将百合和莲子洗净，加水浸泡，入粳米，煮成粥。每日分 2 次服食。

【功效】

益气健脾，养心安神。

茅根赤豆粥

【原料】

白茅根 30g，赤小豆 15g，粳米 50g。

【做法】

先将茅根煎水，取煎液 200ml 和赤小豆、粳米煮成粥，可作早、晚餐食用。

【功效】

清热利尿，活血消肿。适宜于湿热或痰热扰心的心悸、下肢浮肿的孕妇。

紫菜猪心

【原料】

鲜紫菜100g，鲜猪心1个，蜂蜜100g。

【做法】

1. 除去猪心油膜，不剖开，保留心内猪血，置瓷罐内，将洗净的紫菜团团塞在猪心周围，注入清水、蜂蜜以淹没猪心为度。

2. 放入锅中隔水煮至猪心烂熟即成。

3. 可佐餐吃肉、菜，喝汤。

【功效】

养心宁神降压，适宜于心阴血不足，心阳偏亢，高血压的孕妇。

十五、妊娠合并慢性肾炎的调养

1. 妊娠合并慢性肾炎的主要表现是什么？

在妊娠前有慢性肾炎病史，或在妊娠初期曾患急性肾炎，称为妊娠合并慢性肾炎。本病多在怀孕24周以前发生，妊娠合并慢性肾炎临床主要表现为高血压、浮肿、血尿、蛋白尿，严重的还会发展为慢性肾功能衰竭而危及孕妇和胎儿的生命。慢性肾炎病人一旦怀孕，肾脏的负担增加，使病情加重，不利于胎儿的发育，常使胎儿死于子宫内。

慢性肾炎患者怀孕后，孕妇和胎儿所受影响的轻重，与孕妇肾脏病变的程度有密切关系。严重时，可出现尿毒症，从而威胁孕妇及胎儿生命，对此应给予认真的对待，积极治疗的同时，应当特别注意饮食及相应生活方式的综合调养。

2. 妊娠合并慢性肾炎的饮食调理

饮食调理是综合治疗肾脏疾病的重要措施之一。饮食调理的原则包括：

（1）限制饮水、控制主食摄入量。病人一日尿量少于400ml时，要严格限制饮水，以免造成水肿增加心肺负担，每天食物中的含水量和饮水量不得超过1000ml。

（2）合理摄取蛋白质，根据病情控制蛋白质的进入量，对于慢性肾功能衰竭的病人应采用低蛋白质饮食，每日量不超过40g，病情好转后每日每公斤体重不超过1g。如病人血浆蛋白低、全身浮肿、贫血、尿内含有大量蛋白时，则应增加蛋白质饮食，以补充组织蛋白以便形成血红蛋白，最好以植物蛋白为主，如选择豆制品、豆浆、乳类、蛋类、瘦肉、鸡等，多食蔬菜及含铁、钙高的食物，如海藻、动物肝、蘑菇、杏仁、芝麻、胡萝卜、西瓜等。

（3）应酌情控制食盐摄入量，低盐或无盐饮食，不宜吃过多的盐腌食物。

（4）应适当给病人选食高糖饮食，以补充热量，如蜂蜜、白糖、葡萄糖、甜果汁等；注意给病人选吃含维生素丰富的食物，如各种新鲜蔬菜和水果，以帮助肾脏功能的恢复。

（5）忌食刺激性食物，如辣椒、花椒、香料、芥菜等，以免加重病情。

3. 妊娠合并慢性肾炎的起居调摄

（1）注意充分休息：应充分休息，减少机体分解代谢，以减轻肾脏负担。如有水肿、心力衰竭或尿毒症者，须绝对卧床休息。病情允许时可参加适当的活动及体育锻炼，增强身体抗病能力，战胜疾病。

（2）密切观察体重和血压变化：每隔2～3天测一次体重，每天测二次血压并做记录，以便观察变化情况。

（3）注意预防外邪：因久病机体抵抗力差，易受细菌和病毒感染，所以应预防感冒，注意防寒保暖，不要受凉，不与患呼吸道感染疾病的病人接触；注意口腔卫生，以防口腔炎及咽峡炎；如有水肿时应特别注意皮肤护理和保护，经常用温水擦洗外阴及全身皮肤，避免损伤和压迫，防止发生褥疮。

（4）避免精神紧张及强烈刺激，保持心情舒畅，树立战胜疾病的信心。

4. 妊娠合并慢性肾炎的常用食疗方举例

芋头拌红糖

【原料】

芋头1000g，红糖250g。

【做法】

芋头洗净切片，放在锅内焙干研末后，与糖拌匀，一日3次，每次30g。

花生红枣饮

【原料】

连衣花生米、红枣等分。

【做法】

煎汤代茶饮，连服7天。

向日葵汤

【原料】

向日葵花50g，麦秸50g。

【做法】

煎汤频饮。

补肾鲤鱼汤

【原料】

杜仲、枸杞各 30g，干姜 10g，鲤鱼 500g（1 尾）。

【做法】

1. 前 3 味洗净，装入纱布袋，扎口。

2. 鱼去鳞、鳃及内脏，洗净，与药同煮 1 小时，去药袋。饭前食鱼饮汤。

【功效】

益肾化气，行水。

黄豆芽蘑菇汤

【原料】

黄豆芽 250g，鲜蘑菇 50g，调料适量。

【做法】

黄豆芽去根，洗净，加水煮 20 分钟，下蘑菇片，入精盐、味精，再煮 3 分钟。佐餐食。

【功效】

益肾化气，行水。

山药大枣粥

【原料】

淮山药 30g，大枣 20 枚。

【做法】

煮粥，每日 1 剂，连服 4～5 剂。

【功效】

健脾行水。

十六、妊娠合并肾盂肾炎的调养

1. 妊娠合并肾盂肾炎对妊娠的危害是什么?

有些妇女在妊娠期间出现尿频、尿急、淋沥涩痛等症状，即西医所称的“妊娠合并肾盂肾炎”、“妊娠合并泌尿道感染”，多数发生在妊娠后期。本病是妊娠期常见的泌尿系统并发症，系由大肠杆菌感染后，通过淋巴系统、血行或自尿路上行而导致肾盂和肾实质的炎症。如果在妊娠早期急性发作，可引起流产，并且在孕早期患肾盂肾炎，选用不适当的西药又有致畸危险。如果该病发生在妊娠晚期，可引起早产，如果不彻底治疗，可反复发作而成为慢性肾盂肾炎，甚至发展成为肾功能衰竭。因此对于该病需要加以密切重视，孕前患有本病要彻底治疗，妊娠后合并肾盂肾炎者，如反复发作，应该终止妊娠，病情较轻者可继续妊娠，但要注意日常调养。

2. 妊娠合并肾盂肾炎的饮食调养

妊娠合并肾盂肾炎者，应加强营养，多饮水，以增加尿量，对尿路起到冲洗作用；饮食宜清淡，不吃煎炒燥热辛辣的食物，以少盐、容易消化的半流质或软食为主。此外还可应用以下民间验方：①酸浆草、鲜马齿苋一握，磨汁或凉拌吃，3 次/日。②芭蕉根一把，以水三升，煮取二升，分服。③旱莲草 15g，小蓟 30g，水煎服。

3. 妊娠合并肾盂肾炎的起居调养

（1）注意适度休息，急性期应卧床休息，卧床休息时，最好侧卧，健侧肾朝下，以免压迫患侧输尿管。

（2）加强孕期卫生教育，注意外阴及尿道口周围清洁，每日用 1∶2000 的新洁尔灭擦洗外阴，并更换内裤。注意保持大便通畅。节制性生活，预防湿热秽浊之邪上犯膀胱。并请医生指导使用药物治疗。

4. 常用食疗方举例

山药胡桃膏

【原料】

山药250g，胡桃50g。

【做法】

将山药、胡桃捣碎，煎稠汤压成渣，放蜂蜜适量熬，浓缩成膏。每次1汤匙。

【功效】

补脾益肾。适用于肾盂肾炎脾肾两虚型的孕妇。

鲤鱼双冬汤

【原料】

鲤鱼300g，冬笋100g，冬瓜50g，生姜20g，葱段6g，料酒、味精、植物油、精盐适量。

【做法】

鲤鱼去鳞、鳃、内脏，洗净；冬笋放沸水中焯过，切片；冬瓜、生姜去皮切片；锅中放油，投入冬笋、葱段、生姜煸炒，加适量水，放入鲤鱼、冬瓜片、料酒，大火烧煮5分钟，加味精、精盐调味即可。

【功效】

利水消肿，生津止渴。

丝瓜煲蛤蜊

【原料】

丝瓜300g，蛤蜊300g，豆腐100g，葱段6g，姜片6g，鸡精、料酒、湿淀粉、麻油、清汤适量。

【做法】

丝瓜刨皮切块，蛤蜊泡水去盐分，吐净泥沙；豆腐切块焯水；

锅中放油烧热，爆香葱段、姜片，放豆腐、丝瓜、蛤蜊，注入清汤烧开，湿淀粉勾薄芡后倒入煲锅中，加料酒、鸡精、麻油，煲至汤冒气泡即可。

【功效】

滋阴润燥，清热解毒。

十七、妊娠合并黄疸的调养

1. 什么叫妊娠黄疸?

妊娠黄疸是指孕期妇女出现以身黄、目黄、小便黄为主要临床表现的疾病，中医称为“妊娠黄疸”，与非孕期黄疸相类似。本病相当于西医学的妊娠合并病毒性肝炎。正常情况下肝脏可承担妊娠本身对肝脏产生的影响，但有些妇女怀孕后由于体内糖的代谢增加，肝脏负担加重，肝糖元储备不足而导致肝功能障碍，因此孕妇容易感染肝炎病毒而致发病。

2. 黄疸对妊娠的危害有哪些?

孕期合并病毒性肝炎是产科常见的传染病，对母子的影响较大，所以近年来一直受到关注。一般在肝炎活动期怀孕，或在妊娠期患活动性肝炎，对母婴都是不利的。怀孕一旦合并肝炎后，肝炎病毒可通过胎盘侵犯胎儿，对胎儿产生影响，胎儿畸形发病率较之正常妊娠情况约高 2 倍，流产、早产、死胎、死产和新生儿死亡率也明显增高。所以肝炎病人最好不要怀孕，正患肝炎的妇女，要注意避孕。在妊娠早期合并肝炎者，有可能使胎儿发生畸形，所以原则上要中止妊娠；若在妊娠中、晚期发现有活动性肝炎则需积极治疗，以免病情加重，病情好转后可顺利分娩，生产以后不宜喂奶，应继续积极治疗。若经治疗肝功能继续恶化者，可慎重进行引产中止妊娠。

由于目前国内外对肝炎还缺乏特效疗法，因此必需做好日常保健，认真进行隔离消毒，注意照顾好病人的饮食、休息和心情，这对于病人能否早日恢复健康、防止病情恶化起着重要的作用。

3. 妊娠黄疸妇女的饮食调养

合理安排肝炎病人饮食很重要，对疾病的恢复有很大帮助。妊娠合并肝炎病人的饮食原则是：高蛋白、高维生素、低脂肪、适量吃糖，饮食宜清淡，勿进食不洁之品及恣食肥甘之物。

（1）高蛋白饮食：因为蛋白质对肝细胞的再生和修复有利，适量的高蛋白饮食对肝脏具有保护作用，但要注意摄入量的适度。因为营养过剩或偏食都对疾病恢复不利。在肝炎急性期，蛋白质的供给量每日每公斤体重1g，肝炎后期每日每公斤体重供给蛋白质1～1.5g。

（2）适量吃糖：糖应控制在占总热量65%，防止过量的加服葡萄糖、白糖、水果糖、蜂蜜等食品，因为吃糖过多可加重肝脏负担而使病情加重，并且还会使病人体重在短期内迅速增加，造成过度肥胖，促进脂肪肝的发生。

（3）低脂肪饮食：肝脏是脂肪代谢的主要场所，在肝功能不良时，如果过多地吃含脂肪的食品，就会造成脂肪在肝内堆积，而发生脂肪肝，因此，肝炎病人每日脂肪摄入量应控制在40～50g左右为宜。

（4）注意补充维生素：因为肝脏发生损害时，可引起维生素B缺乏，所以应从食物中给予补充，如豆芽、豌豆、花生、全麦粉、麦芽、谷芽、新鲜蔬菜、水果等，肝、肉类、乳类、豆类含维生素B_1丰富。而小米、酵母、大豆、肝、肉、蛋类、乳类及绿色蔬菜等含维生素B_2丰富。各种新鲜蔬菜和新鲜水果含维生素C丰富。

（5）清淡饮食：为减轻恶心、呕吐等消化道症状，急性肝炎者，应少吃油腻食物。

4. 对肝脏病有调养作用的食物

（1）山楂：具有消食作用，能促进胃蛋白酶和胃酸的分泌，可促进消化，用山楂加糖做成山楂酱，或加糖煮水服均可。

（2）绿豆：有利水消肿、清热解毒之作用，而且含有蛋氨酸、赖氨酸及维生素 B_1 和 B_2，可用绿豆50g，冰糖20g，煮烂后吃。

（3）牛肉：含有丰富的蛋氨酸，有抗脂肪肝的作用，可将牛肉煮成浓汁，或炖烂食用。

（4）牛奶：牛奶中含有胆碱，可防治脂肪肝，用乳酸发酵制成酸奶，可改善腹胀、腹泻等消化道症状。

（5）百合：具有消肿、去腹胀作用，可用百合30g，薏苡仁30g，加糖煮粥食用。

（6）西红柿：含有丰富的维生素C，并具有清热解毒的功能。可将西红柿洗净后用白糖生拌吃。

5. 妊娠黄疸应注意休息

急性黄疸型肝炎和慢性肝炎活动期应卧床休息，待症状好转后可进行适当活动，待症状基本消失，肝功能接近正常时，可逐步增加活动量，必要时要对患者进行强制休息。

6. 妊娠黄疸患者的隔离与消毒

怀孕后一旦合并肝炎时，应及时报告医生，并及时隔离和治疗。如果在家休养，首先要进行消化道隔离，病人的用具及大、小便、呕吐物都要进行消毒；可将病人的碗筷、水杯等生活用品用锅煮沸30分钟；病人的衣服、被、褥、书等，放在日光下曝晒4～6小时；病人的排泄物未经消毒不能倒掉，可用1/5的漂白粉将其排泄物搅拌后，放置24小时再倒掉。

7. 妊娠黄疸常用中成药

（1）鸡骨草冲剂

功用：清热解毒利湿。

适应证：各型黄疸。

（2）溪黄草冲剂

功用：清热解毒利湿。

适应证：各型黄疸。

8. 妊娠黄疸常用食疗方

鸡骨草红枣汤

【原料】

鸡骨草 60g，红枣 8 个。

【做法】

上二料同加水，煎汤饮

【功效】

清热退黄，保肝利胆。适用于黄疸急性期。

溪黄草猪肝汤

【原料】

溪黄草 60g，猪肝 50g。

【做法】

上二料同加水，煎汤饮

【功效】

清热利湿，保肝利胆。适用于黄疸急性期。

灵芝煲田鸡

【原料】

灵芝 15g，田鸡 250g。

【做法】

将田鸡去皮洗净，同灵芝一同煲汤，盐调味饮汤食肉。

【功效】

养血滋阴，保肝利胆。适用于黄疸减退期。

十八、妊娠合并糖尿病的调养

1. 妊娠合并糖尿病的主要临床表现是什么?

妊娠合并糖尿病主要表现为妊娠期出现多饮、多食、多尿，身体消瘦和血糖、尿糖的异常。妇女怀孕后，身体处于生理和代谢都有急剧变化的非常时期，妊娠合并糖尿病属于高危妊娠，对母子均有较大的危害。目前由于医学发展，糖尿病患者并非绝对不能怀孕，但怀孕后必须严格管理。另外，若病程长，合并有血管病变，或已影响到肾脏、视网膜等，则不宜妊娠。

2. 妊娠合并糖尿病妇女的日常调养原则

由于糖尿病患者妊娠后问题很多，属于高危妊娠，因此，一旦怀孕应及早就医，由医生根据检查结果决定能否继续怀孕。糖尿病是一种顽疾，很难治愈，因此患有此病的孕妇，要有长期治疗的心理准备。

（1）生活中要多注意饮食，节制肥甘厚味、辛辣饮食，多摄取植物性蛋白质来控制血糖。

（2）适度休息：病情轻者，可不必卧床休息，中度和重度者须卧床休息，在生活上应尽量做到自理，以便配合饮食治疗。

（3）预防外邪侵袭：因糖尿病患者的尿、汗液中含有较多的糖，有利于皮肤表面各种细菌的生长繁殖。每天应做到用温水擦洗外阴，并经常用温水洗澡或用温湿毛巾擦洗全身，以保持全身皮肤清洁。并注意防止创伤，预防细菌感染。

（4）保持心情舒畅，避免情志内伤。

（5）应加强孕期检查管理，加强围生期母婴监护。

3. 妊娠合并糖尿病妇女饮食调养的具体方法

糖尿病患者不论病情轻重和类型，都应进行饮食调养。而饮食调养的关键是控制糖的摄入量，主要方法是控制主食和忌糖。每日热量控制在1800千卡，严禁食用含糖类食品（包括含糖丰富的水果）。千万不要认为怀孕了多吃点，等生下孩子后再说，这样孕期就难以维持下去了。假如通过单纯饮食调整，未能有效地控制血糖，那么就需用药物来控制了。病人的饮食选择及控制方法是：主食，可选小米、面粉、玉米面、高粱米、荞麦面、大米等，但每天总量应限制在5～11两之间，最好是5～7两。不吃糖类食物，如糕点、甜食、淀粉、粉丝及含糖高的蔬菜，如土豆、白薯、鲜藕、芋头等。副食，应选含蛋白质多的食物，如黄豆，花生米、鸡蛋、瘦肉。每日副食中蛋白质可在100g左右，脂肪60g左右。病人如感饥饿时，可用下列蔬菜补充，如小白菜、大白菜、菠菜、油菜、洋白菜、韭菜、冬瓜、黄瓜、苦瓜、丝瓜、西红柿、绿豆芽、西葫芦和小红萝卜等。在烹制方法上，可根据病人的饮食习惯酌情选择。以下几种食疗简易方，患者可经常服用，对本病有一定防治作用：①猪胰山药汤：猪胰1只，山药30g。②玉米须煲瘦肉：玉米须30g，瘦肉100g。③葵花根250g。水煎清晨服。④玉米须50g。水煎服，连服10日。

4. 常用食疗方举例

葛根粥

【原料】

葛根粉30g，粳米100g。

【做法】

1. 葛根粉通过洗净、切片、加水磨成浆后沉淀，取其淀粉晒干而得。

2. 粳米淘净，加水适量，武火煮沸，改文火煮至半小时加葛根粉，煮至米烂成粥即成。

【功效】

清热生津，止渴。

一品山药

【原料】

生山药500g，面粉150g，核桃仁、什锦果料、白糖、猪油、豆粉适量。

【做法】

1. 将山药洗净，上锅蒸熟；山药去掉外皮，碾成细泥；金糕一半切条，一半按需要刻成“喜”、“寿”等字样；青梅切片；葡萄干用温水泡洗；

2. 在大盘中将3/4的山药泥摊成直径13厘米、高度4厘米的圆形饼；在中心区放入豆沙馅，再用其余的山药泥盖上，抹平；

3. 上锅蒸透，用各种果料进行点缀；

4. 铜勺上火，加入清水、白糖烧开，去净浮沫；

5. 加入桂花，用水淀粉勾成蜜汁，轻轻浇在山药上面即成。

【功效】

补肾滋阴。适用于消渴症。

十九、妊娠合并甲状腺功能亢进的调养

1. 甲状腺功能亢进对妊娠的不利影响有哪些？

轻度甲状腺功能亢进对妊娠无明显影响，但对中、重度患

者，症状控制不理想，甲亢孕妇因代谢亢进，使营养要素消耗过多，不能为胎儿提供足够营养，会影响胎儿生长发育，易发生胎儿生长受限。

妇女在怀孕前，因甲亢对胎儿有一系列不良影响，应避孕，积极治疗，如确诊甲亢，建议待病情稳定后1~3年再怀孕；妊娠合并甲亢，病情轻者一般不用抗甲状腺药物治疗，大多数能平安度过妊娠及分娩期，需要治疗者，治疗得当，妊娠能达足月。产后如要继续服用抗甲状腺药物时，不宜哺乳。

2. 妊娠合并甲状腺功能亢进的饮食调养

甲亢时甲状腺激素分泌过多，促进脂肪、蛋白质等营养物质代谢，加速氧化。机体产热与散热明显增多，基础代谢率异常增高，所以每天必须增加能量，才能弥补体内的能量消耗。基于以上原因，甲亢病人的饮食必须注意高热量、高蛋白、高维生素及补充钙、磷、钾、锌、镁等，以纠正因代谢亢进而引起的消耗，改善全身状况。甲亢孕妇晚期易致并发妊娠高血压综合征，注意早期补钙，低盐饮食。

应遵循三高一禁一适量原则；即高热量、高蛋白、高维生素饮食，忌碘饮食，适量补充钙、磷等。

（1）增加热量供应：每日应给予足够的碳水化合物，以纠正过度消耗，每日能量供给12540~14630千焦（3000~3500千卡），比正常人增加50%~75%，以满足过量的甲状腺素分泌所引起的代谢率增加。

（2）保证蛋白质供给：每日每千克体重供应蛋白质15g，但应限制动物性蛋白。

（3）注意维生素供给：宜供给丰富的多种维生素，因高代谢消耗能量而消耗大量的酶，多种水溶性维生素缺乏，尤其是B族维生素、维生素D是保证钙、磷吸收的主要维生素，应保证供给，同时补充维生素A和维生素C。

（4）适当钙、磷供给：为预防骨质疏松、病理性骨折应适量增加钙、磷的供给，尤其是对症状长期不能得到控制的患者和老年人。

（5）忌碘食物和药物：碘是合成甲状腺激素的原料，甲状腺内有大量碘存在，甲状腺激素加速合成，因而碘可诱发甲亢，可使甲亢症状加剧，所以应忌用含碘的食物和碘的药物，对各种含碘的造影剂也应慎用。

此外，在选择食物时，还要注意食物的性味功能，从传统医学角度来讲，食物要选择有滋阴功效的，如龟、鳖、水鸭等，少吃温热、辛辣刺激性的食物，如公鸡、狗肉、羊肉等。根据病人平时的饮食习惯，可选用各种淀粉食物，如米饭、面条、馒头、粉皮、马铃薯、南瓜等；各种动物食物，如牛肉、猪肉各种鱼类等；各种新鲜水果及富含钙、磷的食物，如牛奶、果仁、鲜鱼等，低钾时，可多选橘子、苹果、青梅等。忌用含碘食物，如海带、紫菜、发菜、加碘食盐等。

3. 常用食疗方举例

凉拌芹菜海蜇

【原料】

芹菜500g，水发海蜇皮150g，盐、味精、醋、白糖适量。

【做法】

1. 芹菜去叶，除粗筋后切成节，在开水中烫一下，沥干水分；海蜇皮切丝。

2. 然后把芹菜、海蜇丝一起拌匀，加白糖、盐、味精拌匀即成。

【功效】

平肝清热，化痰软坚。适合甲亢肝火旺盛型的孕妇。

菊蚌怀珠

【原料】

净蚌肉10个，猪肉馅100g，鸡蛋清1个，黄酒15g，鲜菊花10g，鲜竹叶数片，浙贝母3g，葱、姜、盐、味精适量。

【做法】

将蚌肉捶松，放入锅中，用文火煮至肉烂，取出置凉，把肉馅与浙贝粉、葱、姜、盐、蛋清搅匀，制成20个丸子，入沸水中煮熟，将每个蚌肉一分为二，夹肉丸2个。大汤碗中铺垫数片竹叶，将蚌肉怀珠摆放在竹叶上，洒上少许黄酒，上笼蒸10分钟取下。另取一汤锅，倒入清汤，烧沸，加盐、味精、菊花，再烧沸后，浇在蚌肉上即成。

【功效】

滋阴清热，软坚散结。适用于甲亢气郁痰结型。

萝卜夏枯汤

【原料】

萝卜250g，夏枯草50g，陈皮10g，生牡蛎30g，海蛤壳10g，鸡汤、盐、味精适量。

【做法】

将夏枯草、陈皮、生牡蛎、海蛤壳同煮，水沸40分钟，将药液滤出。把萝卜切块，同放入煎好的药液中，加入少量鸡汤或肉汤、盐、味精，上火煮至萝卜熟而进味为度。

【功效】

理气化痰，滋阴潜阳，软坚散结。适用于甲亢气郁痰结型。

第四章　产褥期家庭保健指南

宝宝生下来后，产妇的身体还要经过一段时间才能复原，这段时间需要大约 42 天，即所谓的产褥期，俗称“月子”。产褥期非常关键，它决定着产妇身体能否恢复至孕前。

为什么这么说呢？因为经历了分娩，产妇的身体变得非常虚弱，且体内因十月怀胎而升高的多种激素水平在此期间骤然下降，加上顺利生产后的精神放松，初为人母的心理改变等各种原因，以及产褥感染、乳腺炎等疾病的威胁，使得此期的重要性一点都不亚于妊娠期。因此，一定要做好此期的护理、自我保健工作，千万不可以掉以轻心，因为产后康复的好坏，关系女性终生。

如何坐好月子呢？在民间流传了许多关于妇女“坐月子”的风俗习惯，像“坐月子不能洗澡，不能出门，甚至不能下床活动”，要“避风、避客、避同房”，要大补鱼鸭肉蛋等，对于这些既不要全相信也不要全不信，因为民间传统留下来的东西有一些还是很有科学道理的。

这里我们来举个例子，例如民间传统认为，“坐月子”期间应该“三避”（既避风、避客、避同房），就很有道理。所谓“避风”，是说产妇在月子里不能让风吹着，卧室不能有穿堂风（即对流风），也不能用扇子，更不能吹电风扇；而且产妇一般要穿长裤和长袖衣服，寒冷季节还要戴帽子或用围巾裹头，没有特殊情况不要出门。这是因为妇女在妊娠和分娩期间，经历了一个巨大的体力消耗过程，身体变得虚弱，抵抗力下降，若稍有不慎，受风受凉，就会落下诸如关节痛、腰腿痛、头痛等后遗症。据调查，妇女产后生病者有半数以上是由于受了风而引起上述诸病。当然，在避免凉风刺激的同时，也要适当进行通风换气，保持室内空气新鲜。炎热的夏天，就不要紧闭门窗，甚至挂上窗帘，穿厚衣服，那样会让产妇生痱子或发生产褥中暑，还是应该让空气对流，保持室温宜人为好。

所谓"避客"，就是说产妇在月子里，应尽量少见客人，减少打扰以保证休息的时间，民间不少地区有产妇卧室门上挂红币或插桃枝表示谢客的风俗。这是因为产妇身体虚弱，加之夜间频繁喂奶，照顾婴儿，需要抓紧一切空闲时间休息，以补足睡眠；而新生婴儿神经功能尚未发育完全，稍有响动就会受到惊吓，频繁的被惊吓是不利于婴儿生长发育的。

"避同房"对产妇来说更是十分重要的。妇女在产褥时期(坐月子期间)，阴道、子宫没有复旧，有的创伤没有愈合，抵抗力又差，这一时期过性生活往往会引起生殖器官炎症、化脓，甚至导致高热、败血症等，给产妇造成极大伤害。

但传统风俗总归有一定的局限性，为了保证产妇和新生儿的健康，这就需要产妇和家人掌握一定的产褥期保健知识，然后对传统"坐月子"的习俗进行判断，批判地继承传统风俗。

一、女性产褥生理特点

在产褥期，产妇由于妊娠分娩而发生变化的全身各器官将逐渐恢复到妊娠前的状态，同时乳腺开始分泌乳汁。这段时间与怀孕期相比，时间虽短，但产妇已经历了怀孕及临产的身体消耗，正处于精疲力尽、气血两虚的状况，容易引发多种疾病。

孩子出生后，产妇的各个器官（除乳房外），在正常情况下需要一到两个月的时间才能恢复到怀孕前的状态。像子宫需要5~6周才能完全恢复到平时的大小；子宫内膜在产后7~14天虽已长出新的内膜，但胎盘附着面需要8周才能愈合；子宫颈需要5~10天恢复原状；子宫口、阴道需要3周才能基本恢复。

产褥期母体的生理变化主要表现为以下几方面：

（一）生殖系统

1. **子宫**：分娩结束6~8周后，子宫逐渐恢复至未孕状态。分娩结束后子宫立即收缩到肚脐下四五厘米处，子宫底高度与肚脐水平，但24小时后又收缩到脐上，之后再逐渐缩小，以后每天下降1~2厘米，10~14天左右恢复成原来的大小，降入盆腔；如果子宫收缩得不好，或子宫里残留着部分胎盘或胎膜，后期恢复得就慢。除了子宫体由大变小以外，子宫内膜也需要一定的时间恢复正常；子宫颈在分娩时发生扩张，宫颈口最大限度可到直径10厘米，而大约在产后4周，子宫颈可完全恢复正常，但是，分娩以后的子宫颈外口却由原来的圆形变为横裂，这是经产妇的特征。

2. **阴道与外阴**：因为分娩，阴道壁和阴道口在分娩时也极度扩张，连原有的皱褶都消失了；阴道变得松弛，周围组织和阴道壁出现水肿、瘀血，且呈紫红色，排尿时会感到刺痛；分娩后阴道壁张力逐渐恢复，张大了的阴道产后一天就能缩紧，产后3周阴道皱褶重新出现，阴道逐渐缩小，但不能恢复到原有的程度，排尿刺痛感一周后消失，分娩时发生的裂伤或手术切口也逐渐愈合。

3. **盆底**：分娩过程中，由于长时间的压迫与扩张，使盆底肌肉和筋膜过度伸展，弹性降低，并有可能伴有部分肌纤维断裂。如果没有严重的损伤，产后1周内，水肿和瘀血就可迅速消失，机体组织的张力逐渐恢复。专家建议，产妇最好能结合产后锻炼，否则难以恢复到孕前的水平。

（二）产后身体其他系统的变化

1. **心血管系统**：怀孕期间，血容量与心输出量均增加，分娩后便趋于缓解，产后3天内，由于子宫收缩，大量血液由子宫进入体循环，回心血量明显增加，心脏负担加重，易诱发心力衰竭。因此，凡有妊娠合并心脏病者，无论顺产还是难产，均应特别注意产后3天的变化。

2. **呼吸系统**：产后腹部器官恢复正常位置和状态，因此不会有呼吸困难的情形发生，如果有呼吸困难，一般需先考虑是否肺栓塞。

3. **泌尿系统**：经阴道分娩者，膀胱受到胎儿通过的压力，以及尿道周围组织肿胀、瘀血、血肿或会阴切口的影响，致使产妇对膀胱胀满的敏感度降低，易产生排尿困难；另外，胀满的膀胱也影响子宫收缩，所以，经阴道分娩的产妇产后6小时内一定要注意排尿。

4. **消化系统**：由于分娩时能量的消耗以及体液的大量丢失，产后妇女常会感觉到饥饿和口渴，除非麻醉感还未退除，一般产后可立即进食，只是在最初的2～3天食欲会比较低，最好是进食清淡饮食；此外，由于进食量少、卧床不动以及产后腹壁松弛、盆腔压力减低，产妇产后腹部压力降低，肠蠕动减慢，容易发生便秘，应该多喝汤，多吃蔬菜，以保持大便通畅。

5. **内分泌系统的变化**：产后卵巢功能恢复时间不一，不哺乳者，月经在产后4～6周恢复；哺乳者需三个月左右才能恢复。有的妇女在哺乳期虽然不会来月经，但也可能排卵，因此，在哺乳期也有可能怀孕；其他在妊娠期发生变化的激素，如胎盘激素、肾上腺素、甲状腺素等，在产后都会逐渐恢复正常。

6. **乳房的变化**：母体一旦娩出胎盘，体内雌激素便很快下降，脑垂体释放催乳素，乳房细胞开始分泌乳汁，乳房从怀孕期开始便受到激素的影响变大，分娩后会变得更大。

（三）产褥期全身生理性变化

1. **产后寒战**：产后寒战一般在第三产程后发生，多数是由于分娩过程中产妇屏气用力，出汗过多，皮肤血管扩张，分娩后体热突然降低，皮肤散热太快所致，这时要注意保暖，可喝些热糖水，或热牛奶，休息后即可逐渐恢复正常。

2. **体温**：有少数产妇由于在分娩过程中过度疲劳，导致体力消耗过大，在分娩后的24小时内体温会稍稍升高，但一般不超过38℃，24小时后即可恢复正常；产后3～4天，由于“胀奶”，体温也会稍有升高，1～2天后即可恢复正常。

3. **脉搏**：产后子宫胎盘间血液循环消失，循环血容量相对增加，分娩后7～10天脉搏变慢，每分钟60～70次。

4. **血压**：产后初期可能由于在分娩过程中出血而致血压稍低，必须注意观察血压变化趋势；也有少数人血压会升高，一般不需特殊处理，3～5天后即可恢复正常。

5. **产后子宫收缩疼痛**：产后1～2天内由于子宫体强烈收缩引起下腹疼痛，这叫产后宫缩痛或阵痛。哺乳时引起反射性催产素分泌，使子宫收缩频繁，疼痛加重，一般3～4天后逐渐消失；初产妇产后子宫多数呈持续性收缩，故不常发生疼痛，经产妇产后则常常呈阵发性、痉挛性子宫收缩痛。如果在子宫腔内有血块或胎盘残留时，也可出现阵发性宫缩而引起腹痛。

6. **恶露**：在子宫恢复的同时，脱落的子宫壁蜕膜随着宫腔内积血经阴道一同排出，这些排出的物质总称为恶露，其成分主要是分娩所致产道伤口的分泌物、胎盘剥离后的血液、黏液等，没有恶臭味。其量的多少、颜色、性状、持续时间对于观察产褥感染及其他异常情况有重要意义，正常的产褥期恶露变化如下：

（1）血性恶露：开始排出的恶露量较多，分娩后2～4天最多，约持续3～7天，颜色深红，几乎都是血液，正常情况下不会掺杂血块；如果有血块掺杂，就要立即请医生诊治。

（2）褐色恶露或浆液性恶露：分娩后5～8天，伤口痊愈，出血量也减少，颜色和形状变成褐色浆液性。

（3）白色恶露：分娩后15天，恶露变成黄白色。到6周左右，几乎没有了颜色，量也变少了，好像月经结束那样，渐渐没有了。但如果胎盘和胎膜在子宫里有残留，或子宫恢复的不好，血性恶露就会一直持续。此外，在坐月子的期间不注意休养，早早地就开始过度工作、劳动和运动，这样的劳累会使即使已经变成的白色恶露变回血性恶露和褐色恶露。而且随着恶露的量增加，如果发生细菌感染，还会散发出恶臭味。

7. **褥汗**：产褥期皮肤排泄功能旺盛，因此会出很多汗，常能浸湿衣、被，到夜间更为严重。这是正常的情况，一般3～5天后即自行消失，不需特殊处理，但切不可直吹冷风，以防感冒。

8. **色素沉着**：怀孕期间在下腹正中线出现的褐色色素沉着，在产褥期会逐渐消退。这是因为产妇分娩后随着雌激素水平的下降，黑色素细胞激素也随着下降。同样，乳晕、乳头、脸部的褐斑也会逐渐地消失，在乳房、腹部和大腿上出现的妊娠纹也会由怀孕时的紫红色慢慢地褪色，最后变成银白色，留下永久性白色妊娠纹，外观恢复正常。

9. **腹壁松弛**：怀孕期间，由于腹壁长期受到子宫膨胀的压迫，使得腹直肌不同程度地分离，以致产后腹壁明显松弛。腹壁紧张度一般在产后6周左右恢复，在这段时期可开始进行一些较为有效的运动，让肌肉恢复原来的形状与力量。但要注意的是，在开始做这些运动以前，要先做一些简单的检查，看肌肉是否已恢复至正常状态。

10. **乳汁的分泌**：有的女性分娩后两三天乳房就开始感到疼

痛，特别是初产妇觉得疼痛，与此同时开始出乳，一捏乳头，就会流出透明的黏糊糊的东西或黄色的乳汁，这叫做初乳。初乳对于婴儿来说非常珍贵，因为它脂肪多，营养价值高，又含有婴儿必需的很多抗体，所以应尽量让婴儿吃到。乳汁的量一般从分娩后四、五天开始多起来，同时也从初乳变为过渡乳，一周过后，才成为白色的不粘的乳汁，量也逐渐增加，这叫做成乳。大部分的人需要两周左右的时间，才能分泌出足够满足婴儿必须量的乳汁。值得指出的是乳汁分泌量的多少是因人而异的，先天的乳腺发育情况、年龄、营养、睡眠、情绪及外界物理刺激都会影响泌乳量。所以如果采取直接给婴儿哺乳、乳房按摩、温湿布热敷、挤奶等方法刺激乳房，乳汁分泌情况通常会好些；但如果母亲出现发烧、腹泻，乳汁的分泌就会差些；如果产妇情绪不好，哺乳次数少，乳房排空差，也会引起乳汁分泌减少，所以产妇应注意保持情绪稳定，增加哺乳次数，哺乳结束后排空乳房，可促进乳汁分泌。但是不管泌乳情况如何，都要坚持母乳喂养，因为这是最有利于婴儿生长发育的方式。

值得注意的是，婴儿吸吮乳头可以很好的刺激乳头神经末梢，促使脑垂体反射性地产生更多的催乳素，还可以使乳腺周围肌细胞收缩排出乳汁，形成排乳反射，这些都会刺激乳房细胞会分泌更多的乳汁，婴儿吸吮次数越多，泌乳越多；另外，吸吮刺激还可产生催产素，催产素可以促进子宫收缩，减少产后出血。由此可见，母乳喂养同样有益于母亲。

11. **授乳性无月经**：一般来说，授乳期是没有月经的，这就叫做“授乳性无月经”，但是实际上在授乳期有时是能见到月经的，只是在最初的一两个月大多是无排卵性月经。大约有18%～23%的产妇在分娩后两个月内会出现月经再次来潮。和经产妇相比，初产妇和年龄小的产妇再次来潮的时间更早些，不用母乳喂养的产妇来潮时间也要稍早些。

（四）产褥早期（产后一周内）注意事项

1. **阴道出血情况**：产后4小时内应取仰卧位，以便于进行检查及观察出血，产后大出血常发生在产后24小时内。如出血量偏多，应及时请医生处理。

2. **注意外阴清洁**：应勤换消毒纸垫。不要盆浴，最好经常用温水擦浴，以保持外阴清洁，防止感染。

3. **乳房护理**：目前提倡早期哺乳，如无特殊情况，产后6小时即可以开始哺乳。每次哺乳前最好用凉开水擦洗乳头。母亲要注意洗手，以防传染病及新生儿口腔炎的发生。

4. **饮食护理**：饮食宜清淡、易消化又富有营养。为保证泌乳量应多喝汤水。

5. **保证大便通畅**：由于产后肠蠕动减弱，腹壁松弛，再加上活动量减少，饮食清淡少渣等原因，产妇容易发生便秘，因此，产后应尽早下床活动，多吃蔬菜和水果。如果产后2~4天不排便，可用缓泻药或肥皂水灌肠。

6. **产后避免小便不通**：分娩4~6小时后，应督促其排尿，如在床上排不出尿，可下床或在下腹部用热敷的方式刺激排尿。

7. **注意休息**：为保证产妇休息，产后第1天亲属只能短时间访视，避免过多说话，影响其睡眠。睡眠不好的产妇可适当服用镇静药或安眠药。

8. **适度活动**：健康的产妇（即会阴部无伤口者），应该尽早起床活动或做体操运动，产后6~8小时就可以坐起，24小时下床活动，这样能使身体的功能、体力、精力都较快恢复正常，同时也有利于恶露排出和子宫恢复，并能减少尿潴留和便秘的发生；离床活动不能强求一律，如剖腹产或体质虚弱等特殊情况者，可在床上活动；同时还要注意量力而行，如果产后过早劳动，特别是体力劳动，可能会引起阴道壁膨出及子宫脱垂，应特别注意。

二、产后饮食保健

十月怀胎，一朝分娩后，产妇会觉得十分疲劳，而且常有饥饿感。产后的饮食调养比怀孕期间的饮食调养显得更重要，因为产妇一方面自己需要营养以补充怀孕和分娩期的消耗，另一方面还要担负着哺育后代的重任。民间俗语说：男补病后，女补产后，意思是说产后是妇女调补身体的黄金时刻，但如何才能做到营养合理呢？

产褥期的营养好坏，与产妇的身体健康及哺养新生儿的关系极为密切。在产褥期，母体在生理上发生了一系列的变化：因分娩导致身体丢失一部分血液，需要及时补充；又有因分娩造成生殖器官的损伤，需要修复；分娩用力与情绪变化带来的体力消耗，需要及时弥补；新生儿吃奶，需要大量分泌乳汁。这些变化对饮食提出了特殊的要求，根据这些生理特点，产妇在产褥期除多吃些肉、蛋、鱼等食品外，还要多吃一些蔬菜和水果。产妇在“月子”期间的饮食原则是：富有营养，易于消化，水分充足，少食多餐，粗细夹杂，荤素搭配，多样变化。

我们知道，产妇和婴儿都需要各种营养成分，为了保证产妇身体的恢复和乳汁有充分的营养，产妇的食物中不但要含有一定量的动物蛋白和脂肪，还要保证充足的钙质，更不可缺少丰富的维生素。因为维生素是参与机体代谢的不可缺少的重要物质，产妇必须多吃一些含维生素多的蔬菜和水果。如果一个月内不吃蔬菜和水果，产妇体内缺乏维生素，乳汁里也会缺乏维生素，十分不利于产妇的健康和婴儿的生长。蔬菜可以做熟吃，也可以生吃，而水果一定要注意选择新鲜的，洗干净后再食用。

（一）产后饮食标准

为了恢复体力和准备授乳育儿，应尽可能早地恢复正常饮食，多吃营养价值高的食品。产褥期的营养，每天大约需要热量2700～2800千卡，蛋白质80g，虽然每个人的情况不完全相同，但作为一个衡量的尺度，以比怀孕前的饮食量增加30%左右为好。对于产妇来讲，不论怎样忙也要按时吃饭，菜谱内容应考虑营养的均衡，不要挑食偏食，主食要比怀孕晚期增加些，副食多吃奶蛋类和蔬菜，尤其注意要吃能提高乳汁质量的食物，如含有丰富维生素的食品；每天应喝2～3杯牛奶，也要多喝水，以保持体内水烫的平衡；因“月子”里身体衰弱，胃肠功能弱，忌吃干硬、油腻、辛辣刺激性食物及寒凉食物，如饼类、油条、辣椒、韭菜、蒜苔，蒜苗、梨及较酸的水果，以免引起不良刺激。

（二）产后最初两天饮食建议

由于生产过程中体力消耗大，又伴有出血，刚分娩以后产妇总会觉得特别饥饿，这时往往需要吃像鸡蛋面条汤、小米粥一类营养好、又容易消化的食物。

有人主张在孩子刚生下后，应立即给产妇喝碗红糖水，认为在分娩过程中，产妇体力消耗大，出汗、出血使体内丢失了水分又消耗了一定的热能，喝碗红糖水，既补充水分，又增加热能，同时在精神上也是一种安慰。如果条件好，还可送服下述饮料①银耳25～50g，加冰糖50g，放于砂罐中加水500～1000ml（1～2杯），小火煨烂，待孩子生下后，立即给产妇喝。②取阿胶30g，米酒20ml，加糖和水适量，煮开后溶化阿胶，并打新鲜鸡蛋1～2个冲成蛋花，趁热给产妇喝。

产后1～2天内常感到疲劳、口渴、食欲欠佳，本着易消化的原则，应选择流质饮食，如面条汤、馄饨、小米粥、水煮蛋、鱼汤、肉汤等，在此基础上还可加些点心、饼干和水果；产后24小时以后一般可恢复正常的饮食，但是，由于泌乳的需要，仍旧应该补充较多的蛋白质和水分，多喝些鱼汤、肉汤和鸡汤。

营养学家建设，一般孩子刚生下来的第1~2天内，产妇应当吃含蛋白质、矿物质、维生素丰富的易消化的半流质食物，如猪蹄汤、鸡汤、排骨汤、虾仁鸡蛋汤、鱼汤、面条、小米粥等。以后可逐渐增加蛋糕、米饭、馒头、包子等主食和鱼类、瘦猪肉、鸡肉、动物肝、虾、豆制品、动物血等副食，以及油菜、苔菜、黄瓜、西红柿、卷心菜、白菜、萝卜、胡萝卜、茄子、海带、冬瓜、扁豆、木耳、蘑菇等蔬菜；水果类如苹果、香蕉、桃子、桔子（不酸的）、西瓜等，夏季水果洗后去皮即可吃，不需加温；秋冬春季应带皮放在温水里（40℃），浸泡半小时至温透，方可食用。

（三）产后饮食的注意事项

女性产后的恢复，除了要有良好的环境、愉快的心情外，更重要的是靠产后的饮食调养。产妇营养的好坏，不仅影响小儿的发育，还会直接影响产妇身体的康复。因此，产妇的饮食调养，既要营养丰富，又要合理搭配，同时应注意以下几点：

1. **多吃营养价值高的食物**：产后所需的营养并不比怀孕期间少，尤其要多吃些含蛋白质、钙、铁丰富的食物，如猪肉、牛肉、羊肉、鸡蛋、鱼，特别是动物的肝脏，除富含蛋白质外，还含有丰富的铁及多种维生素；牛奶中含有丰富的必需氨基酸和钙、磷等多种微量元素及维生素A、维生素D等，是补充体内钙质的好食品，产妇可根据自己的饮食习惯，每日饮用1~2杯鲜奶；另外，豆类及豆制品所含的蛋白质是植物性食物中最好的蛋白质，产妇可多吃一些豆制品。

2. **饮食的搭配要合理**：产妇的营养要全面，不可偏食。要注意的是并不是吃得越多越好，吃得太多不仅会造成浪费，更会增加消化系统的负担，引起消化不良；水果、蔬菜对产妇也是十分有益的，其中所含维生素不但是产妇本身必需，更可以促进乳汁的分泌。

3. **多吃易消化、少刺激的食物**：鸡、猪蹄等油腻较重的食物，虽然营养价值高，但如果吃得过多会影响食欲，还会妨碍消化功能，因此要保证荤素搭配，吃一些清淡、易消化的食物；另外，还要少吃辛辣温燥的刺激性食物，如大蒜、辣椒及煎炸的食品，因为这些食物会滋生内热，导致产妇口舌生疮、大便秘结或引起痔疮。

4. **不要盲目忌口和偏食挑食**：产妇营养必须全面，才能满足自身和婴儿生长发育的需要，必须纠正挑食、偏食的不良习惯，也不要道听途说的盲目忌口；另外，主食不要吃得太精，不要只吃粳米、白面，还应多吃些玉米、小米等其他杂粮，主食也要多样化，否则会造成营养不全面，影响母婴的健康。

（四）产后加强瘦身排毒的饮食原则

1. **多喝水**：是加强排毒一定要做的功课，人体所有的生化反应都必须溶解在水中才能进行，废物的排出也必须透过水溶液才能有效排除，因此当人体水分喝得少的时候，代谢废物无法完全清除，就积存在体内会毒害身体细胞。水是否喝得足够，其实是影响瘦身成绩的关键，所以想要在坐完月子之后尽快瘦下来的话，一定要多摄取水分。

2. **加强蔬菜、水果的摄取**：蔬菜、水果是抗氧化营养素，同样是维生素的良好来源。抗氧化营养素是清除体内自由基的成分，可以减少细胞受到伤害，所以在加强清毒的时候，抗氧化营养素一定要加强摄取，否则身体代谢所产生的自由基对细胞的毒害会加快产妇老化臃肿的速度。特别要提醒大家注意的是，多数的抗氧化营养素容易因为烹调加热被破坏，所以应多从生食的新鲜蔬菜、水果中摄取，才能获得足够的抗氧化营养素。

3. **加强膳食纤维的摄取**：膳食纤维是辅助肠道清毒的大功臣，通常在一般的蔬菜、水果以及五谷根茎类的食物中就可以很容易地摄取到膳食纤维。但是在坐月子期间，建议摄取膳食纤维不要过量，因为太多的膳食纤维会干扰营养素的吸收，也不利于伤口的愈合。

4. **加强乳酸菌的摄取**：乳酸菌会造成某些人腹泻，所以一般在坐月子期间并不建议吃。但是长时间没有摄取乳酸菌，会使肠道菌群呈现不平衡状态，容易出现胀气、便秘及吸收不良等问题，而且肠道中若是缺乏有益菌，容易使食物在肠道中发酵，造成肠道胀气不适，一些有害菌还会让食物发酵产生有毒物质，并造成腹泻，所以适量的补充乳酸菌，对于肠道的清洁作用是相当必要的。

（五）浅谈民间风俗

1. **产后吃小米、红糖和鸡蛋**：民间对产妇的饮食有很丰富的经验，如吃小米粥、红糖、鸡蛋、芝麻等营养丰富的食品。从营养学角度来看，这些都是有道理的。例如，小米中胡萝卜素、硫胺素、核黄素的量都比大米多；红糖、芝麻中钙、铁含量多，鸡蛋里有生理价值最高的蛋白质和铁，都是很符合产妇需要的食品，适宜在产后调养阶段选择食用。但需要注意的是，这些食物虽然营养丰富，却不可过多食用，如鸡蛋每天食用1~2个就足够了，有些产妇一天吃一二十个，不但吸收不了，还影响对其他食物的摄取，甚至导致消化不良而引起腹泻。科学营养的观点认为，产后调养需要多种营养素，但应根据具体情况适当选用，合理搭配。

2. **关于忌口**：许多地方的产妇都有忌口的习惯，我国有的地区产褥期只吃少量小米汤，有的不准吃青菜，或不让产妇吃荤食，这都是不可取的。其实，产后需要摄取充足而丰富的营养素，应该制订主副食多样化的食谱，单调的食物是不能满足身体对营养素的需要，也不利于乳腺的分泌。盲目忌口不仅会使产妇发生各种营养缺乏病，身体不容易恢复，而且会影响泌乳，对产妇和婴儿都不利。所以要从科学的角度看待忌口。

3. **关于忌盐**：有些地方民俗是不让产妇吃盐，在产后的最初几天，饭菜内一点盐也不放。事实上，这样做是错误的，适量吃盐对产妇是有益处的，因为产后出汗较多，乳腺分泌旺盛，产妇体内容易缺乏水和钠元素，应适量补充盐分。

4. **关于单纯喝汤**：产褥期应该常喝些鸡汤、排骨汤、鱼汤和猪蹄汤，以利于泌乳，但不能单纯喝汤而把肉丢掉。事实上，肉比汤的营养要丰富得多，那种"汤比肉更有营养的"说法是不科学的。

5. **关于产后吃老母鸡**：老母鸡营养丰富，是补虚的佳品。我国民间历来有产后煨老母鸡给产妇吃的习惯。但是有观点认为，产后立即进补老母鸡汤，会影响乳汁的分泌。这是因为妇女在分娩以后，血中雌激素与孕激素水平大大的降低，泌乳素水平升高才促进了乳汁的形成。母鸡肉中含有一定量的雌激素，因此，产后立即吃老母鸡，就会使产妇血中雌激素的含量增加，抑制泌乳素的效能，从而导致产妇乳汁不足，甚至回奶。公鸡肉中含有少量雄激素，雄激素具有对抗雌激素的作用，产妇产后立即吃清蒸或煲煮的公鸡可能会使乳汁增加。

产后何时开始食用老母鸡调补比较理想呢？一般认为产后7～10天以内不宜食用老母鸡；产后10天以后，在乳汁比较充足的情况下，可以煨老母鸡吃，对增加产妇营养、增强体质是有好处的。

6. **关于产后吃人参**：人参，性微温，味甘、微苦，具有大补元气、补脾益肺、生津止渴、安神增智等功效，是一味补虚的要药。随着人们生活水平的不断提高和自我保健意识的增强，人参已成为寻常百姓的滋补品。但是，产妇服用人参有利有弊，只有根据不同阶段和适量服用，才能有益无害。

在产后立即服用人参是不科学的。人参所含的一些有效成分对人体中枢神经的兴奋作用很明显，服用后会出现失眠、烦躁、心神不安等一系列不良症状。产妇刚完成分娩过程，精力和体力消耗都很大，特别需要卧床休息，如果此时服用人参，会导致神经系统过度兴奋难以安睡，影响精力的恢复，所以，产妇在产后1周内，最好不要服用人参。一般健康的产妇不主张服用人参，但对于气虚体弱者，在产后2～3周左右，产伤已愈合，此时可适量服用人参，有助于产妇体力的恢复，但也不能服用过多，因为中医认为，“气有余便是火”，人参属热性补品，会导致口舌生疮、便秘等上火症状。

（六）产后宜食用的蔬菜

1. **莲藕**：含有大量的淀粉、维生素和矿物质，营养丰富，清淡爽口，是祛瘀生新的良药，它能够健脾益胃，润燥养阴，行血化瘀，清热生乳。产妇多吃莲藕，能及早清除腹内积存的瘀血、增进食欲、帮助消化、促使乳汁分泌，既有利于产妇自身恢复，也有助于对新生儿的喂养。

2. **黄花菜**：含有蛋白质及矿物质磷、铁、维生素A、维生素C，营养丰富，味道鲜美，尤其适合做汤用。祖国医学认为，它有消肿、利尿、解热、止痛、补血、健脑的作用。产褥期容易发生腹部疼痛、小便不利、贫血、睡眠不安，多吃干黄花菜可消除以上症状。

3. **黄豆芽**：含有大量蛋白质、维生素C、纤维素等。蛋白质是生长组织细胞的主要原料，能修复分娩造成的损伤；维生素

C 能增加血管壁的弹性和韧性，防止出血；纤维素能润肠通便，防止产妇发生便秘。

4. **海带**：含碘和铁较多。碘是制造甲状腺素的主要原料，铁是制造血细胞的主要原料。产妇多吃海带能增加乳汁中碘和铁的含量，新生儿吃了这种乳汁，有利于身体的生长发育，能防止呆小症的发生；而铁还有预防贫血的作用。

5. **莴笋**：是春季主要蔬菜之一，其中含有多种营养成分，尤其含矿物质钙、磷、铁较多，能坚硬骨骼、坚固牙齿。祖国医学认为，莴笋有清热、利尿、活血、通乳的作用，尤其适合产后少尿及无乳的产妇食用。

（七）产后宜食用的水果

1. **苹果**：味甘凉，性温，含碳水化合物丰富。另外苹果还含有苹果酸、鞣酸、维生素、果胶及矿物质，可防治坏血病，并能使皮肤滑润光泽，其黏胶和细纤维能吸附并能消除细菌和毒素，能涩肠、健胃、生津和解暑，还能降低血压及胆固醇，有助于患妊娠高血压综合征产妇的康复。苹果中含大量钾盐，能调节血压。

2. **橘**：味甘酸，性温，含大量维生素，尤以维生素 C 最多。橘还含有丰富的钙质，能保护毛细血管的完整性，使皮肤变得柔嫩，防止产后面部皱纹的形成，可起到美容的作用。橘能增加产妇对严寒的抵抗力，对产妇受凉后伤风咳嗽有辅助治疗作用。

3. **梨**：味甘，性寒，含有大量的水分，有清火解毒、润肺、止咳化痰及利尿通便的作用，还可治产后风热感冒、咳嗽痰多。

4. **香蕉**：味甘，性寒，含有大量钾、磷、铁及纤维素，有滋肺润肠、利胆降压的作用，是防止便秘的首选水果。

5. **荔枝**：味甘，性温，有补脾益肝、止咳止渴和解乏养神的作用。可减少产后恶露，尤其对产后肝脾虚弱者有保健的作用。

6. **山楂**：含大量碳水化合物、维生素及钙、磷、铁等，并有开胃消食、化滞消积、活血散瘀、化痰行气的作用，还可降低血压及胆固醇。对脾胃虚弱、肝功能不良和厌油腻的产妇尤为适用。

水果品种很多，除上述几种外，还有甘蔗、罗汉果、草莓、芒果、桃、葡萄、西瓜都适合坐月子食用。坐月子的产妇可根据个人的喜好及季节选食。

（八）哺乳期妇女饮食须知

1. **母乳质量与母亲饮食关系非常密切**：乳汁的多少与乳母的饮食密切相关，而乳汁质量的高低亦受乳母营养优劣的影响。要使乳汁分泌增多、充沛，在产后1～2天内，应多进清淡的流质或半流质饮食。如粥、面条、鲫鱼汤等，暂不要进食不易消化的高蛋白饮食，促乳食物一般应安排在产后48小时后食用。产后2～3天后，乳母饮食的安排，应选用营养价值高又容易消化的食物，每天除3餐外，还应另加2～3次小餐。多吃蔬菜和水果，既可预防便秘，又可补充维生素和无机盐。如果乳汁分泌过少，则说明饮食中蛋白质和脂肪的供给量不足，或是汤水较少。因此，为保障充足优质的乳汁，乳母必须摄入足量的优质蛋白质、定量的脂肪和充足的水分。乳母每天除直接饮水外，还要多进流质食物及各种粥类，每天至少要进食3000ml。此外，乳母应不吃或少吃辛辣等刺激性食物，如乳汁分泌过多，可适当控制汤类的摄入，并根据婴儿大便的性状调整饮食。

2. **合理安排乳母的饮食**：乳汁的质和量与乳母的饮食密切相关。为保障婴儿得到良好的乳汁供给，乳母饮食应特别注意如下问题：①根据产后乳母身体恢复状况而调节乳母的饮食。在产后1～3天，由于分娩体力消耗较大，常会有疲乏无力和口渴喜饮的感觉，食欲一般欠佳，这段时间应多提供汤水，食物口味应清淡，暂不宜匆忙给予不易消化的高蛋白饮食。②产后最初的几天，乳腺管还不十分通畅，此时给予促乳食物可能会引起乳汁淤积和乳房胀痛，因此促乳食物应在产后第2~3天给予。③产妇饮食既要讲究营养价值，又要注意易于消化吸收。在膳食安排上，除给予3餐主食外，还应另加零食点心2~3次（小餐）。④蔬菜、水果不仅可预防便秘，更是维生素和无机盐的重要来源，不应忽视。⑤根据乳汁分泌情况调整饮食。如果乳汁分泌不足，说明膳食中的蛋白质和脂肪的含量不足。当然，母乳中90%的成分是水，如果水分摄入不足，也会影响泌乳。因此要多进流质食物，如肉骨头汤、鱼汤、鸡汤、青菜汤及各种粥类。每天至少保证2000~3000ml。⑥海洋食物富含优质蛋白，应注意适度多安排食用。⑦根据婴儿大便的性状调整饮食。应该说，婴儿的消化能力较差，在母乳成分发生变化时，婴儿的大便性状一般也会相应发生改变。例如，乳母食用过多的豆制品时，婴儿也会排气增多，大便稀黄；乳母进食过多甜食时，婴儿肠内发酵产气也会增多，大便泡沫多且酸味重；乳母进食脂肪量过多时，婴儿大便呈油状且有较多皂块。婴儿进食不足，大便色绿量少，次数少，乳母则应多进汤类，促进乳汁分泌。

3. **催乳的食物有哪些**？乳汁的分泌量与乳母的营养有关。为使乳汁分泌充足，哺乳期的母亲不仅在“月子”里要重视营养，而且补充营养要贯穿在整个哺乳期。饮食应多样化，并多吃些奶类食物。经验证明，乳母在哺乳期经常进食鸡、鸭、鱼、肉、虾、猪蹄、排骨等汤水，可有效地起到促进乳汁分泌的作用，此外，芝麻、花生、豌豆、赤小豆、韭菜、莴笋等，也有利于促进乳汁的分泌。

（九）哺乳期妇女药物须知

1. **药物与乳汁的关系**：药物进入乳汁的方式主要是经乳腺扩散进入乳汁的。药物在乳汁中的含量多少，主要受血浆和乳汁酸碱度的影响，大多数情况下，呈弱碱性药物、脂溶性药物以及蛋白质结合率低的药物、分子量较小的药物比较容易进入乳汁，影响婴儿。

2. **哺乳期妇女药物禁忌**：一般来说，乳腺的排污功能很强，大多数药物能被排出，在乳汁中的浓度很低，对婴儿影响不会太大。但也发现乳母服用某些药物后，在乳汁中仍有该种药物成分，对婴儿的健康造成极大危害。如四环素在人乳中的浓度可高于血液的5倍多，对乳儿的牙齿和骨骼发育危害较大；乳母服用过量含酒精药物，可引起婴儿嗜睡、酒精中毒；红霉素、氨茶碱、氯霉素、异烟肼以及抗组织胺药、巴比妥类、水杨酸类药、磺胺类药、呋喃坦丁、痢特灵、维生素 K_3，K_4 等，在哺乳期均应忌服；有些药物在乳汁内的含量还与乳母的身体状况有关，如肾功能差的乳母用链霉素后，其乳汁中链霉素含量比健康人高25倍，此剂量很可能导致婴儿中毒而损伤听力；另外，阿托品、口服避孕药能使乳汁减少，硫脲嘧啶、放射性碘剂能引起婴儿粒细胞减少；妇女在产后出血、宫缩不全时使用麦角制剂，或因为疾病必须用吗啡、扑痫酮、安定、双氢克尿塞时，也应暂停哺乳；在服用中药大黄或大黄制剂时，可造成乳儿腹痛、腹泻，应尽量不用。

3. **“过奶”方法不可取**：有些人在乳儿生病时，不直接给小儿吃药而是乳母吃药，让乳儿吃奶，这种“过奶”给药法是不可取的，因为这种方法很难估计药量和疗效。为了保证乳婴的健康，有条件的地方，乳母用药以后，最好进行乳汁药物浓度监测，这样就比较安全了。

（十）产后保健药膳

妇女生产后，多因气血亏虚，使身体虚弱，而服用保健药膳可滋补身体，增强体质。现介绍几种传统滋补方以供参考：

（1）红糖小米粥：小米（又称粟米）100g，煮成粥后加适量红糖饮用，有补气强身之功效，是产后常用的滋补佳品。

（2）黑木耳粥：粳米60g，加入黑木耳15g，红枣25～30枚，共煮成粥后加适量红糖食用，可治产后贫血、脱发。

（3）龙眼肉粥：粳米40g，加入龙眼肉12g，红枣10枚，共煮成粥后加适量红糖食用，可治产后贫血、身体虚弱、心悸失眠。

（4）柏子仁粥：大米60g，加入柏子仁18g，共煮成粥后加蜂蜜10～15g，搅匀后食用，可治产后血虚、便秘、头晕、心悸、失眠、多梦。

（5）蒸龙眼西洋参：龙眼肉30g，西洋参3g，加适量白糖，蒸熟后食用，可治产后气血不足。

（6）大枣人参汤：人参9g，大枣15g，炖熟后服用，可治产后失血所致的体虚。

（7）姜汁鸭蛋汤：先把一只鸭蛋煮成汤，再加一汤匙姜汁，搅拌煮沸后加适量食盐服用，可治产后脾胃虚寒所致的腹泻。

食谱举例

荷包蛋

【原料】

鸡蛋2个，葱丝、姜丝、精盐、味精、熟猪油各适量。

【做法】

1. 炒勺上火，放入少许猪油，烧热后磕入鸡蛋液，两面煎黄，取出待用。

2. 炒勺留剩余的油，下入姜丝用中火炝勺，加适量水、精盐和味精，放入煎蛋，烧沸后略烧，端勺离火，撒入葱丝后装盘。

【功效】

适合喜咸味产妇食用。

三鲜豆腐

【原料】

豆腐250g，水发口蘑50g，冬笋50g，咸雪里蕻100g，花生油500g（约耗60g），料酒10g，白糖5g，酱油25g，水淀粉15g，精盐2g，味精2g，葱花、姜末各10g，香油5g，鲜汤适量。

【做法】

1. 将豆腐洗净，用开水焯一下，取出切成3厘米长、1厘米宽的条；将水发口蘑洗净，一切两半；冬笋洗净，切成薄片；咸雪里蕻用清水浸泡去盐，洗净后切成短段。

2. 炒勺上火，放入花生油，烧至六成热，将豆腐条放入，炸呈金黄色，捞出沥油。

3. 原勺留少许底油，上火，烧至七成热，用葱花、姜末炝勺，烹入料酒，放入口蘑、冬笋片、雪里蕻段，煸炒片刻，再下入豆腐条、酱油、白糖、精盐、鲜汤，改用小火烧5分钟左右，再用大火收汁，视汁浓稠时用味精调味，用水淀粉勾芡，淋入香油，颠翻均匀出勺装盘。

【功效】

含有蛋白质、丰富的维生素和钙、铁等矿物质，对产妇保健有利。

银耳鹌鹑蛋

【原料】

鹌鹑蛋12个，水发银耳200g，冰糖150g，鲜菠萝50g，糖桂花少许。

【做法】

1. 将水发银耳洗净，去根，放清水中泡透，捞出沥去水，放入碗内；鹌鹑蛋磕入盛银耳的碗内，搅匀。

2. 锅置火上，放入冰糖和适量清水溶化成冰糖汁，倒入另一碗中澄清，再倒入银耳鹌鹑蛋液碗中，然后将银耳鹌鹑蛋上屉蒸透，取出，用糖桂花拌匀，撒上菠萝（切小块）即成。

【功效】

有通经活络、益气活血、强心补脑、润肠通便、利尿消肿的功效，有利于产妇滋补康复，对产褥期的妇女更为适宜。

糖醋卷心菜

【原料】

卷心菜250g，花生油15g，白糖20g，酱油10g，醋10g，精盐3g，花椒5粒。

【做法】

1. 将卷心菜择洗干净，切成小块。

2. 炒勺上火，放入油烧热，下入花椒粒炸出香味后捞出不要，倒入卷心菜，煸炒至断生，加酱油、白糖、醋、精盐，急炒几下，盛入盘内。

【功效】

有开胃助消化，增进食欲之功效。产妇食欲较差可适当吃些卷心菜开胃，提高食欲，有利于健身。

猪心大枣汤

【原料】

鲜猪心1个，大枣20g，精盐少许。

【做法】

1. 将猪心去筋膜，洗净，切片；大枣去核，洗净。

2. 炒勺上火，注入适量清水，烧沸，放入猪心片、大枣、精盐，炖猪心至熟即成。

【功效】

能安神、补血，适合产妇在产褥期食用，有利于健身强体，早日恢复健康。

排骨面

【原料】

面条100g，猪排骨200g，花生油25g，精盐6g，葱段2g，姜片2g，料酒2g，味精1g，白糖少许。

【做法】

1. 将排骨洗净，剁成5厘米长的段。

2. 炒勺上火，放入油，烧至七成热，下入葱段、姜片炝勺，倒入排骨段，加入料酒、精盐煸炒至排骨变色，加入适量水，烧沸，撇去浮沫后转中火煨至排骨熟透，用白糖、味精调味。勺离火，拣去葱、姜不用。

3. 锅内加清水烧沸，下入面条，待水再沸时，点入凉水，将面条煮熟后，挑入碗内，倒入排骨及汤汁即成排骨汤面。

【功效】

有利于产妇身体的早日康复。

三、产后居住环境

1. **产妇的卧室要保持安静，注意清洁卫生和空气流通**。不论冬夏，室内空气新鲜，室内温度不能过冷与过热，最好保持在16℃～20℃。如果是冬季，为防止干燥，可在火炉上放盆水或用加湿器；为防止烟尘刺激，在生火炉季节，添煤或生火时，应把炉子搬到室外，待冒尽烟后再搬到室内。夏季天气炎热，产妇住的屋子要经常通风换气，大热天更要注意空气流通，坚决破除产妇居室关门闭窗、捂盖过严等旧习惯，否则容易中暑。室内要保持空气新鲜，阳光充足，但是产妇产后多汗、毛孔张开，容易感冒，产妇要避免坐在当风口。

2. **母婴同室**：母婴同室是指出生后情况良好的婴儿24小时与妈妈在一起。母婴同室有以下好处：①有利于母婴间的感情交流。妈妈除哺乳时抱婴儿之外，还能经常抚摸婴儿，轻轻呼唤，与婴儿进行交流，同时还使婴儿有一种安全感，有利于婴儿的身心健康和产妇的产后恢复。②便于做到按需哺乳。在母婴同室条件下，妈妈能及时发现婴儿啼哭及觅食反射，能够立即喂哺。一般第1~2天喂哺次数较多，可能在12次以上，在此后的半个月内，会逐渐形成规律，一般每日8次左右。按需哺乳，可有效地刺激母乳分泌。③有利于家人参与护理。初为人母的产妇一般没有护理婴儿的经验。在母婴同室的情况下，有经验的家人可以参与婴儿的护理，这样既可培养妈蚂的护理能力，也可在产后最初的几天里让疲劳的产妇得到良好的休息。

四、产后劳逸结合

1. **对于产后活动的错误认识**：有的妇女认为，坐月子时就得好好躺着、坐着，才能把身体养好，因而很少活动；也有的认为，生孩子没有啥要紧的，因而产后不久就干比较重的活。以上两种做法都是不全面的。在产褥期既不要长期躺在床上，也不要过分劳累，要提倡早期下地适量活动，把休息和活动恰当地结合起来，劳逸结合，这样才有利于身体的恢复，才能使身体恢复得又快又好。

2. **产后休息的必要性**：产妇充分休息并适当活动有助于身体尽快恢复，产妇产后应当好好休息，保证充足的睡眠，有助于子宫及其他生殖器官的复旧，才能保证母亲和孩子的身体健康。每日应保证10小时左右的睡眠时间；卧床休息时不要一直仰卧，以防造成子宫后位；经常做提肛动作（收缩肛门），有预防阴道松弛、脱肛的作用。

3. **产后起床活动的时间**：正常分娩 24 小时后可起床活动，若系难产者，可根据情况适当推迟起床活动时间。生孩子以后的头两天，产妇十分疲乏，所以要躺在床上休息，不要干什么活，因为临产时产妇身体很累，又流了一些血，所以一定要好好休息。在卧床时要注意经常变换卧式，多翻身、勤活动，当然也可以在床上做做抬头、伸臂、屈腿、抬腿等动作。

4. **产后一周内活动的原则**：如果是顺产且产妇健康状况较好的，产后第 3 天以后，就可以下地稍微活动活动，但要先坐起片刻，不觉头昏才可下床，一天下地活动三四次，每次不超过 5 分钟，适当的活动，既可以增加食欲，又可以促进子宫收缩，排出恶露，但以产妇不感到劳累为限度，1 周后可以再加上仰卧起坐的动作。

5. **产后不宜过劳**：生产 10 天以后，产妇可以做些轻的家务劳动，同时也要注意休息，不要过累。以后随着身体的逐渐恢复，每日可在床上做一两次胸膝卧式或四肢撑床臀部抬举动作，每次数分钟，这样可以防止子宫后倾，可以做一些力所能及的家务活，但比平时要轻一些，要有适当的休息时间，有的妇女在产后四五天就开始干重活，如挑水、搬东西等，这是不妥当的，因为这时子宫、阴道、骨盆底肌肉还没恢复好，用力过猛容易发生子宫下垂、阴道脱出的现象，时间长了就会发展成子宫脱垂，而造成痛苦。所以，在产褥期一定要避免干重活。

五、产后形体健美

妇女在生完孩子后，体型会有较大的变化，原本苗条优美的身材变得臃肿肥胖，这使许多即将做妈妈的青年妇女担忧。有些人认为产后变得腰粗臀阔是因为从阴道分娩，所以坚持要做剖宫产；还有的人认为体形变丑是由于给婴儿哺乳，故即使奶水充足也拒绝给孩子喂奶。以上种种认识都是不正确的。

妇女产后体形改变，一方面是由于妊娠期间多种内分泌激素的作用，另一方面是孕期、产后营养过剩，又缺乏必要的肌肉健美锻炼，未能及时适当的活动，同时又从饮食中摄入过多的高脂肪、高蛋白而造成的，许多产妇仍按照我国传统的坐月子的习惯，在家静养一个多月，活动很少，几乎整天躺在床上，导致身体中脂肪大量堆积，为肥胖提供了机会。现代医学认为，产后认真做健美锻炼，不仅可以有效地恢复健美的体形，而且可以防止子宫下垂、腰酸背痛等与分娩有关的疾病和不适。

由于怀孕期子宫增大和分娩压迫，产妇的腹壁肌肉和骨盆底筋膜、肛门、阴道的肌肉都明显地松弛了，分娩后虽然可以慢慢地恢复原状，但听任自然不加锻炼的话，就会恢复得既慢又不能完全回复原状。为了使产后身体早日恢复，应该勤做产褥体操，它可以帮助子宫收缩，使血液循环通畅，促进性器官的复原和母乳的分泌，从产妇的健康和美容方面考虑都是不可缺少的。

事实证明，产妇在分娩后进行必要的体质锻炼，可以尽早恢复全身肌肉的力量，提高腹肌及会阴肌肉的张力，促进恶露的排出，并可预防子宫后倾、尿失禁、子宫脱垂等产后常见疾病。同时，还可以将全身肌肉练得结实一些，消除腹部、臀部、大腿等处多余的脂肪，对恢复形体十分有益。

现代医学已充分证明，分娩以后如无异常情况，活动越早越有利于身体的全面恢复，产褥期锻炼可以促进血液循环，能使由于妊娠、分娩而处于紧张状态的肌肉复原。产褥期锻炼不需要场地及器械，在床上做即可，故十分方便。

（一）产后恢复形体的对策

未育的女性富于体形曲线美，而生育后的女性由于妊娠、分娩和哺乳，体形会发生显著的变化，表现为乳房肥大下垂，腹肌、臀肌增厚，全身皮肤弹性下降，昔日婀娜多姿的风韵被臃肿笨拙的身躯所取代，那么产后如何尽快恢复健美窈窕的身材呢？重点当然是要控制饮食与增加运动。

1. **控制饮食应该从产前做起**。妇女怀孕后，随着胎儿的生长发育，营养量确实需要增加，但不等于是大鱼大肉地乱吃一通，应该有所选择，科学地安排食谱，避免短期内拼命进食以增加营养，这样才不致于发胖。经研究证明，妇女在产后的一年内所需营养最佳量是：每日需要热量13376千焦（约3200千卡），蛋白质90～100g。

2. **孕妇适当地增加运动是有利无害的**。可以开展一些不增加腹压或挤压腹部的运动，例如散步、太极拳、徒手操等，这有助于增进食欲，减少难产和促进胎儿生长发育，也可以防止产前体内脂肪的积聚。产后，为了促进子宫复原和形体的恢复，避免“粗腰”、“臀大”等现象的发生，应做产后保健操，如果产妇是通过阴道分娩的，可以尝试双膝并拢，摆动骨盆。如果这种锻炼方式已适应了，再试着在户外缓慢行走，还可以顺便推着宝宝散步。逐渐把散步的时间延长到10～15分钟，然后30分钟。当您感觉这种运动量很舒服时，可以进一步自己选择安全的健身运动。

（二）如何恢复形体

剖腹产后的腹部不仅会留下疤痕，如果不加强锻炼，常常会在疤痕附近聚集起许多脂肪团，使原本光滑平整的腹部变得凹凸不平，给产后妇女带来许多烦恼。但是，既然是脂肪，就有办法消除，而且，尽管你的下腹部开过刀，只要持之以恒，腹肌也是可以锻炼出来的，只要把腹部的脂肪消除掉，伤疤附近就可以恢复平整，到时那条拉链状的伤口看起来不过就是一条不甚起眼的线条而已。及早进行健身锻炼，使相关的肌群恢复弹性，恢复体型的健美，尽快恢复体形。下面简单介绍几种锻炼身体不同部位的康复体操，供产后妇女朋友参考。

1. **健身运动**：运动前应当排空膀胱，不要在饭前或饭后一小时内做。运动后出汗，要及时补充水分，每天早晚各做 15 分钟，由少渐多，循序渐进，不要太勉强或过于劳累，如果恶露增多或疼痛增加，一定要暂停，待恢复正常后再开始。

2. **盘膝运动**：盘膝坐在床上，双手紧握脚跟处，头向后仰，连续后仰 30 次，可使背部挺直，胸部健美，乳腺管泌乳通畅，乳房弹性增强而渐趋坚挺。这项运动宜从产后一周开始。

3. **颈部运动**：可收缩腹肌，使颈部和背部肌肉得到舒展。自产后第 3 天开始，仰卧床上，全身放平，手脚均伸直，将颈部昂起，尽量向前屈，使下颌贴近胸部。每日做 1 次，一般做 10 天即可。做此运动时注意不要牵动身体其他部分。

4. **胸部运动**：可使乳房恢复弹性，预防松弛下垂。产后第 6 天可开始。平躺，手平放两侧，将双手向前直举，双臂向左右伸直平放，然后上举至双掌相遇，再将双臂向下伸直平放，最后回前胸复原，重复 5 ~ 10 次。此运动可使胸大肌、胸小肌张力增强，胸部逐渐丰满起来。

5. **乳房运动**：仰卧床上，双臂向左右伸展，并与肩平齐，然后将手向上举起，伸直，连续数次。只要持之以恒锻炼一个月，可使乳房丰隆挺拔，泌乳功能良好。

6. **腰部运动**：仰卧床上，双手臂齐肩平放并支撑，使骨盆连同脊背、腰、大腿抬高，然后左右反复地扭摆腰肢，扭摆前先吸气，随着转动再呼气。每天如此做腹部运动数次，2 ~ 3 周后可使腰身变细，并增强阴道挟附力和肛门括约肌收缩，有恢复性感和防便秘的功效。

7. **腹部运动**：可增强腹肌力量，减少腹部赘肉。产后第 14

天起开始。平躺，二手掌交叉托住脑后，用腰及腹部力量坐起，用手掌碰脚面两下后再慢慢躺下，重复做5~10次，待体力增强可增至20次，使腹肌柔韧而平坦。做此运动时，不要移动腰部。如果体力不佳，可将双手交叉放在胸前做此运动。

8. **臀部运动**：站立，向后抬小腿，脚部慢慢贴近臀部，然后伸直、放下；再举起另一条腿，做同样动作，亦可趴伏床上，双手微撑，用腕的力量将臀部蹶高。如此每日数次，可清除臀部赘肉，使臀部恢复宽圆丰腴的美感。

9. **腿部运动**：可促进子宫及腹肌收缩，并使腿部恢复较好曲线。平躺，举右腿使腿与身体呈直角，然后慢慢将腿放下，交替同样动作，重复5~10次。此项运动能使腿部修长健美。

10. **收缩子宫运动**：双膝分开，跪在床上，胸部和面部尽量接近床面，腰部要挺直，保持此姿势数分钟。从产后14天开始。开始时，每次2~3分钟，以后可延长到每次10分钟左右。

11. **阴道肌肉收缩运动**：可使阴道肌肉收缩，预防子宫、膀胱、阴道下垂。从产后第14天开始。仰卧床上，双手放平，两膝合并，两脚分开，将臀部抬起，同时收缩阴道、肛门，连续收缩数次，臀部落床时放松。此项运动可加快恶露排出，恢复阴道的紧缩力。

12. **会阴收缩运动**：收缩会阴部肌肉，促进血液循环及伤口愈合，减轻疼痛肿胀，改善尿失禁状况，并帮助缩小痔疮。自产后第8天开始。仰卧或侧卧吸气，紧缩阴道周围及肛门口肌肉，屏住气，持续1~3秒再慢慢放松吐气，重复5次。

13. **肛提肌收缩运动**：平卧，大腿靠拢，两脚交叉，尽力抬起臀部，然后放松，连续10~20次，以后逐渐增加。如果坚持锻炼，有助于骨盆肌肉力量的恢复。

（三）随时可进行的锻炼

生产以后的妇女在恢复形体健美的锻炼中，可利用各种机会随时进行。例如，在观看电视时，可做紧缩臀部的动作；打电话时，用脚尖站立；孩子睡着时，踮着脚尖走路，还可以避免发出声响；拿着较重的物品时，可以伸屈手臂；换尿片及抱孩子时，弯腰伸背运动，并做深呼吸；乘坐电梯时，尽量贴墙而立，即将头、背、臀、脚跟贴紧墙壁伸直，想像比以前更加挺拨苗条了。

注意在哺乳期间，产妇的关节可能会松弛，在此恢复阶段，应避免给关节增加压力的锻炼方式；此外不要因为担心自己体形发生变化，而用腹带或紧身裤将腰部、小腹部、臀部裹得紧紧的，这样做会影响身体局部的血液循环，对身体很不利。

六、产后卫生保健

（一）皮肤卫生保健

由于产后皮肤排泄功能旺盛，产妇出汗多，容易引起虚脱和感冒，因此，要勤换内衣、内裤和注意保暖，产后4周内不宜洗澡。在确保不会感冒的前提下，应经常用温水擦澡。

（二）外阴卫生保健

注意外阴清洁，每天用温开水及肥皂清洗1～2次，洗时要防止污水流入阴道内，洗澡绝对不能盆浴，可以采取蹲式洗。要勤换消毒的卫生纸及月经纸垫。每次大便后，要从前向后擦肛门，以免粪便污染阴道而引起发炎；如果分娩时发生会阴或阴道撕裂，应请医生帮助处理，防止伤口感染造成不良后果。

（三）日常生活保健

每天都要刷牙、洗脸、漱口、梳头。许多产妇在月子里不刷牙是不对的，产妇应该每天早、晚用温水各刷一次牙，如能在每次进餐后都刷牙、漱口，对健康更为有益；在喂奶前和大小便后，一定要洗手。

七、产后的乳房保健

（一）母乳喂养是最完美的育儿方法

当母亲孕育一个新生命的同时，也为她的小宝贝准备了充足的食品——母乳，母乳喂养是最完美的育儿方法。迄今还没有任何乳品具备有母乳那样多的优点：温度适中、卫生方便、最容易吸收、含有多种抗体……。所有健康的母亲都应为孩子准备了足够的乳汁，但是否能够成功进行母乳喂养，最关键的是要和孩子早接触、早让孩子吸吮。当初生的婴儿和母亲第一次接触，由此激发出的母爱就是产生泌乳的源泉。新生儿的每一次吸吮，都能刺激母亲分泌新的乳汁，经验告诉我们，越早和孩子接触，就越早出现泌乳；孩子越早开始吸吮，母乳的量也就越充足。

同时，哺乳的过程也是传递母爱的过程，从这种意义上来讲，母乳不仅为婴儿提供了物质营养，还是一种精神营养。妈妈哺育孩子对双方是一种莫大的满足，这种爱的纽带把两个人联系在一起。因此，无论是在身体、精神方面，母乳喂养的好处都是影响深远的。

（二）母乳喂养是否会影响母亲的体型

做了妈妈以后的首要任务是给宝宝哺乳，但有些年轻的妈妈担心哺乳后会使体型变坏，惧怕哺乳，甚至刚怀孕就断然决定以后不给孩子喂奶，其实，问题没那么严重，在哺乳期间，母亲并不一定要大吃大喝，才能分泌出乳汁来，只要母亲健康就会有乳汁分泌。乳房的变化早在怀孕时，就因为激素的变化而已经开始了，喂不喂奶情况都一样。从实践中我们观察到，有些女性喂奶时间很久但乳房仍富有弹性，也有从未喂过奶而乳房显得干瘪松垂的母亲。相反，哺乳会使女性体型变得丰满、匀称，更显女性魅力，这一点对体型偏瘦的母亲尤为明显。

（三）乳房大小对哺乳的影响

有些妇女担心自已的乳房发育较小，会影响对孩子的哺乳功能。通过实践和观察，我们可以肯定地说，乳房的大小对哺乳是毫无影响的，乳汁的产生是靠体内的催乳激素和婴儿吸吮乳头的刺激共同作用完成的。即使怀孕前乳房很小的妇女，也能分泌出丰富的乳汁，因此，一些乳房小的母亲根本用不着担心是否有奶的问题，只要保持愉快的情绪，树立哺乳的信心，均衡合理的饮食摄取，就会正常地分泌乳汁。

（四）开奶的时机

一些地区的民俗认为，在产后24小时后才要给新生儿喂奶，认为开奶早不好。而事实正好相反，科学研究发现，开奶越早越好。因为婴儿吸吮奶头既可以促进乳腺分泌乳汁，又有利于子宫收缩，使子宫早日恢复，同时，新生儿也能及早得到营养丰富的初乳，可谓“一举三得”，一般情况下，产后30分钟内即可哺乳。

（五）乳房护理

母乳营养丰富，是婴儿理想的饮食，并且喂奶还可促进子宫收缩，帮助产妇早日恢复健康，因此，乳房的护理很重要。初次喂奶时，要先用肥皂水或清水将乳头洗净，以防乳房表面的脏物随乳汁被婴儿吸入胃内，引起腹泻；喂奶后也要洗净奶头和婴儿口腔周围，以防细菌繁殖；如果乳头发生破裂时，可涂些润滑油，如加热后的香油或花生油，或用吸奶器将奶吸出，装入奶锅内煮开后倒入奶瓶喂孩子吃；破裂处一旦出现红、肿、热、痛，可涂些抗生素软膏抗感染。

（六）保持乳房完美的注意事项

（1）母亲在妊娠后期和哺乳期会感觉乳房发胀，应戴上合适的胸罩，将乳房托起，以防乳房过于沉重下垂而使皮肤伸张。

（2）母亲在怀孕和哺乳时，要注意合理饮食和适当运动，在保证丰富营养的同时要防止体重迅速增长，因为肥胖是导致乳房松垂的一个重要因素。

（七）简易的退奶办法

在正常断奶之前，有时可能会因为某些特殊原因不得不断奶，必须采用急断法，此属非生理性断奶。例如乳母患严重的疾病或因为工作原因等，需要给婴儿断奶时都需要退奶。以下介绍几种退奶的方法：

（1）炒麦芽60~120g水煎代茶饮；

（2）先将两侧乳房挤空，用120g芒硝布包后敷于乳房，潮湿后更换；

（3）乳房内乳汁淤积成块，可用冰袋冷敷，即止痛又消肿。

八、产后性生活保健

正常分娩，女性生殖器官大约需要经过6~7周左右才能复原，子宫体要在产后42天左右才能恢复正常大小。在此之前子宫内膜特别是胎盘附着处尚未完全修复，子宫内口未完全闭合，阴道黏膜非常薄，如果同房会很容易受伤，并会带入致病菌，引起严重的产褥感染，同时，由于经过9个多月的妊娠，再加上分娩刚过，哺乳期刚开始，体力消耗很大，所以在此期间必须要很好休息，应绝对禁止同房，以免引起生殖器官感染及子宫出血，影响阴道伤口愈合和体力恢复。特别是在还有恶露的情况下，要绝对禁止性生活。对于手术助产的产妇（剖宫产、产钳术、会阴、宫颈缝合），或产褥期中有感染、出血等情况，产后的性生活需要在产后定期检查时，得到医生的许可后再开始。

（一）关于何时开始性生活的几种错误认识

（1）有人认为恶露干净就可以进行性生活，这是不对的。多数夫妻在孩子刚满月时就恢复了性生活，实际上，这样做为时尚早。因为分娩对子宫内膜和阴道壁造成的损伤，在4周内是不可能完全愈合恢复的。产后6~8周后恢复性生活才是安全的。

（2）有人说这取决于产妇和伴侣，只要俩人都感到准备好了，这就是开始做爱的最佳时间。然而，产后重新开始性生活不但需要心理恢复，还需要生理恢复，因为产后生理上完全复原需要一段时间。产后母体的生理变化很大，尤其是生殖器官经过怀孕和分娩的变化及创伤，必须要经过一段时间才能恢复正常。当这些器官组织尚未复原时，不能开始性生活。

（二）产后性生活的注意事项

1. **产后性生活不宜过早**：妇女产后需要6~8周的复旧，而且在分娩过程中不可避免地会有一定损伤，因而需更长的恢复时间。一般来说，产后6~8周内应禁止性交。因为这段时间内阴道壁内黏膜缺乏弹性、脆弱，性交时易发生阴道裂伤和出血不止。丈夫应了解这一点，暂时克制自己。即使是子宫和阴道壁经过6~8周已复原完好，产后的性生活中也应像新婚初夜那样谨慎小心，最好在开始时使用避孕药膏或乳脂等润滑剂来润滑阴道，以顺利进行性生活。

2. **每次过性生活的时间不宜太长**：以免影响妻子休息和消耗过多精力。每次需要的时间根据个人情况而定，以第二天不感到疲劳为宜，要多施爱抚行为。

3. **性生活不要过频**：一般情况下，每周性生活1~2次。因哺乳期母亲要给婴儿喂奶，大量营养物质通过乳汁喂给乳儿，自己的能量消耗很大，所以要好好休息。

4. **性生活时丈夫不可行动粗暴**：虽然产后8周可以恢复性生活，但由于产后身体尚未完全恢复，性器官也有失调感，卵巢激素的作用还不够充分，阴道黏膜的柔软度也稍差一些，阴道会有部分萎缩，黏液分泌减少，也会变得较为干涩，容易造成性行为的不适，这使女性对性生活的要求一般不如孕前那样强烈。这些都需要丈夫的体贴和合作，在刚恢复性生活时，动作要轻柔，节奏要慢一些，准备时间宜更长一些。如丈夫只顾满足个人性欲，不体贴和关心妻子，很容易引起妻子的不快甚至反感，有可能导致女性的性冷淡。

5. **丈夫在过性生活时要注意保护妻子的乳房**：因为这时的乳房经常充盈大量奶水，如果受压，会导致乳房疾病，给妻子和孩子造成痛苦。

九、产后心理保健

分娩是一个复杂事件，产妇在心理上、身体上经受了一个快速变化过程，是一个特定的心理危机时期。家人和产妇自己都应做好心理准备，顺利地渡过这一危机期。

（一）产后抑郁症的鉴别与防治

产后抑郁症是指产妇在产褥期出现的抑郁症状。发病率较高，国外报道为3.5%~33%，国内为3.8%~16.7%。产后抑郁症不仅对产妇有不良影响，严重危害产妇的身心健康，而且能导致婴儿的认知能力、情感、性格、行为障碍以及家庭关系的不和谐。因而受到了普遍的关注。

1. **产后抑郁症的表现**：此病多在产后2周内发病，产后4～6周症状明显。其表现以抑郁状态为主，有情绪低落、孤独、悲观、食欲低下、反应迟钝、疲劳感、内疚感、自责自罪感、焦虑烦躁等，还可出现罪恶感，怀疑自己患有种种疾病，最严重者出现自杀企图，认为活着无用，太痛苦，可有不语、不动、不吃等表现。可伴有植物神经功能紊乱症状，如食欲差、心悸、出汗、耳鸣、头晕等。还常有早醒或入睡困难等情况出现，情绪障碍可有晨重夜轻的波动。

2. **产后抑郁症的预防**：产妇应该了解一些有关孕产妇心理、生理及小儿护理方面的知识，从思想上做好准备，培养和锻炼自己把握心理平衡的能力。家属特别是丈夫要理解产妇分娩后情绪的改变是由于内分泌的突然改变造成的，应给予更多的宽容、体贴与呵护。对于有孕产期合并症、并发症者，更应细心照顾，避免产后过度疲劳。一旦发现产妇有心理、行为异常，应尽快找心理医生治疗。

3. **产后抑郁症的治疗**：在临床上对此病的治疗主要采取药物治疗和心理治疗相结合的方法。抗抑郁药物主要是选择5－羟色胺再吸收抑制剂、三环类抗抑郁药等。通过对病人和家属的心理咨询与治疗，使他们认识疾病，解除致病的心理因素（如婚姻关系不良、想生男孩却生女孩、既往有精神障碍史等），指导病人建立积极的观念和处理问题的方式，促进心理的成长。如果产妇需要住院治疗，可采用母婴联合住院的办法，既较快治愈，又能培养母子的感情，恢复对婴儿的照料能力。

（二）产后心理施护的重点对象

以下几种类型的产妇应该重点关注：

1. **不良分娩结局如滞产、难产、产后出血、新生儿抢救、死胎、死产等的产妇**：此时，这类产妇处于高度的心理应激状态，不要把不良情绪带给产妇，要给她宽慰和理解。通过轻轻抚摸产妇的额头和手，用亲切的言语使她从恐惧、焦虑的情绪中恢复过来，警惕产后抑郁症的发生。

2. **患有疾病、产后感染、睡眠障碍等的产妇**：她们极有可能出现悲观、焦虑情绪。应该向她展现美好的家庭生活，帮助建立战胜疾病的信心，并督促其遵医嘱进行积极治疗。

3. **分娩事实与对孩子的期望不相吻合，感到失望的产妇**：要引导产妇倾吐心中的不快，让她多抱孩子，与婴儿交流、母乳喂养，尽快适应母亲角色，从中得到快乐，培养和增强对孩子的感情。

4. **平素心理脆弱，易受暗示，性格内向，情绪不稳定的产妇**：此时应给予她更多的支持，注意避免不良刺激，尽量减少产妇在喂养、照料新生儿时造成的疲劳感，同时家人应注意不要只顾沉浸在增添新宝贝的快乐中而忽略了对产妇的照顾。

5. **有家庭矛盾，特别是夫妻关系紧张的产妇**：重点关注其情绪变化，多给予理解和支持，也可以通过聊天、听音乐、散步等分散其注意力，不要让她把过多的精力集中在不愉快的事情上。由于此时产妇的情绪大多不稳定，最好以安抚为主，不要急于解决一些棘手的问题，必要时可进行心理咨询。

（三）产后自我心理调节

愉悦的心情不仅仅通过快乐事件的刺激，很多时候要自己去寻找，以下几个建议不妨去尝试和体会。

1. **产后不良情绪可自愈**：产后一半以上的妇女都会表现明显的悲伤和焦虑而常常哭泣，主要是由于激素水平变化导致的，让自己的心绪放松，做一些自己喜欢做的事情，如看杂志、听音乐等，一般2周内就会逐渐好转。

2. **适度运动快乐心情**：传统对待新生产妇方式是不能下地、

不能出门、不能干活、连电视也不能看，这些都会使生活变得单调乏味。适量地做些家务劳动，如给花儿浇浇水、整理整理房间，以及适度的体育锻炼，可以转移注意力，调剂心情。

3. **珍惜每一个睡眠机会**：照看婴儿是一项很辛苦的工作，孩子的啼哭常常让你晚间无法保证很好的睡眠。因而要学会创造各种条件抓紧时间睡觉，哪怕是闭目养神。有时候，即便很短暂的睡眠也能给你带来好心情。

4. **寻求帮助感恩对待**：新妈妈常常由于缺乏育儿的经验感到手足无措，自己要学会寻求丈夫、家人和朋友的帮助。要知道，在这个时候只要你说出来大家都愿意帮助你。同时，享受被他人照顾的时候，也要以一种感恩的心去回馈，你会感到生活的确很美好。

5. **换位思考增进交流**：因为新添了小宝贝，新爸爸会感到压力很大，会更勤奋地工作，要理解丈夫的辛苦和对家庭的奉献，不要认为只有自己“劳苦功高”。夫妻间相互理解和交流是非常必要的，如有不满意的地方就对丈夫说，多与家人进行沟通。有人愿意把不满藏在心里，使性子发脾气，让对方自己去想，这不仅不利于解决矛盾，还会影响夫妻间的感情。

6. **体会生活**：人生不仅有乐观、欢乐、成功、幸福等美好的时光和心境，也有悲哀、沮丧、痛苦、茫然、失败和不幸，关键是我们能否以乐观、健康的心态去对待。有了宝贝后，新妈妈价值观会有所改变，对自己、对丈夫、对宝贝的期望值也会更接近实际，甚至对生活的看法也会变得更加实际，坦然接受这一切有益于摆脱消极情绪。

十、产褥期中医保健原则

经过数千年的实践和历代医家的总结，中医对产褥期女性的生理特点和易发生的病理变化，具有较为充分的认识，也总结出了许多行之有效的保健方法，例如，中医认为在炎热盛夏，产后切不可厚衣密室，以防产后中暑，亦不可过于贪凉、赤臂露肩、吹“过堂风”，以免感冒，或患产后身痛等。现将一些基本内容介绍如下。

（一）调情志，节饮食

中医认为，妇女产后的生理特点是多虚多瘀，如情志不遂，极易致气血为病。忧虑、悲伤过度，则气结而血亦结，不仅影响恶露的畅行，而且会产生乳汁分泌障碍等。精神过度紧张、愤怒、惊恐，则易扰动气血，导致恶露不尽、产后血晕及产后血崩等疾病，因此产妇应保持精神愉快、心情舒畅，使气血平和，免生疾病。饮食方面，宜清淡易消化而富营养之品，不宜贪食生冷或辛辣之物，以防滞血、动血，或化燥伤阴。更不宜过饱而损伤脾胃。

（二）慎起居，适劳逸

产后适当下床活动，有利于恶露的排出和子宫的恢复。但不宜过早或过度操劳，劳则伤气，气虚下陷，则易罹患产后血崩、子宫脱垂等病。因此产后充分休息静养，适量的活动，不仅有利于生理功能的恢复，也可免生产后各种疾病。

（三）洁外阴，忌房事

产褥期间恶露排出，血室正开，易感邪毒而致病，此时除了注意保持外阴清洁之外，还要严禁房事，否则既易重伤冲任、胞宫，又易使邪毒乘虚而入，导致带下病、产后发热、产后腹痛及产后血崩等。

（四）按摩保健

按摩保健，既可放松身体，又能恢复正常的血液循环，使肌肉和骨骼恢复到最佳状态。从产后第二天开始。仰卧床上，在腹壁和子宫底部（约在肚脐下三寸处），用拇指顺序按摩；从腹部两侧及中下部做轻推按摩。每晚按摩一次，每次5~10分钟。按摩能刺激子宫收缩，促使子宫内恶露顺利排出，同时增加肌张力，刺激胃肠蠕动，预防内脏下垂，防止静脉血液的滞留。

（五）不同身体状况的女性产后调养

1. **阳气虚弱者**：若素体阳虚，因产后伤气会加重虚弱。表现为腰膝酸软、畏寒肢冷、下肢冷痛、头晕耳鸣、尿意频数、夜间尿频尤甚等症状，或经医生诊断为阳气虚弱者，宜选温补阳气的食物进行调养。

肉类：如羊肉、羊蹄、羊乳、鹿肉、狗肉、鳖、龟、鲜虾、猪肝、鸡肉、鲫鱼、鳝鱼等。

蔬菜类：宜选葱、韭菜（青韭菜、韭黄）、薤菜、茼蒿菜、大蒜、蒜苔、蒜苗、洋葱、大豆、黄豆、木耳、黑豆、芝麻、油蕖，白萝卜、大葱、南瓜、茴香等。

水果类：宜选用核桃、桂圆、大枣、荔枝、桃、红橘、樱桃、杨梅等。

2. **精血亏虚者**：若素体血虚或分娩时失血较多，或产后较为劳累者，易出现精血亏虚的情况，表现为头晕眼花、心慌胸闷、失眠多梦、四肢麻木、面色发白或萎黄、口唇指甲淡白等症状，可多选用下列滋阴养血类食物。

肉类：猪肉、猪蹄、猪心、猪肚、牡蛎肉（淡菜）、鳖肉、龟肉、乌贼鱼（墨鱼）、鳝鱼（黄鳝）、海参、鸭。

蔬菜类：饭豆（饭豇豆、眉豆）、豌豆、豆角、蚕豆、豆腐、豆芽、木耳、藕、丝瓜、菠菜、银耳、胡萝卜、白萝卜、香菇、蘑菇、马铃薯、红薯、卷心菜、苋菜、莴苣、绿豆、黑豆等。

水果类：宜食葡萄，苹果、莲子、柚、橙、桑椹、菠萝、香蕉、柿子等。

3. **阴虚火旺者**：若产妇流血过多，精血大亏，以致阴虚火旺，虚热内生。表现为自觉头晕耳鸣、颧红、五心烦热、盗汗失眠、小便短赤、大便干燥等症状，或经医生诊断为阴虚火旺者。除可以选择以上“精血亏虚”者的食物外，还可以选下列既有滋补作用，又具清热作用的食物：

肉类：如兔肉、兔肝、家鸽、猪肉、鸭、牡蛎肉等。

蔬菜类：如冬葵、芹菜、黄花、丝瓜、黄瓜、番茄、苦瓜、紫菜、海带、荷叶、百合、白菜、茄子、青萝卜等。

水果类：如梨、西瓜、青果、柿子等。

十一、几个热点问题的认识

（一）分娩后怎样护理会阴部

会阴是指肛门与阴唇后联合间的软组织。产妇分娩时，由于胎儿压迫会阴部和助产是在会阴部进行，产后会阴部常发生充血和水肿，有时还出现程度不同的会阴部撕裂伤或有会阴侧切的伤口。由于伤口位居肛门、尿道口附近，且产后阴道有恶露不断排出，易污染局部。加之孕妇经历“十月怀胎”，分娩后体质相对虚弱。所以，若不注意加强会阴部的护理，常常容易引起会阴部及生殖系统感染。因此，分娩后护理好会阴，对产妇的健康来说十分重要。

1. **加强营养**：产妇要加强营养，增强体质，尤其对于孕期患有贫血、糖尿病、慢性病和产时有大出血的产妇，应补充足量的蛋白质、维生素及矿物质，为产后身体的复原、体质的增强提供充分的物质基础。

2. **注意个人卫生**：要注意会阴部的清洁。产后每天至少在专用的清洁盆中清洗会阴部 2 次。冲洗一般用温开水即可，不需加其他药物。每次冲洗后都要更换卫生巾。对于产妇的床单、被褥以及内裤衣物，要勤洗勤换，洗后晾晒在阳光下，以利杀灭病菌，预防感染。大小便用的手纸，要清洁灭菌，局部垫用的卫生巾要及时更换。不宜穿化纤类的内裤，因化纤内裤不吸水、不透气，又会刺激皮肤，可引起阴部潮湿、瘙痒等。

3. **中药淋洗**：一旦阴部发生红、肿、痛、痒症状，可选用中药水淋洗。其配方为：苦参20g，土茯苓30g，野菊花20g，煎水淋洗。会阴部肿胀明显的产妇，可用温热毛巾外敷。若会阴伤口已有感染，则应及时请医生检查治疗，控制感染。

（二）临产后是否能起床活动

临产后，如果产妇感觉腹部疼痛不是很重，子宫开口不大，经医生允许，可以下床活动。适当下床活动有利于胎儿先露部下降和产程进展，还可以转移产妇的注意力，减轻不适感。但有些情况需要产妇卧床，如胎膜早破、胎位异常以及服用镇静药物后。所以，产妇在下床活动前，一定要先询问一下医生，以免发生危险。

（三）临产后是否能吃东西

临产后，产妇的胃肠消化及吸收功能均会减弱，会出现食欲不好。随着产程的进展，宫缩越来越强，强烈时常会引起恶心呕吐，以致产妇摄入热量和水分不够，影响产程进展。产妇这时不要再吃东西，以免引起误吸，且会加重恶心呕吐的程度。医生可通过静脉输液来补充热量和水分，所以产妇不必担心。反之，如果在产程中，产妇没有上述表现，在第一产程的宫缩间歇期，可以鼓励产妇少量多次进食，吃一些易消化的食物，并注意摄入足够的水分，以保证充沛的精力和体力，为第二产程做准备。

（四）临产产妇大便的注意事项

产程进展中如果产妇宫缩时有大便感，应征得医生同意后方可在有人陪同的情况下去解大便，注意蹲的时间不可过长，以免发生宫颈水肿。如果在宫口未开全时，产妇有频频排便感，应通过医生检查寻找原因，是肛门检查刺激所致，还是因为胎位不正所致。在宫口尚未开全时，不要过早屏气，也不要下地蹲时间过长，以免引起宫颈水肿，影响子宫颈的扩张和产程的进展。

如果宫口已开全，产妇就要在医生的指导下于宫缩期间屏气，如解大便样向下用力。此时，产妇千万不能自行下床解大便，以免发生危险。

（五）临产产妇小便的注意事项

临产后，产妇应该注意排尿，一般每 2 ~ 4 小时就要排尿一次，以避免胀大的膀胱影响子宫收缩和胎先露部下降。如果产妇出现排尿困难时，应及时告诉医生，必要时医生可以给予导尿管导尿，但产妇不要因排尿困难而蹲的时间太长。

（六）妇女产后如何面对脱发

1. 脱发的原因

人的头发每隔 5 年就要全部更换一次，只因平时头发的更新是分期分批地进行的，人们不易觉察。妇女头发更新的速度与女性体内的雌激素水平有关：雌激素水平高时，头发更新速度会变慢；雌激素水平低时，头发的更新速度会加快。

妊娠期间，孕妇分泌的雌激素也较平时增加。这样一来，头发的寿命就延长了，脱发的速度也就变慢了，大量的头发“超期服役”。分娩之后，体内雌激素水平恢复正常，那些“超期服役”的头发便会纷纷“退役”，于是就出现了产后脱发。

此外，产后脱发还与精神因素相关。有的产妇因受到了其他不良的精神刺激，大脑皮质功能失调，植物神经功能紊乱，控制头发血管的神经失调，使头皮供血少，以致毛发营养不良而脱落。有些妇女在怀孕期间饮食单调，不能满足母体和胎儿的营养需求，产后哺乳期又挑食、偏食，造成营养不良，头发也容易折断、脱落。

2. 脱发的防治

（1）妇女在怀孕期和哺乳期一定要保持心情舒畅。

（2）注意平衡膳食，多食新鲜蔬菜、水果、海产品、豆类、蛋类等，以满足身体和头发对营养的需要。

（3）经常用木梳梳头，或者用手指有节奏地按摩、刺激头皮，可以促进头皮的血液循环，有利于头发的新陈代谢。

（4）产妇如果出现了产后脱发，也不要害怕，服用维生素 B_6、养血生发胶囊，或用生姜片经常涂擦脱发部位，可促进头发生长。产后脱发一般在6~9个月后便可重新长出秀发。

（七）怎样成为美丽的妈妈

女性生育以后，体形、面容等很多方面都会发生不同程度的变化，产后保持美好的容貌、良好的精神状态，对产后的康复会大有好处。即便生了孩子，也不要失去女性的美丽，要努力成为美丽动人的母亲。

1. 留个时尚清爽的短发： 由于激素水平的变化，产后多数人会有脱发现象；另外，由于在哺乳及换尿布时需要经常低头，长发垂下来也会很碍事。为了做一个产后也漂亮清爽的妈妈，产前就可以剪成短发型，剪出层次，看起来精神清爽，利于梳理。产后洗头是必需的，可采用干洗的方法，将适合自己的洗头水均匀地涂在头发上，然后将三块纱布插进头发中，充分梳刷头发及头皮，如能换过两三次纱布，便相当洁净了。正式洗头的时候，酸性及碱性的洗头剂对于妇女是极不适宜的，使用中性的比较好一些。烫发和染发要到产后一个月以后比较合适。

2. **皮肤保养不能忽略**：每天洗脸并进行皮肤护理，让肌肤恢复光泽与湿润。一般化妆品很容易阻塞毛孔，所以妨碍皮肤呼吸的化妆品尽量避免使用。优良品质的早晚营养霜，应该天天使用。产后皮肤容易干燥，最适宜选用乳液；手、足、口唇也特别容易干燥，最好选用含有维生素 A 和维生素 D 的油膏。产后因身体疲劳，加上随时护理婴儿，往往睡眠不足，天长日久面部皮肤容易出现松弛，眼圈易发黑。因此，产后要避免劳神的工作，不要连续地看电视，每天保证 8 小时以上高质量的睡眠十分重要。面部残留棕色或暗棕色蝴蝶斑的产妇，应避免过多日照。为使眼睛秀美明亮，应注意预防眼病，并补充维生素 A 和 B_2，这些营养成分在动物肝脏、黄绿色蔬菜和水果中含量颇高。产后牙齿容易松动发炎，应注意坚持刷牙并适当补充钙剂。

3. **注意乳房保健**：产后胸部容易下垂，配上合适的胸罩，哺乳时不要让孩子过度牵拉乳头，每次哺乳后，用手轻轻托起乳房按摩 10 分钟。每天至少用温水洗浴乳房 2 次，这样不仅有利于乳房的清洁，而且能增强韧带的弹性，从而防止乳房下垂。坚持做俯卧撑等扩胸运动，加强胸肌的锻炼使胸部肌肉发达有力。另外，可用美乳霜，每天按摩乳房 1 次，具体按摩的方法：用掌由下而上的两边按摩，切不可用力，否则会弄巧成拙。

（八）产妇产后如何放松

产后妈妈们都很关注宝宝如何健康成长，但妈妈们也不应忽视自己的健康问题，关注宝宝的同时也要注意自己的身体。做做健美操，做做深呼吸，冲个热水澡，有个好睡眠，使产后生活更加美好。

1. **放松腰腹曲线**：可利用宝宝睡眠的这个空余时间，借机放松一下腰腹曲线：

（1）腰部：双腿稍微分开靠墙站直，双手合拢向上伸直。身体不能前倾，伸直的左手尽量向右弯碰右肩，而右手自然下垂摆放。右手重复左手动作，可重复数次。

（2）腹部：脸部朝上平躺，将双手置于颈后，呼气同时慢慢将头部举起，确认此时仍靠床不弯曲，依需要重复数次。

2. **睡觉前的全身肌肉放松**：如果想拥有一个高质量的睡眠，可以试试以下方法来提高睡眠质量：脸朝上平躺，放松自己，先收紧肌肉（脚、腿、臀部、腹部、手臂和脸）10 秒，然后全部放松。重复收紧放松动作 2～3 次后，一天的劳累顿时无影无踪。

（九）怎样避免妊娠纹的产生

1. **什么是妊娠纹**：随着妊娠子宫的增大，加之肾上腺皮质激素在孕期增多，孕妇腹壁皮肤张力加大，使皮肤的弹力纤维断裂，出现多条紫色或淡红色不规则平行的裂纹。称为妊娠纹。多见于初产妇，脐下、耻骨联合部最为明显，许多孕妇因为体重增长过多，大腿外侧也会出现花斑纹，这些斑纹在产后渐渐萎缩，成为银白色，皮肤也变得松弛，不再像原来那么光滑、富有弹性。

2. **淡化妊娠纹的方法**：妊娠纹一旦形成，就不大可能完全消除，只可能淡化，而淡化妊娠纹同样也很复杂。可以到美容院做一做减肥、紧肤，也可用一些产后修复产品进行涂抹和按摩，不过效果都不是很好。因此，还是应该在孕期及产后加以注意，适度运动，适量进食，营养配餐，尽量避免体重过度增加。

3. **孕前的注意事项**

（1）要注意锻炼身体，经常做按摩，增强皮肤的弹性，以使在皮肤张力变大时，皮肤弹力纤维的抗张强度较大，不易断裂。

（2）要注意营养，宜多吃些富含蛋白质、维生素的食物，这样就能促进皮肤的弹性。

4. **孕后的注意事项**

(1) 坚持适度运动，如散步、做操等。

(2) 保证均衡营养的膳食，多食用富含蛋白质、维生素的食物，避免过多摄入碳水化合物，避免摄入热量过剩导致体重增长过多。到分娩前，体重比怀孕前增长10公斤左右为宜。

(3) 淋浴水温不要过高，沐浴时可以用与体温相同或微凉的温水冲洗腹部，并用软毛浴刷轻轻按摩腹部皮肤，以增强皮肤弹性。

(十) 产后丈夫应该怎么做

妇女分娩后，身体和心理都发生很大变化，丈夫应对这些变化有足够的了解，尽自己最大努力使妻子身心得到放松。那么，丈夫应该做些什么呢?

1. **要注意夫妻间情感的交流**。很多夫妻因为有了孩子以后生活变得忙乱，从而忽略了情感交流，时间长了两个人之间就会变得陌生，没有共同语言，进而导致感情的裂痕。其实，丈夫的一句温暖、体贴的话有时侯比什么都重要。

2. **要给妻子创造一个清洁舒适的环境**。添置了儿童床、婴儿车、学步车以及各种玩具，家几乎变成了仓库。因此，无论如何也要把家整理得干净利索。丈夫应该在早晨起床后，立即打开门窗通风透气，使妻子有一个良好的心情。产妇在月子里容易出汗，换下了许多衣服，再加上宝宝脏衣服，丈夫一定记住要当天就洗出来，待洗的衣服不要放在卧室里。

3. **不要在孩子的问题上埋怨妻子**。因为每个妈妈都会努力地尽母亲的责任，即使出现什么差错，那也是疏忽或经验不足造成的，所以这时应给妻子安慰，而不是埋怨。

总之，丈夫应时刻对妻子和孩子充满爱意，只要心中有爱，就能在角色转变过程中，既能承担好丈夫的工作，又能担负起父亲的责任。

第五章　产后病预防及调养

产妇在新产后或产褥期发生的与分娩有关的疾病，称为“产后病”。常见的产后疾病有产后恶露不绝、产后血晕、产后腹痛、产后发热、产后缺乳等，有些妇女还可能伴有严重的产后精神抑郁。

关于产后病的预防，古人认为要注意“四戒”：一戒生气，二戒起居无常，三戒七日内沐浴洗头，四戒早食荤腥厚味；并强调遵循四字真言即“静、淡、乐、坐”的重要性。新产妇女应谨记古人的告诫，日常生活中注意卫生保健，以促进产后身体复元，预防产后疾病的发生，保护胎儿的健康成长。

由于产妇在分娩时体力与气血大量消耗，导致头晕乏力，心悸心慌，腰膝酸软，四肢乏力等气血虚弱的症状，加上母乳喂养使产妇气血更虚，又容易发生恶露瘀滞，所以概括起来讲，产妇的体质属“多虚多瘀”，故产后病的调养上宜多从虚、瘀两方面考虑，再结合产妇全身情况，分辨虚实，虚则补之，实则泻之，并结合饮食、起居、心理等多种手段综合调养。

一、产后恶露不绝的调养

1. **什么是恶露**：正常临产的妇女，在胎盘排出前后都要流些血，其量在50~200ml，这是产后子宫在恢复过程中从宫腔内排出的液体，医学上称为恶露，属生理现象，不需要治疗，以后会随着子宫不断的恢复而自然消失。

2. **正常恶露的特点**：正常的产后恶露一般在产后3~4天为

血性恶露，以血液为主，量较多些；产后4~7天为浆液性恶露，色较前变淡，多为宫颈黏液和少量血液；1~2周时恶露颜色变白，其成分主要是蜕膜细胞、表皮细胞和白血球。正常的恶露有血腥味，但不臭，其量不超过每次月经量，外观透明，不污秽。一般在15~20天会自然干净。

3. **什么是恶露不绝**：如果产后血性恶露超过3周以上，仍淋漓不尽者，这属于病态，称为恶露不绝，本病类似于西医学的晚期产后出血，产后子宫复旧不全。不及时治疗常可危及产妇生命，一经发现，应及时找医生或就近送医院进行治疗。

4. **恶露不绝的表现**：产后血性恶露持续3周以上不尽，量多或淋漓不断，常伴色、质或气味异常，小腹或胀、或坠、或痛，伴全身症状。

5. **针对本病的注意事项**：从怀孕期起就应注意平时的预防保健，定期进行产前检查，过去有产后流血、胎衣不下或难产等病史的，应送医院分娩。日常生活中还应注意预防及调理。

6. **饮食调养**：产后妇女可经常饮用具有活血化瘀、温中益气功效的食物制成药膳供日常调理，以辅助调养产后恶露不绝。如①黄芪当归粥：由黄芪、当归、粳米、红糖组成，可益气养血，化瘀止血，适用于气虚血瘀型恶露不绝的产妇。②参芪粥：由黄芪、党参、白术、大米组成，可益气养血，适用于气虚型恶露不绝的产妇。③益母草木耳糖水：由益母草、黑木耳、白糖组成，可益肾活血，适用于肾虚血瘀型恶露不绝的产妇。

7. **中成药**

（1）补血益母颗粒

功用：益气补血，祛瘀生新。

适应证：气虚血瘀所致产后恶露不绝。

（2）益母草流浸膏

功用：活血化瘀，养血调经。

适应证：血瘀证产后恶露不绝。

（3）八珍益母丸

功用：益气养血，化瘀止血。

适应证：气虚型恶露不绝。

8. **效验方**

（1）复宫活血汤

药物组成：当归、桃仁、丹参、泽兰、炒蒲黄、山楂、刘寄奴、香附各10g，益母草、鸡冠花、土茯苓各15g，炮姜6g。

功用：活血化瘀，引血归经。

适应证：血瘀之产后恶露不绝者。

（2）白术猪肚粥

药物组成：白术30g，槟榔10g，猪肚1只，生姜少量，粳米100g。

功用：补虚扶正，排恶露。

适应证：气血两虚之产后恶露不绝者。

（3）补虚正气粥

药物组成：炙黄芪30～60g，人参3～5g，白糖少许，粳米100～200g。

功用：益气养血。

适应证：气虚之产后恶露不绝者。

（4）生地黄粥

药物组成：生地黄汁约50ml（或用干地黄60g），粳米100g，生姜2片。

功用：滋阴清热，凉血排露。

适用证：血热之产后恶露不绝者。

9. **按摩保健**：用手在小腹部按摩，每天1～2次，以刺激子宫收缩，有利排除恶露。

10. **日常护理**：注意外阴部卫生，每日用温水清洗外阴部，以防细菌感染；密切观察恶露情况，因为它是反映子宫恢复好坏的一个标志，如果恶露长时间不消失，并出现臭味、色暗等，这可能是子宫发生了炎症，应找医生检查，并按医生嘱咐口服或注射抗生素和口服益母膏，如果在产后 1～2 周内血性恶露很多，并伴有子宫收缩痛等，很可能是胎膜或胎盘残留，应及时到医院检查，采取相应治疗。

食谱举例

人参蒸乌鸡

【原料】

乌鸡 1 只（约 750g），人参 10g，精盐少许。

【做法】

1. 将乌鸡宰杀，去毛及内脏，洗净；将人参用温水泡软后切片，装入乌鸡腹腔内。

2. 将乌鸡放入蒸碗内，放入适量精盐和水，隔水蒸至鸡酥烂时即可（食肉，饮汤）。

【功效】

补中益气，活血补血。适用于气虚诸症，尤适宜产后气虚型恶露不绝。

黄芪猪肉汤

【原料】

藕节 30g，莲子 15g，黄芪 30g，猪瘦肉 100g，山药 30g，党参 30g。

【做法】

1. 将猪瘦肉洗净，切成小块。

2. 将藕节、莲子、黄芪、山药、党参均洗净，同猪瘦肉一起下锅，加水适量，进行煎煮，煮至瘦肉熟烂时即可饮汤吃肉。

【功效】

有益肾摄血、固精的作用，适用于气虚型恶露不尽。

山楂红糖饮

【原料】

山楂 50g，红糖适量。

【做法】

先将山楂洗净，放沙锅内添水上火，煮 30 分钟后捞出山楂不要，用红糖调匀即成。

【功效】

活血化瘀。适用于血瘀内阻所致的产后恶露不绝。

二、产后缺乳的调养

1. **什么是产后缺乳**：有些产妇在哺乳期内，乳汁量很少，甚或一点都没有，称为“缺乳”。亦称“产后乳汁不行”，“乳汁不足”，一般多发生在产后第 2～3 天至半月内，也可发生在整个哺乳期。

2. **产后缺乳的原因**：产后缺乳的原因是多方面的，包括产前产后的种种因素，一般认为与产妇在分娩时失血过多、疲劳、精神抑郁以及产后睡眠不足、营养不良等因素有关。如果因为分娩时大量出血，导致元气大伤，而引起的短时间内缺乳，或者哺乳期中月经再次来潮，而引起乳汁分泌减少，不属本病范畴。乳汁量少则是根据乳汁分泌量是否足够喂养婴儿来判断的。

3. **产后缺乳的表现**：哺乳期内，没有乳汁或泌乳量甚少，不能满足婴儿的需要，乳房不胀，或乳房胀痛。

4. **母乳喂养的优势**：因为母乳是婴儿最理想的食品，母乳喂养优点很多，又比牛乳更容易消化吸收，营养组成更符合婴儿所需、温度合适，喂养方便等等，是任何代乳品所无法相比的。所以产后缺乳应引起足够的重视，尽可能地通过各种安全的调理方法使乳汁正常分泌。

5. **饮食调养**：乳量的多少，与产妇的营养有直接关系，宜加强营养，及时纠正孕期贫血。一般产妇分娩后最初几天身体虚弱，胃肠消化功能下降，开始几天的饮食应容易消化而富含营养，要少吃多餐，多喝汤，以促进乳汁的分泌，辛辣刺激性食物要注意少吃，以免影响乳汁质量。此后应给予高蛋白、高热量、高维生素饮食，多吃新鲜蔬菜水果，尤其应注意增加些带汤水的食物，如面片汤、豆腐汤、鸡蛋汤、母鸡汤、鲫鱼汤等，还可根据情况给产妇选用下述饮食进行预防和治疗产后缺乳。

（1）用绿豆、红糖各等量，煎汤后代茶饮；

（2）黑芝麻25g，大米适量，先将黑芝麻捣碎，大米淘干净，加水适量煮成粥，经常佐餐食用；

（3）鲇鱼蛋羹，用500g鲇鱼一条，去内脏，洗净，加适量水煮汤；取鱼汤一小碗加热煮沸后，卧入两个鸡蛋，熟后调佐料顿服，每日2次；

（4）猪蹄一个，通草10g，加水适量，同煮，熟后吃蹄肉喝汤；

（5）豆腐炖海带，用豆腐250g，海带60g，加水适量同放于锅中炖，待海带炖烂后，淡吃，连吃7天；

（6）荷叶粥，干荷叶9g（用布包好），小米60g，同放于锅中，加水适量煮成粥，去荷叶后喝粥；

（7）活虾60g，黄酒适量，先将活虾洗净，放于锅中炒熟，放入黄酒后淡食；

（8）赤小豆30g，煮粥喝，每日2次；

（9）鲜皂刺9g，豆腐1斤，同放于锅炖烂，喝汤吃豆腐；

⑩鸡蛋2个，鲜藕5寸，加水同煮至熟，蛋、藕同吃并喝

汤，连服5天。

6. **药膳调养**：用药膳调养产后缺乳，不仅可使乳母的乳汁增加，没有副作用，有益婴儿生长发育，而且可以纠正产妇产后的虚损，养气生血，通经活络，补而不滞，促使产妇很快恢复身体健康，可选用一些民间药膳验方。

（1）莴苣子粥：莴苣子10～15g，生甘草3～5g，糯米或粳米100g。先将莴苣子捣碎，与甘草同煎取汁，去渣，入米煮成稀粥。可益气通乳，适用于气血虚弱型缺乳的产妇。

（2）黄豆花生粥：猪前蹄1只，花生米50g，黄豆50g，小米50g。先煮猪蹄至极烂，去蹄取汁，入花生、黄豆及小米，共煮为粥，空腹服食。可益气活血通乳，适用于肝郁气滞型缺乳的产妇。

（3）丝瓜络1个，路路通10g，水煎服。

（4）生黄芪15g，当归15g，鹿角霜10g，王不留行10g，藕节15g，瞿麦9g。每日一剂，水煎分2次服，本方适用于产妇身体虚弱所致乳汁分泌不足者。

（5）当归15g，白芍15g，川芎9g，柴胡6g，青皮6g，山甲片6g，通草3g，生甘草3g。每日一剂，水煎分2次服。本方适用于因忧愁焦虑、精神紧张所致乳汁分泌不足者。

7. **适度休息**：产妇要保持有规律的生活，白天不宜过劳，夜间要保证足够的睡眠时间；形体肥胖者，宜适度锻炼，减少脂肪。

8. **心理调理**：保持精神愉快，对于平时性格偏于抑郁者，应调畅情志；在出现奶水不足时，要注意安慰产妇，解除思想顾虑，避免精神紧张，因为乳房是在大脑调节下分泌奶水的，精神紧张必然会影响乳汁的分泌。

9. **效验方**

（1）产后下乳方

药物组成：人参3g，黄芪10g，王不留行15g，穿山甲10g，通草3g，当归10g，川芎10g，炮姜10g，漏芦10g，天花粉10g。

功用：补气养血，通络下乳。

适应证：气血虚弱证，乳汁稀少或全无，或有产后出血史，用于产后调理并通络下乳。

（2）归芪通乳汤

药物组成：黄芪、当归、王不留行、白芍各15g，炙穿山甲、川芎、桃仁、炮姜、焦枳实各10g，桔梗、甘草各6g。

功用：活血行滞，通络下乳。

适应证：肝郁气滞证，缺乳，或有七情所伤史，用于产后通络下乳。

10. **乳房保健**：有先天性乳腺发育不良者在孕前尽早诊治；孕期注意清洁乳房，对乳头凹陷者，应经常牵拉乳头，穿着宽松；产后定时哺乳（哺乳早期尤应注意），产后尽早开始哺乳，以刺激乳汁的尽早分泌，以后每隔2～3小时喂奶一次，每次约15～20分钟，或按需哺乳，两侧乳房交替进行，每次先让孩子吃空一个奶头后，再吃另一个奶头，尽量使乳房排空，使乳房盈虚有节，以保持乳房的最大分泌量。

11. **外治法**：葱白煎汤洗熨乳房或以木梳背蘸油烘热，轻梳乳部，有利疏通气血，助乳流溢。

食谱举例

扒猪蹄

【原料】

净猪蹄2个，水发冬菇15g，冬笋15g，花生油500g（约耗100g），水淀粉10g，酱油20g，料酒10g，精盐10g，香油5g，姜10g，葱10g，大茴香、鸡汤、花椒各适量。

【做法】

1. 将冬笋洗净切成大片；葱切成段；姜切成片。

2. 将猪蹄刮洗干净，去净毛，放入沸水锅内煮至八成熟，捞出洗净，擦去水，涂上糖色。

3. 炒勺上火，放入花生油，烧至八成热时，将猪蹄放入油勺中，炸至上色，取出。

4. 另勺上火，注入水烧沸，将炸过的猪蹄放入煮片刻，捞出，放在盆内，然后加上酱油、料酒、葱段、姜片、花椒、大茴香、鸡汤，上屉用旺火蒸1小时，取出，将汤汁倒入炒勺内，拣出葱、姜、花椒、大茴香，拆去大骨。

5. 炒勺再上火，加入水和精盐，烧沸后下入猪蹄、冬菇、冬笋片，用小火煨透，用水淀粉勾芡，淋上香油，出勺装盘即可。

【功效】

具有养阴补虚和增乳作用，乳汁不下者常食用可促进乳汁分泌。

带鱼烧木瓜

【原料】

鲜带鱼350g，木瓜400g，葱段、姜片、醋、精盐、酱油、料酒、味精各适量。

【做法】

1. 将带鱼去头、鳃，去内脏洗净，切成8厘米长的段，木瓜洗净，削去皮，去瓜核，切成5厘米长、2厘米厚的块。

2. 炒勺上火，加入适量清水，放入带鱼段、木瓜，放葱段、姜片、精盐，烹入醋、酱油、料酒，用中火烧至鱼熟且入味时放入味精，再稍烧一会儿，出勺即可。

【功效】

具有养阴、补虚、通乳的作用，适于产后妇女乳汁少者食用。

三色糕

【原料】

紫菜200g，猪肉300g，鸡蛋4个，精盐、味精、酱油、葱花、姜末各适量。

【做法】

1. 将紫菜用清水泡发好，去杂洗净；猪肉洗净，斩成肉泥放入盆内，加入精盐、味精、葱花、姜末、酱油拌匀成馅。

2. 将鸡蛋磕入碗内，用筷子搅匀，用小匙盛入擦油的烧锅内，摊成一个个蛋皮。

3. 将鸡蛋皮摊开，铺上紫菜和肉馅，卷成卷儿，逐个放在盘内，上屉蒸30分钟，出屉后切成段即成。

【功效】

营养丰富，是健身、增乳和提高乳汁质量的佳肴。

赤豆鲤鱼汤

【原料】

赤小豆100g，鲤鱼1尾（约750g），精盐适量。

【做法】

1. 将鲤鱼剖开，去内脏、鳃、鳞，洗净；赤小豆择洗净。

2. 锅置火上，加入适量清水，放入赤小豆、鲤鱼，用文火煮至熟烂，调入精盐后即可食用。

【功效】

有健脾活血、通乳下奶的作用。产妇乳汁不下，可食此汤。

牛奶麦片粥

【原料】

牛奶50g，麦片150g，白糖适量。

【做法】

1. 将麦片用冷水泡软。

2. 将泡好的麦片连水放入锅中，置火上烧沸，煮两三开后，加入牛奶，再煮几分钟，见麦片烂、粥稀稠适度时，盛入碗内，加入白糖，搅匀后即可食用。

【功效】

具有健脾益气，养血生津，除烦止渴、催乳的功效。

三、哺乳期乳腺炎的调养

1. **什么是哺乳期乳腺炎**：产妇在哺乳期发生的乳腺炎，叫做产褥乳腺炎，祖国医学称之为“乳痈”，是产妇在产褥期常见的一种病，临床多见于初产哺乳期妇女，一般于产后3～4周时发病率最高。

2. **发病原因**：本病是发生于乳房部位的一种急性化脓性疾病。乳腺管阻塞，乳汁滞留，或因婴儿吸乳时损伤乳头等，是导致发病的主要原因。

3. **发病表现**：乳头和乳房疼痛，乳房有硬块和红肿，体温可高达39℃，并伴有恶露，检查时，可在病变处摸到硬结，有触痛，同侧腋下淋巴结肿大。

4. **本病危害**：乳腺炎早期乳房有红肿疼痛，后期可发烧，甚至形成脓肿；发展到严重的时候，积存的脓会使乳房变得又软又大，最后从乳头往外流脓；患了乳腺炎不但妇女本身痛苦，也影响对新生儿的哺乳。

5. **治疗原则**：患了乳腺炎后，要及时治疗，本病的治疗方法较多，在治疗初期，要常挤乳，或用冷毛巾暂时冷敷，病情会减轻一些，可根据情况使用抗生素和消炎剂。预防方法和乳头裂伤相同，做乳头和乳房的按摩，保持清洁，不要让炎性乳汁积留在乳房内。一旦成脓应到医院行手术切开排脓。

6. **饮食调养**：本病患者应注意日常的饮食调理，多喝水，吃容易消化的清淡食物，保持大便畅通，以期病情改善，尤应注意以下几点：①禁食辛辣刺激性的食物，如辣椒、胡椒、油条、油炸食品等。②禁食油腻生冷的食物，如猪肥肉、冻西瓜、冻汽水等。③禁喝烈酒、浓茶、浓咖啡、咖喱牛肉、狗肉等。④饮食宜清淡，以易消化的食物为主，如猪瘦肉、兔肉、豆腐、豆制品等。⑤多食新鲜的蔬菜，如青菜、黄瓜、丝瓜、苦瓜、冬瓜等。⑥多食新鲜水果，如苹果、雪梨、香蕉、西瓜、哈密瓜等。⑦还可饮红小豆汤、绿豆汤，服丝瓜络散等。

7. **药膳疗法**：对早期乳腺炎或在药物治疗的同时，可采取药膳疗法作为辅助疗法。民间有许多治疗本病的方法，大多行之有效。

（1）蒲公英粥：蒲公英 40～60g（鲜品 50～100g），粳米 50～100g，蒲公英洗净，切碎，水煎取汁，入粳米同煮为粥。每日一剂，分 2 次口服。

（2）黄花菜粥：黄花菜鲜根 60g（或黄花菜干品 25g），猪蹄 1 个，大米 100g。将黄花菜根洗净，放入砂锅中加水适量，与后二味共煮为粥。食肉喝粥，随意服用。

（3）油菜粥：油菜 50～100g，粳米 100g。油菜洗净，切小段，入粳米中同煮为粥。

8. **外治法**：女性为了乳房的健美，切莫忽视急性乳腺炎的早期治疗。早期用外治法的好处是不用吃药打针即能治好病，以通乳络、消肿痛为原则。下面推荐 4 种常用的外治方法：

（1）喷热法：取中药金银花、蒲公英、赤芍各 30g，黄柏、防风、白芷、连翘、乳香、没药各15g，共放入水壶中，加水至不超过壶嘴底口，盖好壶盖加热。水沸后，在壶嘴上套1米长的塑料管，管的出口对准患乳（乳房上垫块干毛巾，以免热气烫伤皮肤），让药气喷在干毛巾上。每次30分钟左右，每日喷3次。

（2）按摩疗法：按摩可用于乳汁淤积初起不通时，方法是患者取坐位，充分暴露患乳，皮肤上涂少许食油（起润滑作用），按摩者左手托患乳，右手用揉、按、推、挤等手法，由乳房四周顺输乳管向乳晕及乳头处按摩，挤压力度要适中，让淤积乳汁排出，使乳管通畅，再加热敷，反复进行；产妇乳头如有硬结，可涂些消炎膏或蛋黄油，然后再用手托乳房由上至下反复按摩，使乳腺疏通，硬结消散，亦可选用清热解毒、活血消肿的金黄散、玉露散水蜜调制外敷；用右手食指与中指夹持乳晕、乳头轻轻拉或揪提3~5次，以促淤乳排出；乳腺疏通后，若婴儿吸吮仍有困难，则需继续按摩，以防复发。每次按摩20~40分钟，每天3次。

（3）梳乳疗法：用赤芍15g，夏枯草25g，蒲公英50g，水煎后趁热熏洗乳房。接着用木梳顺着输乳管方向在患乳上轻梳15分钟左右。再用手轻轻牵拉乳头，向上抖动，每次抖50~100下，节奏以每分钟牵抖100下为宜，以扩张乳头部的乳腺管。牵拉后再将木梳背烤热，按压乳房硬结处，以感觉患处发紧发胀为度，然后再向外侧梳理。每日重复3次。

（4）民间常用拍打患者肩臂的方法治疗早期乳腺炎，使患者乳房轻微抖动，以达到乳管疏通，解除乳汁淤积的目的。其中以乳房肿硬、胀痛，但不恶寒发热的患者效果最佳。操作方法：患者坐凳上，解衣伏在桌上，胸部及上肢肌肉放松。家属或医生用手掌轻轻拍打患侧肩臂，由上臂中段拍到胸锁部，反复进行，使患者乳房抖动而感舒服为度。每次拍30分钟，4~6小时1

次，一般2~3天可痊愈。

9. **乳房保健**：产妇产后在预防和保护乳腺方面需注意以下两点：一是乳汁淤积，因为淤积的乳汁比较适宜于细菌的生长繁殖；另一点是因产妇乳头、乳晕的皮肤薄，容易导致乳头破损而引起细菌感染等现象。

（1）保持乳头清洁，防止破裂：孕妇在怀孕开始后直至喂奶期间，都要用干净湿毛巾擦洗乳头和乳房，以保持清洁卫生，增强局部皮肤的抵抗力，怀孕六七个月后，每天用毛巾肥皂擦洗乳头一次，然后涂75%酒精，使乳头皮肤增厚，韧性增强，可防止产后婴儿吸吮时破裂，尽量避免细菌从裂口进入乳腺而引起感染。在哺乳时要保持乳头清洁，避免损伤，减少感染途径。如乳头发生皲裂，可涂鱼肝油铋剂、蓖麻油铋剂等药，喂奶前将药物擦净。皲裂严重时，需暂停患侧喂奶，用手将乳汁挤出或用吸奶器将乳汁吸出，待伤口愈合后再喂奶。

（2）防止乳汁淤积：保证定期哺乳，掌握正确授乳方法，每次喂奶要将乳汁吸空，若婴儿吸吮力弱不能吸空时，可用吸奶器将乳汁吸出或用手轻轻将乳汁挤出，不要让乳汁郁结在乳房内；发生乳汁郁结时，为促使乳管通畅，可局部热敷或用吸奶器将乳汁吸出，或用手从乳房四周向乳头方向轻轻按摩，但不要用力挤压乳房。

（3）保证衣服宽松：怀孕后，乳房增大，上衣不宜太紧，以免妨碍乳房的发育；不要用过紧的乳罩压迫乳头，如乳头偏平、内陷，妊娠早期就应每日牵拉及涂擦乳头数次。治病期间患者衣服应宽松，内衣应清洁，不能戴胸罩。

10. **效验方**

（1）蒲公英、紫花地丁各15g，忍冬藤30g，鹿角霜20~30g，香附15g，王不留行24g，甘草9g，每日一剂，水煎分2次服。本方适用于乳房炎症初起未化脓者。

（2）蜂房6g，银花10g，丝瓜络15g，每日一剂，水煎分2次。第一次煎液分3次内服，第2次煎液热敷发炎的乳房。如已化脓则不能使用。

（3）当归、川芎、益母草、泽兰、苍耳子各12g，水煎冲黄酒服，每日一剂。

11. 其他注意事项

（1）停止喂奶：乳房发炎后如果继续给孩子吃奶，一是加重病情；二是发炎乳房里的奶汁含有细菌，孩子吃后容易得病。并且要用吸奶器把乳房里的奶汁及时吸净，不让奶汁聚积在乳房里，避免炎症扩散。为促使炎症吸收，可用宽布带把发炎的乳房托起来，以便改善乳房的血液循环。

（2）正确使用冷敷与热敷：在没有化脓以前，可在病侧乳房进行冷敷，用毛巾浸入冷水中，稍拧干后，敷于乳房发炎处；对于症状加重，估计将要或已化脓者，应停止冷敷，改用热敷或热湿敷。

食谱举例

绿豆海带汤

【原料】

绿豆100g，海带20g，红糖适量。

【做法】

将海带浸泡发透，洗净，切成段，与淘洗干净的绿豆同放入锅内，加清水适量，用中火烧煮至海带绿豆烂熟时，加入红糖，待红糖溶化后即可食用。

【功效】

具有清热解毒，凉血散结的作用，适用于乳母乳痈早期的治疗。

夏枯草猪肉汤

【原料】

猪瘦肉100g，夏枯草10g，生地9g，精盐、香油、味精各适量。

【做法】

1. 将猪肉洗净，切片，放入碗内，用香油、食盐拌匀，腌渍一会儿。

2. 将夏枯草、生地放入沙锅中，加清水适量煎煮，煮至汤色深时，去渣取汁。

3. 锅上火，放入药汁、肉片，加适量清水，用中火煮汤，待肉熟时，用味精、香油、精盐调味即可。

【功效】

有清热、解毒、散结之功效，适用于妇女产后乳痈早期治疗。

三豆粥

【原料】

绿豆15g，赤小豆20g，黑大豆15g，生甘草5g，红糖适量。

【做法】

1. 将绿豆、赤小豆、黑大豆、生甘草分别洗净。

2. 将绿豆、赤小豆、黑大豆、生甘草放入锅中，加清水适量，煎煮，待豆烂熟时，加入红糖，稍煮待糖溶化后即可食用。

【功效】

有较强的清热解毒功效，并有消肿排脓作用。适用于产后乳痈化脓期治疗。

四、产后血晕的调养

1. **什么是产后血晕**：产妇分娩后突然头晕眼花，不能起坐，或心胸满闷，恶心呕吐，或痰涌气急，甚则神昏口噤，不省人事，称为“产后血晕”，又称“产后血运”。西医学中产后出血引起虚脱、休克，妊娠合并心脏病产后心衰，或羊水栓塞等病，均可呈现血晕。

2. **产后血晕的表现**：产妇刚分娩后，突然头晕眼花，不能起坐，或心胸满闷，恶心呕吐，痰涌气急，心烦不安，甚则神昏口噤，不省人事。全身有急性贫血表现，血压下降。

3. **本病危害**：本病为产后危急重证之一，多发生于分娩后数小时内，若不及时抢救，或处理不当，可瞬即导致产妇死亡，或因气血虚衰而变生他疾。

4. **应急疗法**：本病属危急重证，一旦出现，应积极采取现代医学相关急救措施，对症处理，临时紧急采用某些醒神开窍的民间疗法，可能有效。如①铁器烧红淬醋熏鼻，促其苏醒。②醋，煎熏鼻，促其苏醒。③针刺人中、涌泉、眉心，强刺激促其苏醒。

5. **药膳疗法**：苏醒后，积极治疗原发病的同时，可给予药膳，缓解症状。

（1）红参10g，切片炖食。

（2）母鸡1只，宰杀后洗净，加当归30g，川芎15g，炖熟后食鸡饮汤。

（3）鲜益母草、生姜、生地黄、鲜藕洗净捣烂取汁。锅内放入大米60g煮为稀粥，粥熟后放入蜂蜜10ml，益母草汁10ml，生地黄汁40ml，藕汁40ml，姜汁2ml，每天分两次食用。

（4）糯米30g，煮稀粥，粥熬熟时放入捣碎的阿胶15g，边煮边搅匀，煮二、三沸即可食用。

食谱举例

蒸拌猪肝肾

【原料】

猪肾 1 个，猪肝 150g，姜丝、葱花各少许，姜汁、料酒、老抽、香油、花生油、胡椒粉各适量，清汤适量。

【做法】

1. 将猪肾洗净，对半切开，去筋膜、腰臊，斜切成厚片；猪肝洗净，切成厚片。

2. 将猪肾、猪肝分别用清水浸泡 1 小时，换水二三次，浸至水没有血色为止，取出放入盆中，加入姜汁、料酒、花生油腌好，上屉蒸熟，取出滗汤，撒上姜丝、葱花，待用。

3. 将老抽、香油、胡椒粉同放碗内调匀，食用时拌匀即成。

【功效】

有养肝、补肾、补血的作用，适用于产后血晕妇女食用。

桑葚粥

【原料】

粳米 100g，桑葚 50g，白糖 30g。

【做法】

1. 将桑葚去柄，洗净；粳米淘洗干净，待用。

2. 锅置火上，放入桑葚、粳米，加清水适量，先用大火烧开，再改用中小火熬至粳米开花、粥汁浓稠时，用白糖拌匀，再煮片刻即成。

【功效】

具有滋阴养血、益气和中的功效，对妇女产后失血所致的血晕有较好的辅助治疗作用。

五、产后痉证的调养

1. **什么是产后痉证**：产妇在产褥期间，突然项背强直，四肢抽搐，甚则口噤不开，角弓反张者，称为“产后痉证”，又称“产后发痉”、“产后痉病”、“产后痉风”，俗名“产后惊风”，相当于西医学的“产后破伤风”。

2. **本病分类**：发作仅见手足抽搐，项背强直者，病情较轻；若同时出现牙关紧闭，角弓反张者，其证较重；在此基础上伴见汗出如珠，肢冷脉微者，病情严重，危在旦夕；若属感染邪毒，就会有迅速恶化的可能。因而应高度重视此病的预防和抢救。

3. **本病预防**：采用新法接生，严格消毒，无菌操作；正确及时处理产创，对已污染的伤口应作彻底清创；加强产褥期保健的卫生宣传，防止邪毒内侵；早期预防性使用破伤风抗毒素；素体阴血不足或产时失血过多者，适时培补阴血。

4. **本病护理**：保持病室安静，避免声、光、震动等不良刺激；保证专人护理，若有假牙应取下；注意口腔清洁，保持呼吸道通畅；及时吸取口、鼻、咽腔分泌物；可尽早放置胃管；定时翻身擦浴，防止褥疮及其他并发症的发生。

六、产后腹痛的调养

1. **什么是产后腹痛**：有些孕妇在分娩后，发生了与产褥有关的小腹疼痛，称为“产后腹痛”，一般于产后 1 ~ 2 天出现。在产褥早期，胎儿胎盘娩出以后，常因子宫复旧性频繁的阵发性收缩而发生腹痛，此时恶露的排泄也增多，可自然消失，不需治疗。若过期不止或疼痛明显者，当视为产后腹痛。

2. **发病原因**：产后腹痛的原因是由于子宫收缩所致，甚者引起血管缺血，组织缺氧，神经纤维受压。

3. **本病表现**：多发于产后 3～4 天内，出现小腹部阵性发疼痛或小腹隐隐作痛，多日不缓解。

4. **本病转归**：子宫的收缩引起产妇的下腹痛，疼痛的程度依个人的耐受能力而不同。经产妇及未正式临产即行剖宫产的产妇，产后痛的表现要明显一些，不过一般都能忍受，在产后 2～3 天内宫缩痛也会自然缓解。

5. **药膳治疗**：本病轻者可不做处理，重者可予药膳治疗，介绍如下：

（1）山楂坤草茶：生山楂 25g，益母草 50g，红糖 25g。将干净益母草和生山楂煎汤，去渣取汁，趁热加入红糖，1 次服完，每天服 2～3 次，可益气养血，活血止痛。适用于血瘀型产后腹痛之产妇。

（2）苏木煲鸭蛋：苏木 9g，青皮鸭蛋 2 枚，红糖适量。先煮熟鸭蛋去皮，再与苏木一同煮 30 分钟，加入红糖，吃蛋喝汤，每日 1 次，可活血行气止痛。适用于产后血瘀腹痛的产妇。

6. **单方验方**

（1）生山楂 30g，红糖 30g，生姜 3 片，泡水饮服。有化瘀之功，可用于感寒致瘀之轻证。

（2）艾叶 10g，益母草 30g，红糖 30g，水煎服。有化瘀散寒之效，可用于因寒致瘀之轻证。

（3）益母草膏 15ml，冲服香附末 10g，有行气化瘀之功，可用于气滞血瘀，恶露排泄不畅之腹痛。

（4）肉桂粉 1g，山楂炭粉 5g，每日 2～3 次吞服。适用于感寒致瘀之腹痛轻症。

7. **本病预防**

（1）分娩时注意避寒保暖，排解精神紧张与恐惧，加强助产护理，避免创伤和失血过多；

（2）产后定时半坐位，或侧卧位休息，宜早期下床活动；

（3）饮食宜多配营养丰富，易于消化的温热食物，忌寒凉；

（4）大力宣传产褥期卫生保健，保持外阴清洁，定时哺乳，及时排尿，严禁房事，预防感染。

8. **本病护理**：注意观察恶露的排泄与子宫的缩复情况，若恶露甚少，子宫复旧不良，甚或宫底上升者，表示宫内有蓄血，应按摩小腹，挤压子宫，排出积血，并给予宫缩剂；若疑有胎盘、胎膜残留，要及时到医院检查并配合有效处理措施。

食谱举例

田七炖母鸡

【原料】

母鸡肉300g，田七粉15g，料酒5g，精盐1g，生姜3片，味精少许。

【做法】

1. 将母鸡肉洗净，斩成小块。

2. 用一瓦煲，加入适量清水，置于旺火上，放入鸡肉块，烧开后撇去浮沫，加入姜片、料酒，移置小火上炖至鸡肉熟烂，再加入田七粉、精盐、味精，再稍煮片刻即可食用。

【功效】

具有益气养血、生精补脏、化瘀止痛的作用。对于瘀血内停、经脉阻滞、气血运行不畅而致的产后腹痛疗效较佳。

当归羊肉汤

【原料】

羊肉250g，当归4g，姜7g，花生油、精盐、味精、料酒各适量。

【做法】

1. 将羊肉去筋膜洗净，切成小块；当归洗净，切片；姜洗净，切片。

2. 沙锅置火上，加适量清水，放入羊肉块、料酒、姜片、当归片，用中小火煎煮，待羊肉熟透后放入油、味精、精盐调味即成。

【功效】

有温中养血、祛寒止痛的作用，可用于防治妇女气血虚弱、阳虚失温所致的腹痛。

姜楂茶

【原料】

生姜3g，焦山楂30g，红糖适量。

【做法】

将生姜洗净后切片，与焦山楂同放沙锅内，添适量水上火，沸后转中火煎20分钟后，放糖调匀去渣取汁，每日1剂，分2次饮用。

【功效】

温通散寒，祛瘀止痛。适用于寒凝血瘀所致腹痛。

七、产后大便秘结的调养

1. **什么是产后大便秘结**：有些妇女在产后出现大便干燥，

数日不解，解时艰涩疼痛，难以排出的现象，称产后便秘，亦称产后大便难，产后大便不通，或产后大便秘涩等，是妇女产后常见的并发症，据统计，一般发病率为75%，尤其在产后2~5天发病率较高。

2. **发病原因**：产褥期间大部分产妇都会便秘，可能由以下种不利因素相互重叠而成：如分娩前后基本不进食；腹压降低不易用劲；产后卧床休息时间长，活动少，容易造成肠管蠕动功能减弱；饮食往往以高精细、高蛋白的食物为主，吃水果、蔬菜少，缺乏促进肠蠕动的纤维素；饮水量少，汗液多，体内水分不足，肠道内缺乏水分，同时，肠管的吸水功能增强，致使粪便在肠管里蓄积、干燥；因分娩引起的会阴裂伤等疼痛，不敢用力大便等。

3. **本病危害**：轻者因便后肛门疼痛而苦恼；重者可引起肛裂、大便带血、痔疮等造成疼痛难忍，坐卧不安，影响休息和睡眠，甚而形成恶性循环，导致盆腔炎和妇科慢性炎症；如果有会阴裂伤和侧切者，还会因大便用力过猛而出现伤口裂开、感染等情况。

4. **调养原则**：应采用综合的方法进行调养，单纯用药的效果往往不能持久，且长期用泻剂可使肠道吸收受影响，以采用食物疗法为首选疗法，实践证明，采取食物疗法，既简便易行，又可收到实效。此外，适当活动以促进肠蠕动，养成良好的定时入厕的习惯，这些都是至关重要的纠正便秘的方法。

5. **饮食调养**：注意饮食有节，宜吃清淡而富有营养的食物，多吃蔬菜、水果、蜂蜜等，以增强润肠通便之功，蔬菜以菠菜、芹菜、洋葱、苦瓜、空心菜、韭菜等较佳；水果以香蕉、苹果、梨、杏等为宜。对产后大便干燥或患有痔疮的产妇，其饮食原则，应本着稀、软、含水分多的原则，如采用半流质或软食，并注意粗粮和细粮的搭配，如适当吃些玉米面粥或玉米面窝头，或蘑菇、黄花菜、韭菜等含粗纤维的食品，可促进排便。并且要多吃青菜和水果，平时多喝水，有条件者，还可喝各种果汁或蜂蜜水。在保证营养的前提下，尽量少吃油腻过大的食品，不吃辛辣、香燥、刺激食物，因为这些食物常可造成大便干燥。

6. **食物疗法**：可尝试使用以下几种治便秘的食物疗法：

（1）用新鲜菠菜、猪血，加清水煮汤服食，每日2次。

（2）用香油3钱，蜂蜜半两，调和，每天早晚空腹两次炖热服。

（3）用3份胡萝卜和1份猪肉（或羊肉），加调料做蒸包食用，一日三餐，一餐100g。

7. **适度活动**：产妇在月子里卧床时间长、活动少，肠蠕动减弱，为促进肠管蠕动，在产后3天就可下地进行适当活动。以后可根据身体情况适当增加活动量，这样不但能防治大便干燥，而且还能促使乳汁分泌和产妇的身体恢复。

8. **提肛运动**：病人全身放松，将臀部及大腿用力夹紧，然后深吸气，将舌头舐在上嘴唇上，同时将肛门向上收提（如忍受大便状），提肛后稍闭一下气，然后再进行呼气，全身尽量放松。每次依此做90下，一天可做数次。

9. **效验方**：可根据情况和家庭条件选用以下简易验方。

（1）肉苁蓉、麻子仁、首乌各10g，泡水饮。

（2）番泻叶3g，泡水饮。

（3）大黄3g，肉苁蓉10g，泡水饮。

（4）冬瓜子适量，加水煎浓汤，每日饮数次。

（5）荸荠500g，红糖90g，加水适量煎汤服，每日一次，连服3天，本方适用于痔疮出血。

10. **中成药**：以柔和缓泻的中成药为好，禁用峻猛攻下之剂，以免损伤正气。

（1）加味逍遥丸：每次6g，日2次，适用于肝郁血虚之便秘；

（2）麻子仁丸：每次6g，日2次，适用于血虚津亏之便秘；

（3）牛黄解毒软胶囊：每次2粒，日2次，适用于胃火炽盛之便秘。

11. **按摩法**：按揉迎香穴（取穴时一般采用正坐或仰卧姿势，迎香穴位于人体的面部，在鼻翼外缘中点旁，当鼻唇沟中）100次，致局部酸胀，可产生便意。

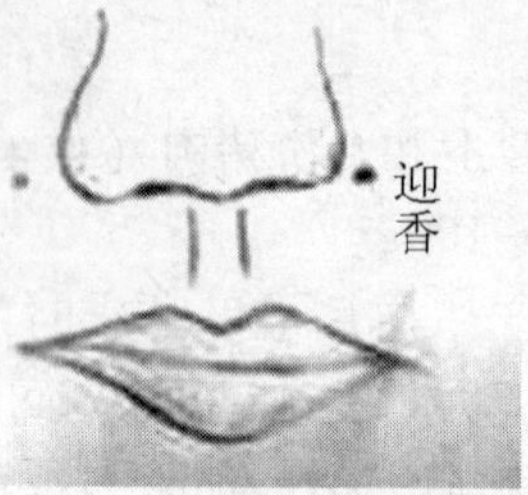

食谱举例

桃仁芹菜

【原料】

核桃仁50g，芹菜300g，精盐、味精、香油各适量。

【做法】

1. 将芹菜择洗净，切成长3厘米的段，下入沸水锅中焯一下，捞出，用凉水过凉，沥干水分，放入盘内，放入精盐、味精、香油。

2. 将核桃仁用热水泡后，剥去皮，再放入开水中泡5分钟，捞出后放在芹菜上，食用时拌匀即成。

【功效】

产后妇女因失血过多，易发生便秘。此菜因含植物纤维和油脂较多，可防治便秘。

首乌红枣粥

【原料】

首乌30g，大米60g，红枣10g，冰糖适量。

【做法】

1. 将首乌洗净，放入锅内，加适量清水煎煮，取汁去渣。

2. 将大米、红枣洗净，放入锅内，加入首乌汁及适量清水同煮成粥，调入冰糖即可食用。

【功效】

有养血润燥、通便的功效。可用于妇女产后血虚、肠燥而致的便秘。

八、产后小便不通的调养

1. **什么是产后小便不通**：许多产妇，尤其是初产妇，在分娩后一段时间内会出现小便困难，有的产妇膀胱里充满了尿，但想尿又尿不出来；有的产妇即使能尿，也是点点滴滴地尿不干净；还有的产妇膀胱里充满了尿，却毫无尿意。称为产后小便不通，本病为产后常见并发症，产后三日内明显，相当于现代医学产后尿潴留，多发生于初产妇，也可发生在正常分娩后，但以滞产及手术产后为多见。

2. **发病原因**：主要是由于胎儿通过产道时，挤压尿道和膀胱而引起膀胱和尿道内口黏膜充血、水肿所致，有的是因为在临产前准备工作不周，没进行排尿，使膀胱内潴尿过多，造成膀胱神经暂时麻痹，而出现膀胱排尿障碍；也有的是因为会阴伤口缝合后疼痛，引起尿道括约肌痉挛所致。

3. **本病表现**：小便可点滴不通，小腹胀痛，伴有短气，神疲乏力，头晕目眩。以膀胱内有小便潴留为其特点，必伴有小腹胀急疼痛。

4. **本病危害**：这种病不但给产妇造成痛苦，而且还可因膀胱胀满而影响子宫收缩复原，甚至引起产后出血，有的还会导致泌尿系感染。

5. **饮食疗法**：产后尿潴留是一件很难受的事，如果产后发生了小便困难可在产后短时间内多吃些带汤饮食，多喝红糖水，使膀胱迅速充盈，以此来强化尿意。也可取中药沉香、琥珀、肉桂各 0.6g，用开水冲服。

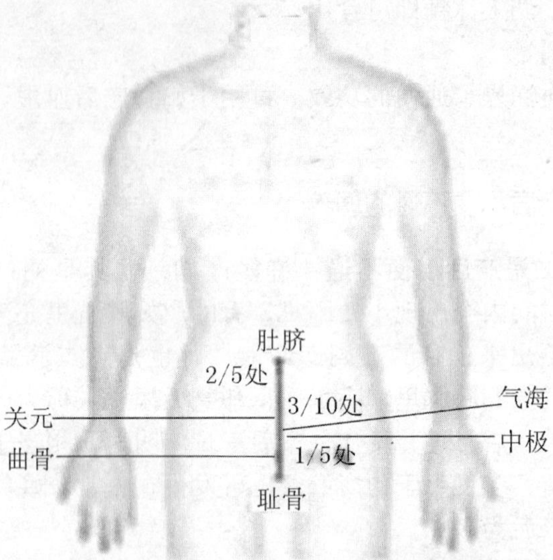

6. **按摩法**：拇指先揉按中极（取穴时，可采用仰卧的姿势，中极穴位于人体下腹部，前正中线上，具体找穴法如上：将耻骨和肚脐连线五等分，由下向上 1/5 处即为该穴）、关元（取穴时，可采用仰卧的姿势，关元穴位于下腹部，前正中线上，从肚脐到耻骨上方画一线，将此线五等分，从肚脐往下五分之三处，即是此穴）、曲骨（曲骨穴位于人体的下腹部，当前正中线上，耻骨联合上缘的中点处），后重按足三里（在膝盖下，外膝眼四

横指、胫骨外侧约一横指。取法：坐椅上，用右手掌按左腿膝盖骨正中央，轻抓膝盖。中指沿胫骨伸长，在中指尖水平划线，与食指方向延交会处即是），再以掌骨揉按脐以下至毛际以上小腹区。也可指压气海穴（取穴时，可采用仰卧的姿势，气海穴位于人体的下腹部，直线连结肚脐与耻骨上方，将其分为十等分，从肚脐 3/10 的位置，即为此穴）先轻后重 5～15 分钟。

7. **拇指按压法**：产妇平卧，腹部放松，家人将拇指按压在产妇肚脐与耻骨联合之间部位，逐渐向下腹部推进并增加按压的力量，直至产妇有排尿感觉时，将拇指停留在该处稍倾，如一次不成功，还可重复进行按摩，适用于产后 6 小时以上无尿意但膀胱膨隆的产妇。

8. **饮水冲击法**：对于产后数小时以上有尿液而膀胱不甚充盈的产妇，可嘱产妇大量饮水（尤以浓红糖水为佳），使膀胱在短时间内迅速充盈，以提高膀胱感受器的敏感度，引起排尿反射而达到排尿的目的。

9. **效验方**

（1）黄芪桂枝五物汤加减

药物组成：黄芪 20g，桂枝、白芍、生姜、当归、茯苓、桔梗各 10g，通草 3g，炙甘草 6g。

功用：益气通阳，调和营血，助膀胱气化。

适应证：产后阳气耗伤，阴血亏虚，膀胱气化失职所致产后小便不通者。

（2）克癃汤

药物组成：泽泻、桂枝、枳壳、木通、槟榔各 10g，滑石 30g，大枣 3 枚。

功用：疏肝理气、利尿通闭。

适应证：肝郁气滞型产后小便不通。

（3）益气活血通利汤

药物组成：黄芪 20g，归尾、川芎、丹参、益母草各 10g，川牛膝 15g，桔梗 6g，通草 3g。

功用：益气、活血、通利小便。

适应证：气虚血瘀证。产后小便不通。

10. **中成药**

（1）金匮肾气丸

药物组成：干地黄、山萸肉、山药、茯苓、泽泻、牡丹皮、附子、肉桂。

功用：补肾温阳。

适用证：适用于肾阳虚之小便不利。

（2）补中益气丸

药物组成：黄芪、白术、党参、陈皮、升麻、柴胡、当归、桔梗。

功用：补中益气。

适应证：中气不足之小便不利。

11. **心理调理**：排尿时要增加信心，放松精神，平静而自然地去排尿。

12. **主动排尿**：预防产后排尿困难的方法最好在产后 6~8 小时主动排尿，不要等到有尿意再解。

13. **诱导排尿**：排尿时不要紧张，尽量放松，不习惯卧位排尿的产妇，可以起床或入厕排尿；如不能排出，可在耻骨联合上方的膀胱部位，用热水袋外敷，以改善膀胱的血液循环，消除水肿，或用温水熏洗外阴和尿道周围，以解除尿道括约肌痉挛，诱导排尿反射；也可用滴水声诱导排尿。

食谱举例

海蜇莴笋丝

【原料】

莴笋250g，海蜇皮150g，芝麻酱30g，调料适量。

【做法】

莴笋去皮，切细丝，盐渍20分钟，挤出水分，海蜇皮洗净切丝，用凉水淋冲沥水；二者相合，调入芝麻酱、香油、糖、盐、味精拌匀，佐餐食。

【功效】

利尿通乳补虚，适用于妇女产后小便不利，乳汁不足等症。

九、产后发热的调养

1. **什么是产后发热**：有些妇女在产褥期内，出现发热持续不退，或突然高热寒战，并伴有其他症状，称为“产后发热”，多发生在产后一周内。西医学的产褥感染归属于“产后发热”范畴。

2. **发病原因**：主要是由于分娩，胎盘剥离娩出后，子宫腔壁上有创伤面，子宫颈和阴道有损伤，给细菌侵入提供了时机，加上产妇在分娩时劳累、出血、能量消耗，致使身体抵抗力下降，便于侵入的细菌在体内生长繁殖而引起发病。

3. **本病表现**：产褥期内，以发热为主证。轻者开始时外阴或阴道发炎，局部有红肿或疼痛，伴有全身不适、头痛、发热、下腹痛、恶露增多而有臭味、甚至有的出现阴道流脓；重者可发生中毒性休克，病人出现四肢发凉、出冷汗、脉搏细弱、血压下降、口唇发紫、烦躁不安等症状。

4. **本病危害**：如治疗及时，产妇抵抗力强，病情可好转；

治疗不彻底，可转为慢性盆腔炎、输卵管炎等；情况严重者，如果不及时治疗，就会危及生命。本病急重，可危及产妇生命，至今仍为产妇死亡的重要原因之一。

5. **饮食调养**：在发高热期间，应根据病人食欲情况选吃全流质、半流质饮食，待体温下降后可改为软食或普食；由于发热病人体内的能量消耗和水分丢失都比较多，应注意补充糖、蛋白质、维生素和水。可选食豆浆、牛奶、藕粉、鸡蛋羹、鸡汤煮挂面等食品，并多吃青菜和水果，多喝水和各种果汁，以便补充水分和各种维生素；对于进食、进水少或发高热的病人，应根据病情到医院进行静脉补液，待体温下降后，可适当选食瘦肉、鸡、鱼、蛋类、豆腐和适口的青菜，以补充蛋白质和维生素，促使病人早日恢复健康。

6. **药膳疗法**：产妇患病期间可予药膳治疗，如①益母桃仁糖粥：益母草50g，桃仁10g，大米50g，红糖适量。②桃仁莲藕糖汤：桃仁10g，白莲藕250g，红糖适量。

7. **注意休息**：病人应严格卧床休息，最好采取半卧位，以便恶露排出和感染局限于盆腔，注意保暖。

8. **日常护理**

（1）发热的护理：对于发高热者，应及时采取物理降温，如头部冰袋冷敷，或温水擦浴等，并在医生指导下适当选用退热止痛药，但药量不宜过大，以免出汗过多而导致虚脱。

（2）外阴护理：在处理恶露时要注意清洁，更应注意保持病人的外阴等局部的清洁，每日用温开水给病人洗外阴，并用1∶1000的新洁尔灭溶液擦洗外阴2次，怀孕最后1个月及初产后要严格禁止同房和洗盆浴；病人的内裤要勤换洗，要用消毒的棉垫或卫生纸，并注意勤换，防止细菌继续繁殖而加重感染。

（3）治疗中的护理：按医生嘱咐按时按量给病人吃药打针，如阴部有化脓伤口，应按时换药，在用药治疗期间应停止哺乳，并及时用吸奶器将乳房内的奶水吸净；注意保持病人的大便通畅，大便干燥时，除叫病人多喝水和多吃青菜及水果外，还应根据病情适当给病人吃缓泻药，如牛黄解毒丸、牛黄消火丸等中成药。

9. **效验方**

（1）五物汤

药物组成：党参、当归、川芎、白芍、炙甘草。

功用：补血益气和营。

适应证：血虚发热证。

（2）马宝璋经验方

药物组成：大黄、芒硝、丹皮、丹参、冬瓜仁、枳壳、厚朴、银花、连翘、黄柏、香附、莱菔子。

功用：通便化瘀泻热。

适应证：感染邪毒，瘀热互结阳明证。

10. **中成药**

（1）银翘解毒丸

功用：清热解表。

适应证：外感风热而引起的发热证。

（2）参苏饮

功用：益气解表。

适应证：外感风寒而引起的发热证。

（3）三黄丸

功用：清热泻火解毒。

适应证：感染邪毒而引起的发热证初期。

（4）牛黄解毒丸

功用：清热泻火解毒。

适应证：感染邪毒而引起的发热证初期。

（5）益母草冲剂

功用：活血化瘀。

适用证：瘀血停滞而引起的发热证。

食谱举例

桃仁莲藕汤

【原料】

桃仁 10g，莲藕（嫩）50g，红糖适量。

【做法】

1. 将桃仁洗净，用沸水烫过后剥皮，研碎；莲藕洗净后切薄片。

2. 将桃仁、藕片同放沙锅内，添适量水，煮约 30 分钟调入红糖即可（吃藕，喝汤）。

【功效】

凉血、活血、化瘀。适用于产后血瘀发热。

苏叶姜糖饮

【原料】

苏叶、生姜各 5g，红糖适量。

【做法】

将生姜、苏叶洗净后均切成细丝，放瓷杯内，放入适量红糖，用沸水冲泡，浸 10 分钟以后即可饮用。

【功效】

发汗解表，散寒健胃。适用于产后风寒感冒而引起的发热。

十、产后自汗、盗汗的调养

1. 什么是褥汗：无论气温高低，天热与否，大多数妇女产后一二天容易出汗，尤其是产后最初几天，总是出汗较多，特别是在睡眠时和初睡时更多，夏天甚至大汗淋漓，常见产妇衣服、被子都被汗水浸湿，医学上将此种生理现象称为“褥汗”。这种现象数日内可自行好转，不需特殊处理。

2. **褥汗原因**：产后大多数产妇会出很多汗，夜间尤甚，排尿也很多，民间说法是因为产后体虚所致。其实，产后出汗多是一种生理现象，因为在怀孕过程中，母体为适应妊娠过程，创造胎儿在子宫内发育的良好条件，会发生一系列生理变化，其中包括体内液体的增加、蓄积。产后新陈代谢及激素水平显著下降，机体不再需要怀孕期较多的血液循环量和水分，这些增多的液体在胎儿娩出后要逐渐恢复到怀孕前的状态，所以导致体液排出增加，其中有一部分以出汗形式排出，所以说此时出汗并不是因为“虚”，而是母体的一个恢复过程。

3. **什么是产后自汗、盗汗**：根据汗出时间的不同，分为自汗、盗汗。白天汗多，动则更甚，持续多日不止者为产后自汗，严重者会出现仅头部出汗，甚者汗出如油状；在睡觉中大量出汗，甚者像洗过澡似的，醒来后又停汗者为产后盗汗。

4. **本病表现**：产后大量出汗，即使不活动时也不停止，一活动汗更是多得连衣服都能浸湿，或者出汗虽不多，但持续时间长。

5. **饮食调养**：由于出汗过多会消耗大量的热量，产妇常感口渴欲饮，此时应给予高热量饮料，如鸡汤、猪蹄汤、排骨汤、牛肉汤、鸡蛋汤、青菜汤、红糖水等。及时补充高热量、高蛋白、营养丰富的饮料，既可避免发生虚脱，又有利于身体恢复和乳汁的分泌。

6. **温度调试**：产后室温不宜太高，一般冬春秋季在 16 ~ 22℃之间为宜，夏季在 28℃以下为宜；产妇穿盖要合适，不宜穿戴过多、盖被过厚。

7. **空气流通**：应适当开窗通风换气，使室内空气保持流通、新鲜，但要避免穿堂风，更不能电扇直吹。

8. **注意清洁**：室温条件允许者，最好每晚用温水擦澡1次，家中有洗澡条件的，每晚洗个淋浴更好；被汗液浸湿的内衣裤要及时更换，更衣前用毛巾擦干身上的汗液，保持皮肤的清洁卫生。

9. **避免受凉**：出汗多时要随时用毛巾擦干或用温水擦身，注意出汗后受凉伤风，以免汗液凉后引起感冒或关节疼痛。

10. **效验方**

（1）黄芪15g，羊肉90g，桂圆肉10g，淮山药15g。将羊肉用沸水稍煮片刻，捞出后即用冷水浸泡以除膻味；用砂锅将水煮开，放入羊肉和3味药同煮汤。食时调好味，可饮汤吃肉，本方适用于气虚产后自汗。

（2）羊肚1个，黑豆50g，黄芪40g。将羊肚剖洗干净，切细，每次用100g与黑豆、黄芪共煮为粥，日服2次。

（3）小麦仁60g，糯米30g，大枣15枚，白糖少许。将前3味洗净，共煮作粥，入白糖令溶，日2次，本方适用于产后阴虚盗汗。

（4）牡蛎、小麦等份炒黄研末，每次6g，用肉汤调服。

（5）五倍子1.5g，研粉加醋调，敷脐部，每日一次，连敷3天。

（6）牡蛎粉适量扑身。

食谱举例

牛肉小麦汤

【原料】

鲜牛肉250g，北芪、浮小麦各30g，淮山药15g，大枣10个，姜7片，葱段10g，精盐、胡椒粉各适量。

【做法】

1. 将牛肉去筋膜洗净，切成薄片；北芪、淮山药洗净后切碎，与浮小麦同装入药袋内，扎紧袋口；枣洗净去核。

2. 将牛肉片、药袋、枣、葱段、姜片同放沙锅内，放适量水，用旺火烧开后撇净浮沫；转文火煮至牛肉熟烂时捞出药袋、葱、姜不要，放入精盐、胡椒粉调味即可。

【功效】

益气固表，补脾健胃。适用于气虚所致自汗症。

乌梅玉米心饮

【原料】

乌梅 5g，玉米心 30g，红糖适量。

【做法】

将玉米心洗净后切碎；乌梅洗净，与玉米心同放沙锅内，水煎 30 分钟后取汁，用红糖调味即可。

【功效】

益气生津，敛阴止汗。适用于产后体虚、盗汗、自汗症。

十一、产后腰痛或足跟痛的调养

1. **什么是产后腰痛或足跟痛**：产后腰痛或足跟痛是较常见的产后病，有的人两种症状同时出现，有的只见其中一种。

2. **发病原因**：主要是由于平素体质虚弱，加上分娩时用力过度，或产程过长，或分娩时出血过多，耗伤气血，气血不足，致使筋脉失去应有的营养所致。

3. **本病表现**：症状表现程度轻重不同，轻者劳累时疼痛加重，休息减轻；重者会疼痛不已，行动不便，甚至影响生活和工作，对此种病变未及时治疗则下次分娩病情更加重。

4. **调养原则**：产妇一定要注意休息和增加营养，勿过早久站、端坐、负重或劳动；谨慎起居，避免风寒等外邪侵害，每天坚持做产后操，可对产后腰痛或足跟痛有很好的预防效果。

5. **中医治疗**：以益气养血补肾为主，常用的方法是熟地20g，山药、枸杞子、牛膝、杜仲、菟丝子、当归各15g，鹿角胶10g（烊化），肉桂5g（后下），水煎服，每日1剂。也可用胡桃肉500g以盐水炒，黑芝麻500g炒熟，共研末，加红糖适量，每日早晚各服1次，每次1匙。

食谱举例

鸡血藤红糖蛋汤

【原料】

鸡血藤30g，鸡蛋2个，红糖适量。

【做法】

1. 将鸡蛋洗净，放入锅内，加适量清水，放入鸡血藤，煮至蛋熟捞出。

2. 将煮熟的鸡蛋用凉水泡一下，然后剥去蛋壳，再放回原锅中，再煮至汤浓时，加入红糖，煮至红糖溶化时，盛出装入碗内即成。

【功效】

具有活血补血、舒筋活络的作用。可用于防治妇女产后瘀血、血虚所致腰部或足跟疼痛等症。

肉桂猪肝粥

【原料】

肉桂末2g，猪肝100g，粳米200g，料酒、花生油、精盐、味精各适量。

【做法】

1. 将猪肝去筋膜洗净，切成薄片，放入碗内，用肉桂末，料酒，花生油、精盐拌匀腌渍。

2. 将粳米淘洗干净，放入锅中，加清水适量，用中火煮粥，将熟时放入猪肝，再煮至熟，用精盐、味精调味即成。

【功效】

具有补气养血的作用，适用于产后妇女气血虚弱所致腰痛或足跟疼痛者食用。

十二、产后身痛的调养

1. **什么是产后身痛**：有些产妇在产褥期间，出现了肢体酸痛，麻木，重着等现象，称为“产后身痛”，亦称“产后痛风”，俗称“产后风”。由于产后腰痛及产后足跟痛在上节已有论述，故本节着重针对产后其他部位关节疼痛，也可与上节相互参考。

2. **本病特点**：本病在临床上有以下几个共同特点：①时间性：病在产后，以产褥期多见，如果失治或误治，可迁延数月，数年。②季节性：于冬春严寒季节分娩者更多见。③地区性：北方较多，南方较少，农村山区较多，城市较少。④突发性：受邪后，短时间内即出现疼痛、麻木，不能屈伸，甚或不能着地行走。

3. **本病表现**：产褥期间，出现肢体、关节酸楚，疼痛，重着，麻木，甚至双下肢不能着地行走。因风寒湿邪之偏盛，而出现不同兼证，风邪更重者，感觉疼痛游走不定；寒邪更重者，感觉疼痛剧烈，痛有定处；湿邪更重者，肢体肿胀发硬，麻木沉着，行动受限。本病多突发，常见于冬春严寒季节。

4. **饮食调养**：本病宜加强营养，但又不可过于滋腻，以免碍胃伤脾，影响血气生化和产后生理复旧，而引发其他疾病。

5. **注意保暖**：衣被厚薄适宜，不可过热，以免汗出过多，腠理不密，外感病邪，忌冷水洗浴，以免寒邪凝聚经脉瘀滞。

6. **适度劳逸**：产后当保证充分休息、睡眠，不宜过劳，但亦需适当活动，以免过逸而致气血运行不畅，发为产后身痛。

7. **效验方**：豨莶草60g，老鹳草30g，水煎服。

8. **中成药**

（1）豨桐片：每日3次，每次4~6片。可祛风除湿，适用于感受风寒湿邪而致的产后身痛的妇女。

（2）健步虎潜丸：每日2次，每次4.5g。可补肾、强腰、壮骨，适用于肾虚证之产后身痛的产妇。

（3）华佗再造丸：每日1~2次，每次4~8g。可活血化瘀、化痰、通络、行气止痛，适用于血瘀证之产后身痛的产妇。

食谱举例

碎补狗肉汤

【原料】

骨碎补60g，狗肉适量。

【做法】

将狗肉洗净放入锅内，骨碎补用布袋包好后入锅中，加水适量，炖至肉熟烂，食肉饮汤。

【功效】

祛寒化瘀止痛。适用于寒凝血瘀之产后腹痛。

桃仁粥

【原料】

桃仁21枚（去皮尖），生地黄30g，桂心3g（研末），粳米100g，生姜3g。

【做法】

1. 地黄、桃仁、生姜3味加米酒180ml共研，绞取汁备用。

2. 另以粳米煮粥，再下桃仁等汁，更煮令熟，调入桂心末。

3. 每日1剂，空腹热食。

【功效】

祛寒化瘀止痛。适用于寒凝血瘀之产后腹痛。

十三、产后脱发的调养

1. **什么是产后脱发**：产后大量脱发，是年轻妈妈最担心的一件事，也是非常常见的，大约有三分之一的妇女在生产四个月后会有掉发的现象。

2. **产后脱发的原因**：这是体内激素重新调整所引起。妊娠期延长了毛囊的休眠期，而产后就加速进入脱发期，这时如果精神上有较大压力或是孩子晚上哭闹不睡，影响休息和睡眠，这个问题就更为严重。

3. **心理调养**：要放松心情，自己要有信心，这是很重要的保养法之一，相信脱发会停止，而且会很快的长出秀发，脱发的现象就会慢慢停止，而且头发也容易再长出，其实这本是除旧布新的现象，没有什么好担心的。

4. **局部刺激**：每天梳头或者按摩头皮也可以让头发得到改善。但要注意要用指腹在头皮按摩，可帮助头皮的血液循环，促进新陈代谢，使新发加速成长；产后头发比较油，也容易掉发，只要合理清洗，不要用太刺激的洗发水既可。

5. **其他方法**：适度的“性”生活会让您更容光焕发，激素更易得到调整；也可以用一些补血和补肾的中药，如何首乌、骨碎补、覆盆子或杞菊地黄丸等对头发的再生和防脱会有很好的改善。

6. 常用食疗方举例

瓜子芝麻糊

【原料】

甜瓜子、白芷、当归、川芎、炙甘草各60g，松子仁30g，糯米150g，黑芝麻500g。

【做法】

1. 先用白芷、当归、川芎、炙甘草煎煮取汁，再用药液浸泡糯米、甜瓜子、松子仁，晒干，再浸，直至药液用完。

2. 再将糯米、瓜子、松仁和芝麻一起炒香，研为细粉。

3. 每服30g，用沸水冲成糊食用。1日2次。

【功效】

活血补血，养发润肤。适用于头发早白稀少，产后脱收严重者。

花生米大枣炖猪蹄

【原料】

猪蹄1000g，花生米（带红衣）100g，大枣40枚，料酒、酱油、白糖、葱、生姜、味精、花椒、大茴香、盐各适量。

【做法】

1. 猪蹄刮去毛，洗净，剖开砍成段块；花生米、大枣洗净；葱切段，姜切片备用。

2. 用砂锅先将猪蹄煮至四成熟后捞出，用酱油搽涂均匀，放入植物油内炸成黄棕色，再放入洗净之砂锅内，注入清水，放入花生米、枣及其他佐料。在旺火上烧开后，改用文火炖至熟烂。

3. 分4顿佐餐食用，连服10~15日。

【功效】

补益气血，养发生发。适用于气血亏虚所致的毛发枯黄，容易脱落，稀少而早白者。

十四、产后抑郁的调养

1. **什么是产后抑郁**：产后抑郁是以产后情绪低落为主要临床表现的一种精神障碍，多见于以自我为中心、成熟度不够、敏感（神经质）、情绪不稳定、好强求全、固执、认真、保守、严守纪律、社交能力不良、与人相处不融洽和内向性格的人群中，通常于产后 1 周开始出现症状，产后 4～6 周逐渐明显，平均持续 6～8 周。不过不用担心，因为大多数产后抑郁症患者可在 3～5 个月恢复，一般认为预后较好，约 2/3 的患者可在一年内康复，如再次妊娠，则有 20%～30% 复发率。

据观察发现，约有 2/3 的产妇在产后会出现一定程度的焦虑、不安、情绪低落，容易发生产后抑郁。发生产后抑郁前，常有产后心理适应不良、睡眠不足、照顾婴儿过度疲劳等情况出现，但大多程度较轻，而且对产妇的生活及哺育婴儿等方面没有什么影响，属于一种正常的情绪反应。而产后抑郁症则不同，它的程度比较重，是由生理、心理、社会等多方面因素作用而产生的情感性精神障碍。

2. **发病原因**：产后抑郁症的发生与许多因素有关，例如：由于对分娩带来的疼痛与不适准备不足，或出现滞产、难产时，产妇可能出现的紧张与恐惧，均有可能会导致躯体和心理的应激增强，容易造成心理的不平衡，从而诱发产后抑郁。此外，由于分娩后女性对角色的突然变换缺乏心理准备，无法马上适应，有关照料婴儿的一切事务都要从头学起，这会对年青的妈妈造成一定的心理压力。如果孩子经常哭闹，或缺少家人的情感支持，特别是缺少来自丈夫和长辈的帮助，加上大家关注的焦点也转向了婴儿，心理难免会有失落感，那么就非常容易出现情绪困扰，从而诱发产后抑郁。

另一个与产后抑郁症发病有关的因素是女性生产后体内激素的骤然变化，孕妇在怀孕期间，体内的雌性激素水平很高，一旦分娩，其激素水平就会急剧下降，这种突然的改变与产后抑郁症的发生也有关系。产后抑郁症还与产妇的年龄、既往病史、孕产期保健服务质量、产后母乳喂养、生活环境低劣、家庭经济条件差、产后亲属的态度冷漠等各种因素相关，以上这些原因都是引发产后抑郁症的危险因素。

3. **本病特征**：①常感到心情压抑、沮丧、情感淡漠，表现为孤独、害羞、不愿见人或伤心、流泪、甚至焦虑、恐惧、易怒，每到夜间加重。②自我评价较低，自暴自弃，自责，或对身边的人充满敌意或戒心，与家人关系不和谐。③创造性思维受损，主动性降低，表现为反应迟钝，注意力难以集中，工作效率和处理事物的能力下降。④对生活时常缺乏信心，觉得生活没有意义。⑤患有产后抑郁症的产妇会伴有厌食、睡眠障碍、易疲倦、性欲减退等症状，还可能伴有一些躯体症状，如头昏、头痛、恶心、胃部灼热感、便秘、呼吸加快、心率加快、泌乳减少等。重者甚至会觉得绝望，出现自杀或杀婴的倾向，有的陷于神态错乱或昏睡状态。

4. **本病危害**：从临床观察发现，多数女性可能会在产后一周出现情绪低落、伤心、流泪、孤僻，且呈昼夜变化的趋势，即白天较轻，夜间加重；病情严重者，尚有内疚、焦虑、易怒、食欲减退、睡眠障碍、性欲减低、易疲劳、厌世悲观、处理事情的能力低下，不能履行做母亲的职责等表现。本病若不及时治疗，产妇可出现自杀倾向或伤害婴儿，影响夫妻关系或整个家庭的和谐关系，应当予以重视。

5. **加强宣教**：目前，我国对产后抑郁的相关研究尚未引起重视，产后出现早期症状未加治疗和开导；当出现病情恶化如自杀时，已而酿成无法挽回的灾难。因此应广泛宣传以引起妇产科工作者和人们的重视，积极预防以减少不良影响，这对保证母婴健康极为重要。

6. **调养原则**：发现产妇有抑郁症表现时，应及时就医，根据患者的不同情况，运用医学心理学、社会学知识，采取不同的干预措施，解除致病的心理因素，减轻产妇的心理负担和躯体症状，对具有抑郁倾向的妇女进行孕期干预，可明显降低产后抑郁症的发生率。

7. **心理调养**：了解病人心理状态和个性特征，设身处地为病人着想，循循善诱，缓解精神压力，做好家庭成员的思想工作，建立良好、融洽的家庭及社会、工作环境。配合使用其他心理治疗方法。

（1）围产期调养：应加强围产期保健，在产前检查中，不仅要向孕妇提供与分娩相关的知识，帮助孕妇了解分娩的过程，还要帮助孕妇掌握一些分娩过程中的放松方法，以减轻孕妇在分娩过程中出现的紧张、恐惧心理。

（2）孕期调养：应积极处理孕期异常情况，尽可能消除不良的精神与躯体刺激；积极开展孕产妇的心理卫生保健，了解孕妇的个性特点和既往病史，及时消除孕产妇的不良心理因素，对于存在不良个性倾向的孕妇，应给予相应的心理指导，减少或避免精神刺激。

（3）高危产妇调养：对既往有精神异常病史或抑郁症家族史的孕妇，应定期请心理卫生专业人员进行观察，并让孕产妇充分休息，避免疲劳过度和长时间的心理负担。对于有焦虑症状、剖腹产的产妇，应给予足够的重视，提供更多的帮助，使其正确认识社会，正确处理生活难题，树立信心，从而改善不良心理状态，提高心理素质。

（4）高龄产妇调养：对高龄初产妇及纯母乳喂养的产妇，应当给予更多的关注，指导和帮助她们处理、减轻生活中受到的应激压力。

（5）环境因素：发挥社会支持系统的作用，尤其是要对丈夫进行教育和指导，改善夫妻关系和婆媳关系，改善家庭生活环境；医护人员在与产妇接触的过程中，应格外注意自己的言行，用友善、亲切、温和的语言，表达出更多的关心，使产妇具有良好的身心状态，顺利度过分娩期和产褥期，降低抑郁症的发生率。

8. **饮食调养**：食物方面要注意少吃太燥热的东西，以免情绪不好；多吃易消化、清淡的食物，对情绪可以有很好的改善作用；平素多吃香蕉、西红柿等食物具有帮助舒缓情绪的作用，也可多吃具有行气化郁，疏肝解郁的食物进行调理。至于甜食也是有一定帮助的，可用燕窝15g，银耳少许，红枣10枚，煮好后加冰糖即可服用。

9. **日常生活调养**：产后给予充分的睡眠、休息，避免过劳和过重的心理负担，学习一些处理情绪问题的技巧；早上和傍晚需晒晒阳光，室内的灯光明亮一点，这些对情绪都有改善的作用。

10. **常用食疗方举例**

甘麦大枣汤

【原料】

大枣10枚，甘草5g，小麦60g。

【做法】

将大枣、甘草、小麦洗净后同入锅内，加水6碗熬成3碗，分3次温服。

【功效】

健脾疏肝，解郁。

双花茶

【原料】

绿梅花3g，玫瑰花3g。

【做法】

将绿梅花、玫瑰花同入杯中，用沸水冲泡，加盖，焖10分钟即可。

【功效】

疏肝解郁，行气化痰。

佛手茶

【原料】

佛手10g

【做法】

秋季采摘鲜佛手，纵切成薄片，晒干，放入杯中，用沸水冲泡，加盖，焖10分钟即可。

【功效】

疏肝理气，解郁。

橄榄萝卜饮

【原料】

橄榄100g，萝卜500g。

【做法】

上两味煎汤代茶饮。

【功效】

下气行气，补中健脾，解郁。